首都医科大学附属北京友谊医院

肿瘤科疾病
病例精解

曹邦伟 / 主编

科学技术文献出版社

SCIENTIFIC AND TECHNICAL DOCUMENTATION PRESS

·北京·

图书在版编目（CIP）数据

首都医科大学附属北京友谊医院肿瘤科疾病病例精解/曹邦伟主编．—北京：科学技术文献出版社，2019.10（2020.9重印）

ISBN 978-7-5189-5309-7

Ⅰ.①首…　Ⅱ.①曹…　Ⅲ.①肿瘤—病案—分析　Ⅳ.①R73

中国版本图书馆 CIP 数据核字（2019）第 046131 号

首都医科大学附属北京友谊医院肿瘤科疾病病例精解

策划编辑：王梦莹　　责任编辑：彭　玉　王梦莹　　责任校对：文　浩　　责任出版：张志平

出　版　者	科学技术文献出版社
地　　　址	北京市复兴路 15 号　邮编 100038
编　务　部	（010）58882938，58882087（传真）
发　行　部	（010）58882868，58882870（传真）
邮　购　部	（010）58882873
官 方 网 址	www.stdp.com.cn
发　行　者	科学技术文献出版社发行　全国各地新华书店经销
印　刷　者	北京虎彩文化传播有限公司
版　　　次	2019 年 10 月第 1 版　2020 年 9 月第 2 次印刷
开　　　本	787×1092　1/16
字　　　数	265 千
印　　　张	22.75
书　　　号	ISBN 978-7-5189-5309-7
定　　　价	158.00 元

编 委 会

主 编 简 介

曹邦伟，主任医师，教授，博士生导师，首都医科大学附属北京友谊医院肿瘤中心主任，北京友谊医院平谷医院执行院长。目前兼任首都医科大学肿瘤学系副主任；中华医学会鉴定专家；肿瘤专业委员会委员；北京中医药学会肿瘤专业委员会常务委员；北京健康科普专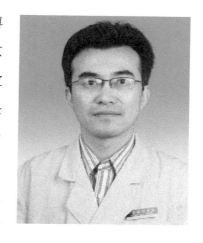
家。担任《中国医院用药评价与分析》《中国医院》《中国医学继续教育杂志》《医学综述》《慢性病学杂志》等杂志副主编或编委。

从事肿瘤内科工作 20 余年，对肿瘤内科常见病、多发病及疑难杂症具有丰富的诊疗经验。对于恶性肿瘤的早期诊断与筛查、肿瘤患者的多学科规范化综合诊治、同步放化疗的应用等方面具有丰富的临床经验；在肿瘤个体化治疗的选择、肿瘤的免疫治疗、肿瘤的靶向治疗、肿瘤的姑息治疗等方面具有切实的研究和临床应用。同时，从事恶性肿瘤的分子流行病学及功能研究等基础工作，主要的研究方向为恶性肿瘤化疗及靶向药物的耐药机制及逆转相关研究。现主持国家级自然科学基金面上项目一项，省部级项目三项；已结题"863"子项目一项，省部级项目三项。曾在 Cancer Letters、BMC Cancer 等杂志共发表 SCI 论文 38 篇，累计影响因子 126，累计被引用次数为 140。共培养博士研究生 10 名，硕士研究生 30 名。作为主编或编委编译论著 4 部。

前 言

中国为人口大国，近年来，恶性肿瘤发病率呈逐年上升的趋势。在全球 184 个国家和地区中，中国恶性肿瘤的发病率和死亡率位居中等偏上水平，数据显示，2018 年全球估计有 1800 万新增癌症病例及 960 万癌症死亡病例，而我国有新发病例数 380.4 万例，发病率为 278.07/10 万，死亡病例 229.6 万例，死亡率为 167.89/10 万，发病率和死亡率仍处于上升趋势。而随着我国人口老龄化的到来，环境因素、社会经济发展及人们生活方式的改变等，恶性肿瘤带来的疾病经济负担和对社会经济发展的不良影响将会越来越明显。有效提高恶性肿瘤患者的生存率、降低死亡率的关键在于肿瘤的规范化诊疗，如何有效地进行肿瘤的规范化诊疗，防止肿瘤治疗过度或不足等造成患者健康和经济损失，争取以最适当的费用取得最好的效果，达到最大幅度地提高治愈率、减少副反应，并提高生存质量是亟待解决的关键问题。

本书所选病例都是临床上比较典型的病例，包括肺癌、乳腺癌、结直肠癌、胃癌、食管癌、胰腺癌、前列腺癌、卵巢癌、头颈部恶性肿瘤、脑部恶性肿瘤等多个瘤种，各个病例对于肿瘤病种都有很好的代表性。针对各个临床实例，从发病到诊断再到治疗，并附以相关诊断思路流程图、影像及病理图谱，形象、直观地展现患者的诊疗过程，综合展现了肿瘤的病理学、影像学、放疗、手术、内科治疗及生物治疗等方面，并结合最新的免疫检查点抑制剂治疗、分子靶向治疗和微创治疗手段，达到疗效优化，并参考最新的美国国立综合癌症网络（NCCN）指南等多本肿瘤学参考书对各个病例进行剖析，最后针对各个肿瘤病种的特殊性逐一讨论、分析和总结，从而达到系统化、规范化地介绍肿瘤诊疗知识，为肿瘤科医师提供参考。

　　肿瘤内科医师在现代肿瘤规范化治疗中起着决定性作用，为了协助肿瘤内科医师进一步加强临床实践，更深入地掌握肿瘤内科规范有效的诊断和治疗手段，提高理论和实践水平，解决日常肿瘤诊治工作中的疑点、难点和重点问题，我们组织有较丰富经验及专业特长的高年资医师，编写了此本书籍。尽管编者们尽了很大努力，但由于作者水平有限，加之工作繁忙、时间仓促，虽然几经讨论修订，但书中难免存在疏漏和欠妥之处，敬请读者提出宝贵意见。

目 录

结直肠癌

胆管癌

多原发恶性肿瘤

软组织肉瘤

附录

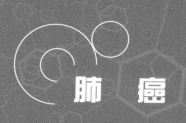

肺癌

001 *EGFR*（-）肺腺癌的靶向治疗一例

病历摘要

现病史

患者女性，57 岁。2011 年发现肺部结节，行手术治疗（右肺中叶切除术），病理提示为中分化腺癌（pT1N0M0，Ⅰ期），后服用中药并规律复查，病情平稳。2015 年 6 月复查 PET - CT 提示右肺癌多发胸膜转移，组织活检提示 *EGFR19* 外显子突变（-），拒

笔记

绝化疗，后服用吉非替尼 250mg qd 治疗。规律复查病灶稳定。2018 年 1 月出现胸闷，超声提示右侧胸腔积液 6.3cm。2018 年 1 月外周血 NGS 活检未见 *EGFR*、*T790M*、*KRAS*、*BRAF*、*ERBB2* 基因突变，未见 *ALK*、*ROS1*、*RET* 基因融合，未见 *MET* 基因扩增，胸水查找肿瘤细胞提示发现腺癌细胞。2018 年 1 月予顺铂 40mg 胸腔灌注 2 次，复查胸水减少，继续服用吉非替尼治疗，近期复查，右侧少量胸腔积液，余病灶稳定。

既往史

体健，否认吸烟史。家族史：患者父亲有肾癌病史。

查体

ECOG：0 分，心脏（－），腹部（－），右下肺叩诊浊音，右下肺呼吸音减低。

辅助检查

2011 年 6 月胸部 CT 提示右肺中叶结节，恶性肿瘤不除外（1.7cm×1.0cm，图 1－1）。后规律复查病情稳定（图 1－2）。2017 年 9 月胸部 CT 提示右肺多发结节较前增多，右侧少量胸腔积液（图 1－3）。2017 年 11 月胸部 CT 提示结节大致同前，右侧胸腔

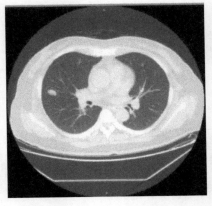

图 1－1　胸部 CT（手术前）

积液稍增多（图1-4）。2018年1月胸部CT提示右侧胸腔积液增多，部分包裹（图1-5）。

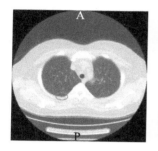
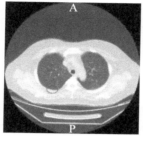
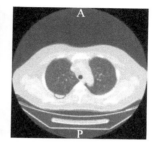

图1-2　胸部CT（服用吉非替尼期间）

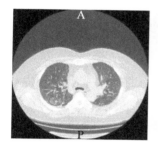
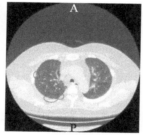
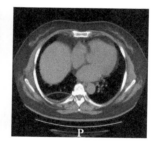

图1-3　胸部CT

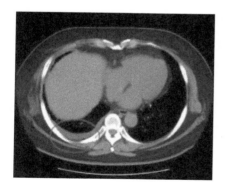
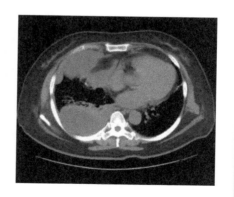

图1-4　胸部CT　　　　　　　图1-5　胸部CT

诊断思路流程图（图1-6）

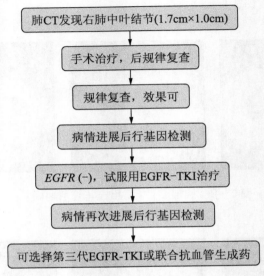

肺CT发现右肺中叶结节(1.7cm×1.0cm)

↓

手术治疗，后规律复查

↓

规律复查，效果可

↓

病情进展后行基因检测

↓

EGFR（-），试服用EGFR-TKI治疗

↓

病情再次进展后行基因检测

↓

可选择第三代EGFR-TKI或联合抗血管生成药

图1-6 诊断思路流程图

诊断

　　肺腺癌（pT4NxM1，Ⅳ期）。右肺中叶切除术后。胸膜继发恶性肿瘤。胸腔积液。

诊疗经过（图1-6）

　　患者2011年完善相关检查，考虑诊断为肺腺癌I期，行右肺中叶切除术。后出现右侧胸膜多发转移，组织活检未见*EGFR*敏感突变，患者拒绝化疗，予吉非替尼口服治疗，规律复查。吉非替尼治疗2年半后出现病情进展，胸部CT提示胸腔积液增多，外周血NGS检测未见*EGFR*等突变，予顺铂40mg胸腔灌注治疗2次后胸水量稳定。

🔬 **病例分析**

　　患者为亚裔不吸烟肺腺癌女性患者，据文献报道，此类型患者60%可出现*EGFR*敏感突变阳性，此患者组织检测和血液检测均未

笔记

检测出相应突变，患者拒绝化疗，尝试 EGFR – TKI 靶向治疗后，无进展生存期（progression-pree survival，PFS）达 2 年半。可能情况：①检测误差：组织检测误差：有研究显示，肿瘤样本的显微结构示大约 30% 的患者存在瘤内 *EGFR* 突变异质性。若未检测到 *EGFR* 敏感突变阳性成分，此类患者可表现为对 EGFR – TKI 敏感。血液检测误差：文献报道液体活检存在一定的假阴性，大约占 20% 。②影响疗效的其他因素：*EGFR* 拷贝数是除 *EGFR* 敏感突变状态之外的可能与 EGFR – TKI 疗效相关的因素之一。BR21 研究表明对于不适合二三线化疗的 *EGFR* 野生型或者不明类型的患者，厄洛替尼组相较于安慰剂组可提高 PFS、总生存期（overall survival，OS）及生活质量。INTREST 研究表明，吉非替尼组相较于多西他赛组，*EGFR* 敏感突变患者的 PFS 优于 *EGFR* 野生型患者，但 OS 无显著差异，*EGFR* 野生型患者缓解率为 6.6% 。HORG 研究表明，厄洛替尼组相较于培美曲塞组疗效相近，对于使用厄洛替尼的 *EGFR* 野生型患者，缓解率为 7.3% ，疾病控制率（diease control rate，DCR）为 21.8% 。TAILOR 研究表明，对于 *EGFR* 野生型患者，厄洛替尼可使 3% 的患者得到部分缓解率（partial response，PR），DCR 达到 23% 。CTONG 0806 研究，对于 *EGFR* 野生型患者，培美曲塞在 PFS 方面优于吉非替尼，但吉非替尼组客观缓解率（objective response rate，ORR）达 2.4% ，DCR 达到 12.2% ，仍有部分患者可获益。目前与 EGFR – TKI 疗效的其他相关因素目前仍需要进一步的研究。

病例点评

该患者术后行中药维持治疗，疾病进展后行 *EGFR19* 外显子基因检测，结果为阴性，患者拒绝化疗，后予吉非替尼靶向治疗，并取得良好疗效。①对于晚期或术后复发的患者应及时行组织活检，检测 *EGFR* 敏感突变状态，这对于选择合适的治疗策略至关重要。②*EGFR* 基因检测对于指导临床治疗有很重要的作用，治疗过程中动态监测 *EGFR* 突变状态也极为重要，但多次活检不具有可行性，液体活检是个不错的选择，但存在假阴性的可能。③对于不存在 *EGFR* 敏感突变的非小细胞肺癌（non-small cell lung cancer，NSCLC）患者，化疗相较于靶向治疗更有意义，但有研究证实，部分 *EGFR* 野生型或不明突变患者，对于 EGFR – TKI 治疗有效，并且有研究证明，*EGFR* 高表达能使 10% 的 *EGFR* 野生型患者从 EGFR – TKI 中获益，口服 EGFR – TKI 也是一种选择。

（俞静　魏佳　整理）

002　*EGFR*（+）肺腺癌的综合治疗一例

病历摘要

现病史

患者为老年男性，61 岁。2014 年 2 月无明显诱因出现咳嗽、咳痰，咳嗽剧烈时伴呕吐、憋气，夜间不能平卧，右侧卧位时可好转。胸片示"右侧胸腔积液，左下肺炎"，胸部彩超见右侧胸腔可见液性无回声区，较宽处位于右腋后线第九肋间，较大前后径为 11.5cm，胸水查见肿瘤细胞，考虑恶性胸腔积液可能。综合病史，体征，化验及影像学检查诊断"肺腺癌（cT2N0M1，Ⅳ期）"明确。

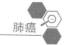

既往史

体健。家族史：母亲死于肺癌。

查体

ECOG 1 级，浅表淋巴结未触及，右下肺叩诊浊音，呼吸音低，余心肺腹查体无异常。

辅助检查

胸部 CT（2014 年 2 月 26 日）：右侧大量胸腔积液，伴右肺中下叶肺组织膨胀不全。头部核磁（2014 年 3 月 4 日）：右侧基底区异常强化灶，转移待除外（图 2-1）。病理（胸水涂片）：查见癌细胞，考虑为腺癌。免疫组化：CK-L（+），CEA（±），TTF-1（+），CDX2（-），Calretinin（+），D240（+）。2014 年 2 月 26 日胸部 CT（右侧大量胸腔积液，右肺上叶小结节），2014 年 4 月 21 日胸部 CT

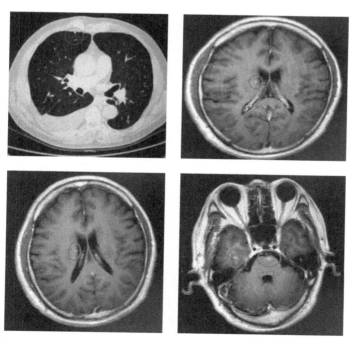

图 2-1　2014 年 2 月 26 日（治疗前）至 2014 年 4 月 22 日
（培美曲塞＋顺铂＋贝伐珠单抗后病情进展）

（右肺上叶小结节同前，无胸腔积液），2014 年 4 月 22 日头部 CT
（右侧基底节异常强化灶略变小，右侧颞极、脑干偏左侧新发异常
强化灶），病情进展（图 2-1）。2014 年 4 月至 2014 年 12 月胸部
CT 提示右肺上叶小结节无显著变化，2014 年 6 月 20 日至今头部核
磁提示未见异常（图 2-2）。2015 年 1 月 23 日胸部 CT 提示右肺上
叶小结节无显著变化，右侧胸腔积液再次出现（图 2-3）。2016 年
1 月 5 日胸部超声提示右侧肩胛下方多发占位，不规则，大者
4.6cm×1.6cm，考虑胸壁转移。检测 $T790M$（-）。2016 年 5 月
27 日开始行右侧胸壁转移肿物放射治疗，后明显缩小，疾病稳定

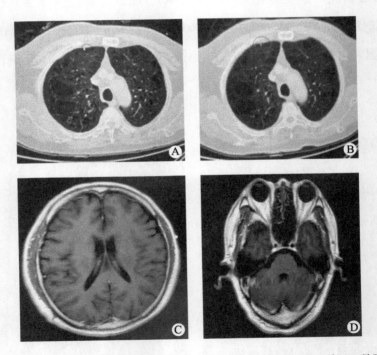

注：A：2014 年 4 月胸 CT 右肺上叶小结节无显著变化；B：2014 年 12 月胸 CT
右肺上叶小结节无显著变化；C、D：2017 年 9 月头 MRI 未见异常

图 2-2　2014 年 4 月至 2014 年 12 月肺结节无显著变化。

2014 年 6 月 20 日至今头部核磁提示未见异常

（吉西他滨＋顺铂＋贝伐珠单抗治疗后病情稳定）

（图2-4）。2016年12月30日胸部CT提示右侧胸腔积液，2017年3月开始行阿帕替尼靶向治疗至2017年10月，病情进展（图2-5）。

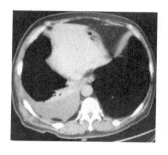
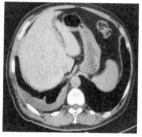
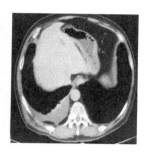

图2-3　胸部CT（厄洛替尼治疗期间）

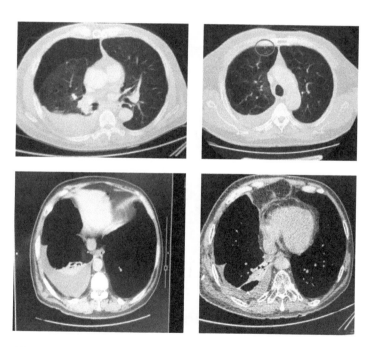

图2-4　胸部CT：右侧肩胛下方多发占位，考虑胸壁转移
（多西他赛＋卡铂＋间歇厄洛替尼、放疗后病情稳定）

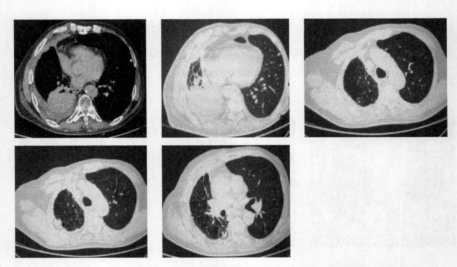

图 2-5　胸部 CT：右侧胸腔积液（阿帕替尼治疗期间病情进展）

诊断思路流程图（图 2-6）

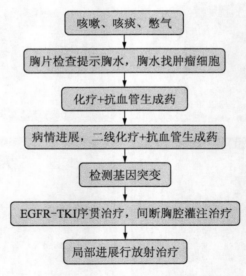

图 2-6　诊断思路流程图

诊断

　　肺腺癌（cT2N0M1，Ⅳ期）。胸腔积液。胸壁继发恶性肿瘤。脑继发恶性肿瘤。

诊疗经过（图 2-6）

　　患者 2014 年 2 月首发症状为咳嗽、咳痰，伴憋气，夜间不能平卧。胸片提示胸腔积液，查见肿瘤细胞，考虑诊断肺腺癌（cT2N0M1，Ⅳ期）。第一疗程：培美曲塞＋顺铂＋贝伐珠单抗2个周期（2014年3月7日、2014年4月1日），评估病情进展。后予吉西他滨＋顺铂＋贝伐珠单抗4个周期（2014年4月24日至2014年7月15日），后因经济原因停用贝伐珠单抗，改为吉西他滨＋顺铂2周期（2014年8月14日、2014年9月23日）。2014年11月因检测 *EGFR 19* 外显子缺失突变（＋），开始行厄洛替尼序贯治疗。后厄洛替尼服用期间间断行顺铂、5－FU、艾克佳胸腔灌注治疗。2016年1月5日发现胸壁转移，检测 *T790M*（－），后多西他赛＋卡铂5个周期（2016年1月6日至2016年5月4日）＋厄洛替尼间歇治疗。2016年5月27日开始行右侧胸壁转移肿物放射治疗。2017年3月开始行阿帕替尼靶向治疗至2017年10月，病情进展。2017年11月1日开始予贝伐珠单抗＋依托泊苷＋顺铂1个周期，患者不能耐受停止化疗。

🔬 病例分析

　　分子靶向药物治疗和化疗是晚期非小细胞肺癌的主要治疗手段，二者联合在延长患者无进展生存期、总生存期方面具有一定优势。目前常用的分子靶向药物包括表皮生长因子通路抑制剂、血管内皮生长因子通路抑制剂、多靶点酪氨酸激酶抑制剂及免疫靶向药物。贝伐单抗联合化疗在多种肿瘤的治疗中已经有广泛的应用，包括肺癌、结直肠癌、卵巢癌、胸膜间皮瘤等。贝伐珠单抗联合标准化疗方案已经被广泛证实能使晚期非小细胞肺癌患者获益，具有较好的应用前景。BEYOND试验以中国人群为研究对象，化疗联合贝伐珠单抗组与化疗联合安慰剂组相比，可显著延长中位PFS（9.2

个月 *vs.* 6.5 个月）与中位 OS（24.3 个月 *vs* 17.7 个月），且 ORR 也得到明显改善（54% *vs.* 26%）。此患者存在 *EGFR* 敏感突变，随即选择了（epidermal growth factor receptor tyrosine kinase inhibitor, EGFR‐TKI）的序贯治疗，病情相对稳定 14 个月余，后出现病情进展，检测 *T790M* 突变（－），予化疗联合 EGFR‐TKI 间歇治疗，后予胸壁肿物放疗，再次病情稳定 14 个月余。在患者治疗期间，动态监测突变状态可以监测耐药和提高患者生存期，但多次活检在临床工作中难以实施，故液体活检以其低创伤、操作简便、实用性强而引起广泛关注。液体活检是一种检测肿瘤脱落入血后的循环肿瘤细胞（circulating tumor cell, CTC）及循环肿瘤 DNA（circulating tumor DNA, ctDNA）的方法。ctDNA 是肿瘤细胞凋亡所释放出的 DNA。有研究通过分析检测 AURA 研究中超过 200 例患者的循环 DNA，发现 *T790M* 突变检测敏感性达 70%。另有研究比较了 40 例患者的 CTCs、ctDNA 和活组织的 *T790M* 突变检出率，显示活体组织检出率为 75%，CTC 检出率为 70%，ctDNA 检出率为 80%，不同的检测方式结果相似。

病例点评

表皮生长因子受体酪氨酸激酶抑制剂 EGFR‐TKI 已成为突变型 NSCLC 治疗的重要手段。EGFR‐TKI 可显著延长 NSCLC 患者生存期。然而，大多数患者在治疗 9~13 个月后可出现获得性耐药，严重影响患者生存期。EGFR‐TKI 获得性耐药主要包括：①*EGFR* 二次突变：主要为 *T790M* 突变，即 20 外显子 790 位点的错义突变，蛋氨酸（M）取代了原位置的苏氨酸（T），约占获得性突变的

50%；②旁路激活：主要为 *c - Met* 基因扩增：约占获得性耐药的 20%；③*EGFR* 下游信号分子激活：如 PI3K／AKT、PTEN、ERK／MAPK 等活化与 EGFR - TKI 获得性耐药有关；④表型转化：上皮间质转化（EMT）、NSCLC 转化为 SCLC。耐药后的治疗策略：针对 *T790M* 二次突变患者首选第三代 EGFR - TKI，如 AZD9291（奥希替尼）；对于存在 *c - Met* 基因扩增患者可选择 *c - Met* 抑制剂（INC280、Capmatinib）；对于表型转化为小细胞肺癌的患者，首选依托泊苷联合顺铂的化疗方案。近年来，抗肿瘤血管生成治疗的理念和药物已用于晚期 NSCLC 的治疗，而阿帕替尼在晚期 NSCLC 二线及多线治疗失败后的应用，可带来 mPFS > 4 个月，ORR > 12%，DCR > 60% 的临床获益，可将其作为晚期 NSCLC 的治疗方案之一。

（俞静　魏佳　整理）

003　*EGFR* 突变阳性晚期肺腺癌的靶向治疗一例

📋 病历摘要

现病史

患者女性，60 岁，大概 3 年前主因咳嗽、喘憋 1 周余入院，入院后完善胸部 CT 提示右肺下叶团块影，肿瘤可能性大，右侧胸腔积液。抽取胸水涂片：查见恶性细胞，免疫组化：CK – L（+），CEA（+），TTF – 1（+），NapsinA（+），CDX2（–），ER（–），GCDFP15（–），Calretinin（–），Ki – 67 指数 10%，结论：（胸水）腺癌，考虑来自肺。头颅 MRI、腹盆腔 CT、颈部淋巴结 B 超、骨扫描均未见异常。考虑诊断：右肺腺癌（cT4N0M1，Ⅳ期），恶性胸腔积液。

既往史

高血压 10 余年，血压最高 180/120mmHg，口服厄贝沙坦氢氯噻嗪、硝苯地平、阿替洛尔降压治疗。否认心脏病、糖尿病、脑血管病、精神疾病史。否认肝炎史、结核史。9 年前因子宫肌瘤行子宫切除术。否认其他手术、外伤、输血史，否认食物、药物过敏史，预防接种史不详。

查体

体温：36.5℃，脉搏：76 次/分，呼吸：18 次/分，血压：120/80mmHg。神清，精神可。全身浅表淋巴结未触及。双肺呼吸音粗，未闻及明显干湿性啰音。心率 76 次/分，律齐，心音正常，A2 < P2，未闻及额外心音，各瓣膜听诊区未闻及心脏杂音，未闻及心包摩擦音。腹部平坦，未见腹壁静脉曲张，未见胃肠型及蠕动波。腹壁柔软，无压痛、反跳痛、肌紧张，未触及包块。肝脾未触及。Murphy 氏征阴性。移动性浊音阴性。肠鸣音正常，双下肢无水肿。

辅助检查

2015 年 8 月胸部 CT 提示右肺下叶团块影，肿瘤可能性大（图3 – 1）。应用培美曲塞 + 铂类 + 贝伐单抗方案 4 个周期后评估疗效疾病稳定（图 3 – 2）。贝伐单抗维持 6 个周期后评估疗效疾病进展

（图 3-3）。特罗凯治疗 9 个月后评估疗效疾病进展（图 3-4）。口服艾坦 3 个月后疾病进展（图 3-5）。

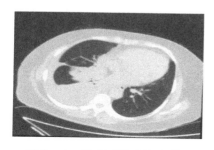

图 3-1　胸部 CT（治疗前）

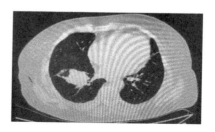

图 3-2　应用培美曲塞＋铂类＋
贝伐单抗方案 4 周期后
胸部 CT

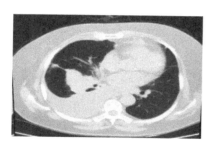

图 3-3　贝伐单抗维持 6 周期后
胸部 CT

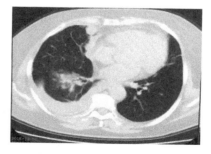

图 3-4　2016 年 4 月到 2016 年
12 月口服特罗凯治疗后，
胸部 CT

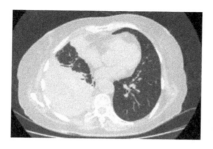

图 3-5　2017 年 3 月至 2017 年 6 月口服艾坦后胸部 CT

诊断思路流程图（图 3 - 6）

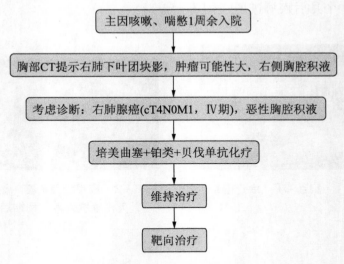

图 3 - 6 诊断思路流程图

诊断

右肺腺癌（cT3N3M1，Ⅳ期）。淋巴结继发恶性肿瘤。胸腔积液。肺部感染（细菌、真菌）。高血压病 3 级（极高危组）。子宫切除术后。脂肪肝。肝囊肿。

诊疗经过（图 3 - 6）

2015 年 9 月到 2015 年 10 月应用培美曲塞＋铂类＋贝伐单抗方案 4 周期后评估疗效疾病稳定。出现消化道不良反应Ⅳ级，骨髓抑制Ⅱ度，肌酐升高，无法耐受进一步化疗。2015 年 12 月到 2016 年 3 月予贝伐单抗维持 6 个周期，喘憋、胸闷加重，左侧锁骨下淋巴结肿大，评估疗效疾病进展，患者肌酐升高，无法耐受化疗。2016 年 4 月进行左锁骨下淋巴结基因检测：EGFR - 19 - exon - del。2016 年 4 月到 2016 年 12 月予特罗凯 150mg/d，直至 2016 年 12 月 26 日评估疗效 PD，外周血液体活检 *T790M* 突变（－）。2016 年 12 月到 2017 年 2 月予多西他赛 120mg 化疗 2 个周期，2017 年 3 月至

2017 年 6 月予艾坦 250mg qd 治疗。

病例分析

　　患者为老年女性，患有肺腺癌，Patel 等进行的一项 II 期临床试验，入组的 49 例患者，病理诊断均为非鳞 NSCLC，所有患者均一线接受培美曲塞加卡铂联合贝伐单抗（BEV）治疗，结果显示：中 PFS、OS 及 ORR 分别达到了 7.8 个月、14.1 个月、55%。此患者 2015 年 9 月到 2015 年 10 月应用培美曲塞 + 铂类 + 贝伐单抗方案 4 个周期后评估疗效疾病稳定，但出现消化道不良反应 IV 级，骨髓抑制 II 度，肌酐升高，无法耐受进一步化疗。

　　有一项 AVAPERL 研究提示：对于 376 例既往未治疗的 IIIB – IV 期的非鳞癌 NSCLC 患者应用顺铂/培美曲赛联合贝伐珠单抗作为一线诱导治疗后，对其中未进展（CR/PR/SD）的 253 例患者，采用随机分组，其中贝伐珠单抗 + 培美曲塞双药维持治疗患者（128 例）对比贝伐珠单抗单药维持治疗患者（125 例），中位 PFS 显著延长（3.7 vs. 7.4 个月；HR，0.48，95% CI，0.35 to 0.66；$P <$ 0.001），中位 OS（单药组为 12.8 个月，在随访时间内双药组的总生存期范围为 0.1 ~ 16.2 个月）。但此患者出现较为严重的不良反应，一般状况较差，无法耐受贝伐珠单抗 + 培美曲塞双药维持，所以选择应用贝伐单抗单药维持 6 个周期，贝伐单抗单药维持患者 PFS 为 6 个月。

　　2016 年 4 月发现患者出现左锁骨下淋巴结转移，取淋巴结标本进行 $EGFR$ 基因检测，结果为：EGFR – 19 – exon – del。有一项 TRUSTL 研究显示，厄洛替尼作为二、三线治疗晚期 NSCLC，中位 PFS 和 OS 分别为 13.6 周和 8.6 个月。此患者口服厄洛替尼治

笔记

疗后，PFS 为 9 个月，出现 EGFR－TKI 耐药。一代 EGFR－TKI 耐药，有 50% 与 *T790M* 突变相关，对患者进行 *T790M* 检测为阴性。

我国自主研发的新一代口服抗血管生成药物阿帕替尼，属于血管内皮生长因子受体－2（VEGFR－2）酪氨酸激酶抑制剂，可阻断血管内皮生长因子（VEGF）结合后的信号传导，从而强效抑制肿瘤血管生成。一项关于阿帕替尼的研究显示，阿帕替尼应用于化疗失败的晚期非小细胞肺癌患者，ORR 32.1%，DCR 89.3%。此患者口服阿帕替尼治疗，疾病稳定。

病例点评

近年来，随着对肺癌相关基因及信号传导通路的不断深入研究，越来越多的靶向药物应用于临床，目前应用最多的为以表皮生长因子受体为靶点的酪氨酸激酶抑制剂，其获益基因为突变型，但对于野生型患者并不推荐使用，因此对于肺癌患者，应该动态监测 *EGFR* 表达情况。*EGFR* 突变的检测取材主要包括液体与组织，液体活检与组织活检相符率在 60%～70%。此患者初治时无法获得组织标本检测 *EGFR* 突变情况，一线治疗选择培美曲塞＋铂类＋贝伐单抗，化疗过程中发生淋巴结转移，取得组织活检标本后检测发现 *EGFR19* 外显子缺失（19del）突变。*EGFR* 突变主要发生于 18 外显子至 21 外显子区域，45% 左右为 19 外显子缺失（19del）突变，40% 左右为 21 外显子 L858R 突变，这些突变被称为敏感突变。已有多项研究证实，发生此类突变的患者可以从 EGFR－TKIs 治疗中获益，ORR 高达 70%～80%。

患者口服厄洛替尼治疗后，PFS 为 9 个月，出现 EGFR－TKI 耐药。*T790M* 检测为阴性。有基础研究表明，阻断 VEGFR 信号通路可以逆转 EGFR - TKI 耐药。有临床研究表明，对于晚期的非小细胞肺癌患者的二线或三线治疗，抗血管生成药物联合 EGFR - TKI 疗效优于单用 EGFR - TKI，主要体现在 PFS、ORR 和 DCR 的延长。此患者出现一代 EGFR - TKI 耐药后，可换用抗血管生成药物联合 EGFR - TKI 治疗。

（俞静　陈兆鑫　整理）

004. 肺癌的放射治疗一例

病历摘要

现病史

患者 2015 年 6 月体检：X 线提示右肺占位。2015 年 8 月患者于我院就诊，胸部 CT 提示：右肺中叶小结节，恶性不除外。患者病程中无咳嗽、咳痰，无咯血及痰中带血，无发热、盗汗、胸痛、喘憋等症状伴随。门诊以"右肺占位"收入我院胸科。患者入院后，完善相关辅助检查，右肺中叶结节考虑恶性可能大。完善术前准备后于 2015 年 9 月 9 日行胸腔镜下右肺中叶切除术。术后病理提示：中低分化腺癌。术后予艾素＋卡铂化疗 6 个周期，化疗过程顺利，未出现严重骨髓抑制等化疗不良反应。2017 年 5 月 5 日复查胸部 CT 示纵隔淋巴结肿大。胸部增强 CT：①右肺中叶切除术后状态；②纵隔内淋巴结较前明显增大。PET - CT（2017 年 6 月 7 日）

右肺中叶腺癌切除术后；术区软组织密度稍增厚，未见明显^{18}F－脱氧葡萄糖（FDG）代谢，术区未见明显恶性病变复发征象，建议继续动态观察；4R区肿大淋巴结，FDG代谢显著增高，考虑恶性病变，淋巴结转移可能性大；2R、5、10R、10L区小淋巴结，FDG代谢轻度增高，建议动态观察。

既往史

平素身体健康好。否认高血压、心脏病史，否认糖尿病、脑血管病、精神疾病史。否认肝炎史、结核史、疟疾史。否认外伤、输血史，5年前于门诊因"皮下脂肪瘤"行手术治疗，2014年因"急性阑尾炎"行阑尾切除手术，恢复良好。否认食物、药物过敏史。

查体

胸式呼吸，双侧呼吸运动正常，肋间隙无增宽或变窄。双侧触觉语颤正常，无胸膜摩擦感。双肺野叩诊清音，肺肝相对浊音界位于右锁骨中线第5肋间，双肺呼吸音正常，无异常呼吸音，未闻及干、湿性啰音及胸膜摩擦音。右侧胸壁可见长约5cm及3cm斜行瘢痕，旁可见一直径约2cm类圆形瘢痕。心前区无隆起，无心包摩擦感，心界不大，心音清晰，节律整齐，心率82次/分，各瓣膜听诊区未闻及病理性杂音。

辅助检查

1. 病理：（2015年9月16日）切除右肺中叶（10cm×7cm×4cm）。距支气管断端1.2cm、1.3cm见2处缝合线，长4～7cm，缝线下方部分肺组织缺损，周围见一灰白灶（1.2cm×1cm×0.7cm）。（右肺中叶）肺周围型中分化腺癌（腺泡为主型），肿物未侵及胸膜，脉管内可见癌栓。其余肺组织未见显著变化，支气管断端未见癌。免疫组化：CK7（＋），TTF－1（＋），NapsinA（＋），CD30（－），CD31及D2－40显示脉管内皮细胞（＋）。特殊染色：EVG染色显示弹

笔记

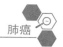

力纤维 +（注：2 块组织行免疫组化及特殊染色）。

2. 影像学检查

胸部 CT 平扫 + 增强（2017 年 5 月 5 日，我院）：与 2016 年 11 月 8 日胸部 CT 片比较：①右肺中叶切除术后状态；②纵隔内淋巴结较前明显增大，请结合临床；③其余所见无明显变化，建议复查。

PET – CT（2017 年 6 月 7 日，我院）：①右肺中叶腺癌切除术后；术区软组织密度稍增厚，未见明显 FDG 代谢，术区未见明显恶性病变复发征象，建议继续动态观察；4R 区肿大淋巴结，FDG 代谢显著增高，考虑恶性病变，淋巴结转移可能性大；2R、5、10R、10L 区小淋巴结，FDG 代谢轻度增高，建议动态观察。②右肺尖胸膜下及左肺下叶斜裂胸膜处微结节，未见 FDG 代谢，和本院 2017 年 5 月 5 日片相比，无显著变化，建议继续动态观察；双侧胸膜局限性增厚。

诊断思路

患者 2015 年 6 月体检：X 线提示右肺占位。2015 年 8 月患者于我院胸科门诊就诊，胸部 CT 提示：右肺中叶小结节，恶性不除外。门诊以"右肺占位"收入我院胸科。考虑右肺中叶结节恶性可能大。于 2015 年 9 月 9 日行胸腔镜下右肺中叶切除术。术后病理提示：中低分化腺癌 pT2N0M0。2017 年 5 月 5 日复查胸部 CT 示纵隔淋巴结肿大；胸部增强 CT 示纵隔内淋巴结较前明显增大。PET – CT（2017 年 6 月 7 日）：右肺中叶腺癌切除术后；4R 区肿大淋巴结，FDG 代谢显著增高，考虑恶性病变，淋巴结转移可能性大。

诊断思路流程图（图4-1）

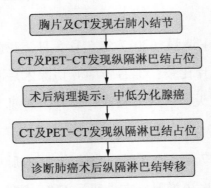

图4-1　诊断思路流程图

诊断

右肺中叶腺癌（pT2N2M0，Ⅲ期）。右肺中叶切除术后。纵隔淋巴结转移。

诊疗过程：

2017年6月14日来我科行放疗（图4-2）。放化同步，紫杉醇增敏，调强放疗（VMAT）。GTV：纵隔肿大淋巴结；CTV：GTV及2区、4区、5区、7区、右肺门，PGTV：GTV外扩+0.5cm，PTV：CTV外扩+0.5cm。照射剂量：6MV-X，PTV：DT 50Gy/25/5W，PGTV：DT 50Gy/25/5W。双肺：20Gy<20%，5Gy<60%，单肺：20Gy<45%，脊髓PRV：max 45Gy，心脏：30Gy<40%，心脏：40Gy<30%，放疗后1个月后对纵隔残存病灶行射波刀治疗：30Gy/5F。射波刀治疗后1个月复查（图4-3），部分缓解。

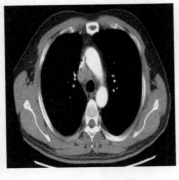

图4-2　放疗前

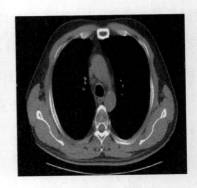

图4-3　放疗后1月

病例分析

综合 PET – CT 及 CT，考虑患者仅仅是 4R 区淋巴结复发，淋巴结 3.3cm×2.37cm，较大，靶区以纵隔淋巴结引流区预防为主，而对于残存淋巴结拟射波刀治疗。因为患者曾行右肺中叶切除，故双肺：20Gy＜20％。

病例点评

本病例射波刀治疗 5 次，30Gy/5F，而调强放疗则较难给予如此高的剂量，而射波刀只要肿瘤不是和危机器官（如食管）贴近，均可以治疗，而对于肺的影响，射波刀几乎不用考虑。射波刀对于几乎全身肿瘤均可治疗，治疗精度高。

（王长胜　整理）

005　肺鳞癌一线二线化疗后疾病稳定一例

病历摘要

现病史

患者 2015 年 6 月无明显诱因出现发热、咳嗽、咳白痰，体温最高达 38.9℃，无畏寒、寒战，伴乏力、纳差，无胸痛、胸闷、憋气，无腹痛、腹泻、恶心、呕吐，无尿频、尿急、尿痛等不适主诉。于外院就诊，行血常规示：WBC 及 GR% 升高。胸部 CT 提示：右肺下叶大叶性肺炎，右侧胸腔积液。冠脉斑点状钙化，建议抗炎治疗后复查除外其他。行胸部超声提示右侧胸腔积液。予抗感染治疗后体温下降至正常，其他症状较前无明显改善。遂行支气管镜检查示：右下叶基底段新生物，左下叶背段可疑新生物。病理：（右下叶基底段）送检纤维组织内见异型上皮样细胞呈巢片状浸润性生长，伴坏死，部分细胞分界清楚，局灶见细胞内角化。综上，为非小细胞肺癌，组织形态倾向为鳞状细胞癌。患者自发病，神志清精神可，睡眠、食欲下降，大小便正常，体重下降约 10kg。

既往史

1995 年右锁骨陈旧骨折病史；2012 年患"甲状腺功能亢进症"，目前已停药；2014 年反流性食管炎。

查体

体重 78kg，身高 174cm，体表面积 1.92m²，ECOG 0。胸廓对称，触觉语颤右侧减弱，无胸膜摩擦感。叩诊右侧呈浊音，听诊右肺呼吸音低，未闻及明显干湿啰音及胸膜摩擦音。心脏、腹部查体未见异常。

辅助检查

1. 病理检查（2015 年 7 月 16 日）：（右下叶基底段）送检纤维组织内见异型上皮样细胞呈巢片状浸润性生长，伴坏死，部分细胞分界清楚，局灶见细胞内角化。综上，为非小细胞肺癌，组织形态倾向为鳞状细胞癌。

2. 影像学检查

（1）胸部 CT（2015 年 9 月 11 日）：右肺下叶支气管狭窄、肺门肿块，大小约 7.6cm×4.0cm，考虑肺癌，右肺下叶阻塞性改变。

（2）腹部 CT（2015 年 9 月 11 日，图 5 – 1A）：①肝内多发低密度影，考虑囊肿可能；②双侧盆壁多发迂曲血管，请结合临床；③左侧髋臼致密结节，骨岛？

（3）胸部 CT（2015 年 11 月 10 日）：①右肺下叶软组织肿块明显减小；右肺下叶支气管阻塞征象消失，右下叶支气管轻度扩张，阻塞性肺炎明显减轻；②双肺小结节，部分炎性病变可能，部分性质待定；③双肺部分新发斑片实变、磨玻璃密度灶及索条，考虑感染；④纵隔可见多发小淋巴结。

（4）胸部 CT（2016 年 1 月 5 日，图 5 – 1B）：①右肺下叶软组织肿块消失，表现为磨玻璃密度影；②右肺下叶内小结节消失，支气管扩张未见显著变化；③双肺小结节，较前片边缘略清楚，建议观察；④纵隔可见多发小淋巴结。

（5）腹部 CT（2016 年 1 月 5 日）：①肝多发低密度灶，大致同前，考虑囊肿；②双侧盆壁多发迂曲血管，同前；③左侧髋臼高密度灶，同前，考虑骨岛。

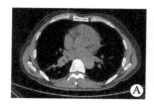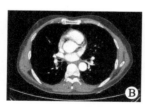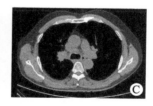

注：A、B、C 分别为 2015 年 9 月 11 日、2016 年 1 月 5 日、2016 年 7 月 25 日 CT

图 5 – 1　胸部 CT

（6）胸部 CT（2016 年 7 月 25 日，图 5 – 1C）：①右肺下叶肺门处肿块并右肺下叶内基底段闭塞，考虑肿瘤；②右肺门肿块影，考虑淋巴结转移；③右肺上叶多发结节影，转移不除外，大者直径约 0.6cm；④纵隔淋巴结肿大，考虑转移，较前明显，大者短径约

18mm；⑤双肺斑片实变、磨玻璃密度灶及索条，较前片无显著变化，考虑炎症。

（7）胸部CT（2016年9月28日，图5-2A）：①原右肺门肿块、右肺上叶多发结节及小空洞明显减小、减少，大者直径约0.5cm；纵隔淋巴结减小；②右肺下叶体积较前减小、实变灶增多，考虑炎症并肺组织膨胀不全；③其余病变无明显变化，建议动态观察。

（8）胸部CT（2016年11月16日，图5-2B）：①原右肺门肿块、右肺上叶多发结节及小空洞基本吸收；②双肺磨玻璃影、实变影、腺泡结节明显减少，考虑为炎性病；③双肺下叶支气管扩张；④双肺门及纵隔淋巴结改变大致同前，未见淋巴结肿大；⑤双侧局部胸膜稍增厚，大致同前。

（9）胸部CT（2018年3月27日，图5-2C）：①双肺多发病变，右肺下叶病变较前略增多，右肺上叶病变较前减少；②双肺部分支气管扩张，较前无显著变化；③左肺上叶尖后段小结节，较前缩小，直径0.5cm；④双肺局限性肺气肿，双侧胸膜肥厚，较前无显著变化。

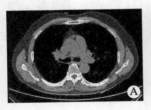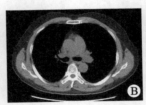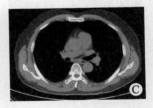

注：A、B、C分别为2016年9月28日、2016年11月16日、2018年3月27日CT

图5-2　胸部CT

根据患者病史、查体及影像学、病理检查，考虑患者诊断思路如下（图5-3）：

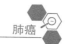

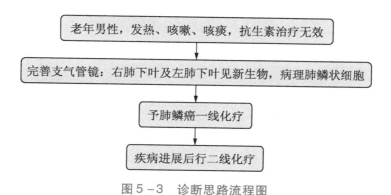

图 5 - 3 诊断思路流程图

诊断

右肺鳞癌（cT4NxM1，Ⅳ期）。左肺继发恶性肿瘤。淋巴结继发恶性肿瘤。右锁骨陈旧骨折。甲状腺功能亢进症。反流性食管炎。

诊疗经过

患者入院后完善相关检查（表 5 - 1）：

表 5 - 1　患者一线方案化疗及评估情况

日期	化疗方案/评估	RESIST
2015 年 7 月 29 日	TP 方案化疗（紫杉醇 270mg d1 + 顺铂 40mg d1 ~ d3）	
化疗后出现腹泻、发热，考虑急性胃肠炎，予可乐必妥、整肠生、培菲康等对症治疗后好转		
2015 年 8 月 19 日	TP 方案化疗（紫杉醇 270mg d1 + 顺铂 40mg d1 ~ d3）	
2015 年 9 月 11 日	胸部 CT、腹部 CT（－）	SD
2015 年 9 月 12 日	TP 方案化疗（紫杉醇 270mg d1 + 顺铂 40mg d1 ~ d3）	
2015 年 10 月 10 日	TP 方案化疗（紫杉醇 270mg d1 + 顺铂 40mg d1 ~ d3）	
2015 年 10 月 30 日	TP 方案化疗（紫杉醇 270mg d1 + 顺铂 40mg d1 ~ d3）	
2015 年 11 月 3 日至 2015 年 11 月 18 日患者咳嗽、咳痰伴低热，病原学提示支原体抗体阳性，肺部感染诊断明确，予拉氧头孢 + 阿奇霉素抗感染治疗后好转。化疗后出现手足麻木，考虑化疗所致周围神经病变可能性大，给予甲钴胺、维生素 B_1 对症治疗。患者卡氏评分低，暂不予化疗。		
2015 年 11 月 10 日	胸 CT（－）	PR
2015 年 11 月 29 日	TP 方案化疗（紫杉醇 270mg d1 + 顺铂 40mg d1 ~ d3）	

表 5 - 1　患者一线方案化疗及评估情况（续）

日期	化疗方案/评估	RESIST
2016 年 1 月 5 日	胸部 CT、腹部 CT	PR
2016 年 7 月 25 日	胸部 CT	PD

疾病进展更换二线化疗方案（表 5 - 2）：

表 5 - 2　患者疾病进展后化疗方案及评估情况

日期	化疗方案/评估	RESIST
2016 年 8 月 16 日	GP 方案化疗（吉西他滨 d1、d8 + 顺铂 d1 ~ d3）	
2016 年 9 月 7 日	GP 方案化疗（吉西他滨 d1、d8 + 顺铂 d1 ~ d3）	
2016 年 9 月 28 日	胸 CT	SD
2016 年 9 月 30 日	GP 方案化疗（吉西他滨 d1、d8 + 顺铂 d1 ~ d3）	
2016 年 10 月 26 日	GP 方案化疗（吉西他滨 d1、d8 + 顺铂 d1 ~ d3）	
2016 年 11 月 16 日	胸 CT	PR
2016 年 11 月 18 日	GP 方案化疗（吉西他滨 d1、d8 + 顺铂 d1 ~ d3）	
2016 年 12 月 16 日	GP 方案化疗（吉西他滨 d1、d8 + 顺铂 d1 ~ d3）	
患者足部针刺样疼痛，考虑与紫杉醇相关，予甲钴胺营养神经治疗。		
2017 年 4 月 17 日至 2018 年 3 月 27 日评估病情		SD

病例分析

　　按照病理类型进行分类，临床上非小细胞肺癌可分为鳞癌、腺癌和大细胞癌 3 种，其中以腺癌最为常见，极易发生区域淋巴结转移或远处转移。在肺腺癌早期阶段，其临床症状不明显，发现时大多数患者已处于疾病晚期或发生转移，造成大多数患者 5 年生存率较低。非小细胞肺癌常用的一线化疗药物包括铂类、紫杉类、吉西他滨、长春瑞滨、培美曲塞。腺癌推荐方案为培美曲塞联合铂类。患者发病提示右侧胸腔积液，病理提示胸腔转移，失去手术机会，行全身化疗，经过 6 个周期 TP 方案化疗，疾病得到有效控制，RESIST 评价为 PR，化疗结束后 8 个月，疾病进展，更换二线 GP 方案化疗 6 个周期，疾病得到有效缓解，目前随诊 18 个月，疾病评估为稳定（stable diease，SD）。

病例点评

　　肿瘤治疗优先选择手术治疗，对于肺癌伴有胸腔积液患者优先选择全身化疗，可辅以胸腔化疗药物灌注及热疗。对于肺癌患者，亚洲人 *EGFR* 突变频率排第一位。在肺腺癌中，*EGFR* 突变频率为 48.4%，建议行基因检测，如果检测到 *EGFR* 敏感突变，应该一线使用靶向药物（包括吉非替尼、厄洛替尼、埃克替尼）。对于该患者随访至今无疾病进展，如后期出现疾病进展可继续完善 *EGFR* 及 *KRAS* 基因检查，针对相关基因突变，进一步完善靶向治疗方案。

（李卉惠　尚昆　整理）

006　基因检测阴性肺腺癌的综合治疗一例

病历摘要

现病史

　　患者女性，50 岁，2016 年 5 月体检时发现肿瘤标志物升高：

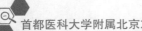

CEA 304.30（0~5）ng/ml，CA12-5 273.60（0~35）U/ml，无咳嗽、咳痰、喘憋，无胸闷、胸痛、咯血，无发热。患者于中国医学科学院肿瘤医院行PET-CT（2016年6月23日）发现：左肺下叶结节，约1.5cm×1.2cm，考虑恶性，余肺见多发小结节、类结节，均未见代谢增高，性质待定，建议随访。纵隔及左肺门多个淋巴结，伴代谢增高，转移可能性大，多发骨质密度不均，考虑转移。左侧肾上腺略饱满，伴代谢增高，转移待除外。在中国医学科学院肿瘤医院行CT引导下肺穿刺活检，病理示（2016年7月15日）：低分化腺癌，免疫组化：AE1/AE3（3+），CD56（-），CK7（3+），CgA（-），Ki-67（+，30%），Napsin A（灶+），P40（-），P63（-），Syn（-），TTF-1（3+），PAX8（-），TG（-）。行基因检测：*EGFR*、*KRAS*、*BRAF*基因未见突变。

既往史

3年前因右侧甲状腺乳头状癌于中国医学科学院肿瘤医院行手术治疗，术后未予其他治疗，目前口服优甲乐125mg内分泌治疗。否认高血压、心脏病史，否认糖尿病、脑血管病、精神疾病史。否认肝炎史、结核史、疟疾史。10余年前行子宫肌瘤手术及剖宫产术。否认其他手术、外伤、输血史，对海螺过敏，否认其他食物、药物过敏史，预防接种史不详。其他系统回顾无特殊。

查体

体温：36.5℃，呼吸：18次/分，脉搏：65次/分，血压：120/80mmHg。神志清，精神可，浅表淋巴结未触及，双肺呼吸音粗，未闻及明显干湿性啰音，心率65次/分，心律齐，未闻及病理性杂音及心包摩擦音。腹平坦，腹软，无压痛、反跳痛，双下肢无水肿。

辅助检查

PET－CT（2016 年 6 月 23 日，中国医学科学院肿瘤医院）示：
①甲状腺右叶及峡部术后，术区未见明确显示，未见代谢增高，甲
状腺左叶局部代谢增高，建议结合超声检查。②左肺下叶结节，约
1.5cm×1.2cm，代谢增高，考虑恶性，原发肺癌可能性大，转移
待除外，余肺见多发小结节、类结节，均未见代谢增高，性质待
定，建议随访。③纵隔 2R、4L 及左肺门多个淋巴结，伴代谢增高，
转移可能性大，余纵隔散在小淋巴结，未见代谢增高，请随诊。
④多发骨质密度不均，考虑转移。⑤左侧肾上腺略饱满，伴代谢增
高，转移待除外。⑥肝脏散在小低密度灶，未见代谢增高。⑦子宫
多发结节及肿物，局部伴代谢增高，考虑子宫肌瘤可能大，宫腔内
代谢增高，建议一并结节超声。⑧鼻咽后壁轻度代谢增高，倾向良
性摄取。

CT 引导下肺穿刺活检病理（2016 年 7 月 15 日，中国医学科学
院肿瘤医院）：分化差的非小细胞癌结合免疫组化符合低分化腺癌，
免疫组化：AE1／AE3（3＋），CD56（－），CK7（3＋），CgA（－），
Ki－67（＋，30%），Napsin A（灶＋），P40（－），P63（－），
Syn（－），TTF－1（3＋），PAX8（－），TG（－）。

基因检测（2016 年 8 月 5 日，中国医学科学院肿瘤医院）：
EGFR、*KRAS*、*BRAF* 基因未见突变。

胸部 CT（2016 年 12 月 21 日，图 6－1）：左肺下叶结节（大
小约为 1.5cm×1.2cm），多发椎体内高密度灶，考虑骨转移瘤。

胸部 CT（2017 年 3 月 17 日，图 6－2）：左肺下叶结节（大小
约 1.7cm），较前稳定。

脊椎 MRI（2017 年 3 月 7 日，图 6－3）：T8 附件、T11－L2 椎
体及部分附件异常信号，结合病史，考虑转移瘤所致。

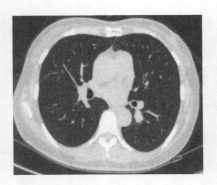

图6-1 左肺下叶结节
（大小约为 1.5cm×1.2cm）

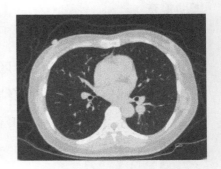

图6-2 左肺下叶结节
（大小约为 1.7cm）

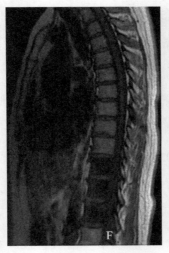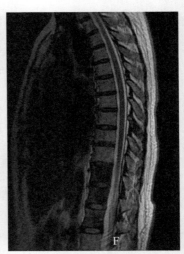

图6-3 T11-L2椎体破坏，转移所致

腹部增强 MRI（2017 年 6 月 20 日，图 6-4）：肝 S2、S5/S8 交界处可见大小不一类圆形异常信号，边界清楚，大小分别约 1.1cm×1.1cm、3.0cm×2.4cm，考虑转移瘤。

2018 年 4 月 18 日胸椎 CT 平扫（图 6-5）：多个胸椎椎体及附件、多根肋骨多发成骨性骨质破坏，考虑转移瘤，病变累及范围较前进展；双侧胸腔积液（新出现）。

骨扫描（2018 年 4 月 4 日）结果提示：①全身多发骨转移，累及胸腰椎、多根肋骨、骨盆骨、左侧肱骨上端、左侧股骨上段；

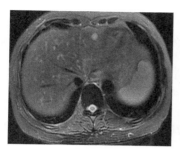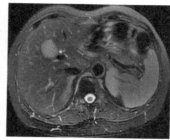

图 6 - 4　肝脏多发转移瘤

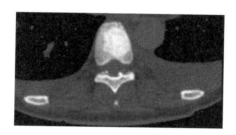

图 6 - 5　胸椎转移，胸腔积液

②胸 12 及腰 1 椎体放射性减低，不除外溶骨性转移；③骶骨上缘放射减低，放疗后改变可能。

诊断思路流程图（图 6 - 6）

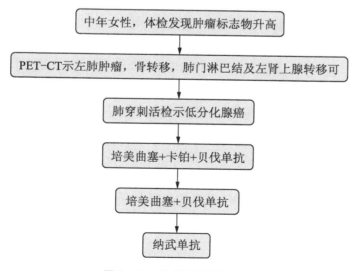

图 6 - 6　诊断思路流程图

诊断

肺腺癌（cT1N2M1，Ⅳ期）。多发骨转移。肺内多发转移。多发淋巴结转。脊椎压缩性骨折。甲状腺乳头状癌术后。

诊疗经过

患者确诊肺腺癌、骨转移，2016 年 9 月 1 日开始予培美曲塞＋卡铂＋贝伐单抗方案化疗 1 个周期，因化疗后骨髓抑制，第 2 个周期开始减量，共化疗 4 周期。2017 年 3 月 7 日复查胸部增强 CT（图 6-2），疗效评价 SD。患者于 2017 年 4 月 26 日开始行培美曲塞＋贝伐单抗 300mg 维持化疗。2017 年 6 月 20 日腹部增强 MR（图 6-4）提示肝转移瘤。后于外院规律行 PD-1 单抗进行免疫治疗（纳武单抗）。外院行 MRI（2018 年 3 月 23 日）提示胸椎转移病灶较前进展。2018 年 4 月 18 日胸椎 CT 平扫（图 6-5）：多个胸椎椎体及附件、多根肋骨多发成骨性骨质破坏，考虑转移瘤，病变累及范围较前进展；双侧胸腔积液（新出现）。

病例分析

该病例为 *EGFR*（-）、*ALK*（-）的晚期肺腺癌患。JMDB 试验显示，培美曲塞联合顺铂一线治疗非鳞癌非小细胞肺癌，效果优于 GP 方案（12.6m *vs.* 10.9m）。INNOVATION 试验提示，*EGFR* 野生型患者，采用化疗＋贝伐单抗治疗，对比单纯化疗有生存获益（18.1m *vs.* 10.3m）；ECOG 研究也显示，贝伐单抗联合化疗优于单纯化疗（12.3m *vs.* 10.3m）。一线治疗选用了培美曲塞联合铂类化疗＋贝伐单抗。患者病情进展，出现肝转移。PD-1/PD-L1 单抗免疫治疗作为化疗失败后的治疗选择，已有较多报道。Checkmate-057

研究显示，对于一线化疗失败的晚期肺腺癌，Nivolumab 对比多西他赛，在 ORR（19% *vs.* 12%）、OS（12.2m *vs.* 9.4m）、1 年生存率（51% *vs.* 39%）等指标上均有优势，且 PD – L1 高表达与疗效正相关。Checkmate – 017 研究，针对的是一线化疗失败的晚期肺鳞癌。Nivolumab 对比多西他赛，在 ORR（20% *vs.* 9%）、OS（9.2m *vs.* 6.0m）、1 年生存率（42% *vs.* 24%）等指标上也均有优势，但 PD – L1 的表达与疗效没有相关性。根据患者既往化疗后的骨髓抑制情况，二线治疗应用纳武单抗。

007 肺腺癌术后复发联合一线、二线及靶向治疗一例

病历摘要

现病史

患者 2015 年 8 月体检胸部 CT 平扫示左肺下叶见外周型结节影，直径约 1.5cm，边缘可见浅分叶。患者无发热、乏力、盗汗，无咳嗽、咳痰，无咯血等症状。后外院就诊，完善胸部增强 CT 示左肺下叶周围性肺癌并可疑空洞形成。2015 年 8 月 28 日于全麻下行胸腔镜下左肺下叶切除 + 纵隔淋巴结清扫术。另送（第 5 组）淋巴结 1 枚、（第 7 组）淋巴结 1 枚、（第 9 组）淋巴结 2 枚、（第 10 组）淋巴结 1 枚，均未见癌转移。2016 年 3 月患者术后半年出现胸闷，复查胸部 CT 示左侧胸腔积液，胸水病理提示：（胸水）腺癌，

笔记

考虑来自肺部。2016 年 3 月 23 日至 2016 年 6 月 1 日行 4 个周期培美曲塞 800mg d1 + 卡铂 450mg d2 化疗。

既往史

高血压病史 3 年，血压最高 160/80mmHg，现口服左旋氨氯地平 2.5mg，qd 治疗，血压控制可。腰椎间盘突出病史 3 年，自行保守治疗，近期无发作。双足骨质增生病史 2 年，未正规治疗。

查体

身高：169cm，体重：72kg，体表面积：1.82m²，ECOG：1。双肺呼吸音粗，未闻及明显干湿性啰音。心脏腹部查体未见明显异常。

辅助检查

1. 病理检查

术后病理（图 7 - 1A）：肺癌切除术后切除左肺上叶（14cm × 8cm × 3.5cm）。距支气管断端 3cm 肺实质内见一手术缝合口（长 10cm），其下肺组织缺损。镜下缺损区周围肺组织内见小灶性腺癌浸润，其余肺组织部分呈肺萎陷改变，支气管断端未见癌。另送（第 5 组）淋巴结 1 枚、（第 7 组）淋巴结 1 枚、（第 9 组）淋巴结 2 枚、（第 10 组）淋巴结 1 枚，均未见癌转移。

胸水病理（图 7 - 1B）：可见异型细胞，不除外腺癌，细胞块免疫组化：CK - L（+），CEA（+），TTF - 1（+），NapsinA（+），CDX2（-），P40（-），calretinin（-），D2 - 40（-）。结论：（胸水）腺癌，考虑来自肺部。

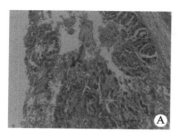 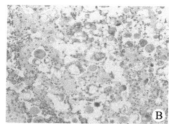

注：A：2015年9月1日术后病理；B：2016年3月25日胸水病理

图7-1 病理 H-E染色，放大100×

2. 影像学检查

胸部 CT（图7-2）：2015年8月21日左肺下叶见外周型结节影，直径约1.5cm，边缘可见浅分叶。

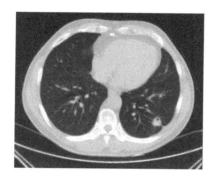

图7-2 胸部 CT

胸部 CT（图7-3）：复查胸部 CT 提示：左侧胸腔积液。

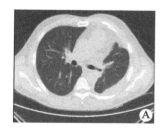 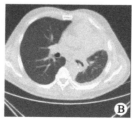 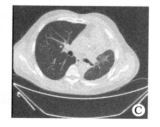

注：A、B、C分别为2016年1月14日、2016年7月5日、2017年10月1日 CT

图7-3 胸部 CT

全身骨扫描：左侧第 6、第 8、第 10 后肋骨代谢异常，与 2016 年 10 月 21 日片比较病灶稍增多，骨转移可能性大。

全身骨扫描：左侧第 6、第 8、第 10 后肋多发骨代谢异常，多发骨转移可能性大，较 2017 年 4 月 18 日片代谢有所减低。

诊断思路流程图（图 7 - 4）

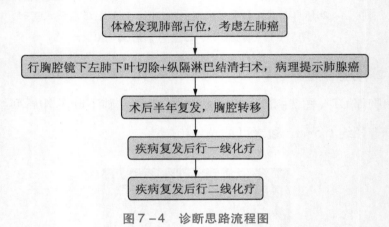

图 7 - 4　诊断思路流程图

诊断

左肺恶性肿瘤（pT4N3M1，Ⅳ期）。恶性胸腔积液。淋巴结继发恶性肿瘤。骨继发恶性治疗。高血压（2 级中危组）。腰椎间盘突出。

诊疗经过（表 7 - 1）

患者入院后全面评估病情，完善头颅核磁、全身骨扫描、CT 检查，结果提示疾病进展（progression diease，PD），完善进一步化疗方案。给予吉西他滨 + 卡铂化疗。

表 7 - 1　2016 年 10 月 21 日至 2017 年 4 月 17 日术后二线化疗

日期	化疗方案/评估	RECIST
2016 年 10 月 21 日	骨扫描：左侧第 10 后肋骨代谢异常，转移不除外； 腹部 CT：左侧肾上腺体部小结节，建议复查； 头 MRI（-）	PD
2016 年 10 月 24 日	GC 方案化疗（吉西他滨 1800mg d1、d8 + 卡铂 550mg d1）	

表 7 - 1　2016 年 10 月 21 日至 2017 年 4 月 17 日术后二线化疗 （续）

日期	化疗方案/评估	RECIST
2016 年 11 月 14 日	GC 方案化疗 （吉西他滨 1800mg d1、d8 + 卡铂 550mg d1）	
2016 年 12 月 6 日	GC 方案化疗 （吉西他滨 1800mg d1、d8 + 卡铂 550mg d1）	
2016 年 12 月 12 日	胸部 CT：左侧胸腔少量积液，大致同前。	SD
2016 年 12 月 27 日	GC 方案化疗 （吉西他滨 1800mg d1、d8 + 卡铂 550mg d1）	
2017 年 2 月 7 日	胸部 CT：左侧胸腔少量积液，大致同前。	SD
2017 年 2 月 7 日	GC 方案化疗 （吉西他滨 1800mg d1、d8 + 卡铂 550mg d1）	
2017 年 3 月 7 日	GC 方案化疗 （吉西他滨 1800mg d1、d8 + 卡铂 550mg d1）	
2017 年 4 月 17 日	骨扫描：左侧第 6、第 8、第 10 后肋骨代谢异常，与 2016 年 10 月 21 日比较病灶稍增多，骨转移可能性大； 胸部 CT：左侧胸腔少量积液，左侧胸膜增厚，大致同前；左侧腋窝多发淋巴结显示，部分稍大。	

2017 年 4 月评估提示骨转移较前增多，腋窝新出现淋巴结，考虑 PD （表 7 - 2）。

表 7 - 2　2017 年 5 月 3 日至 2018 年 3 月 2 日疾病进展后治疗经过

日期	化疗方案/评估	RECIST
2017 年 5 月 3 日	帕米磷酸二钠抑制骨转移 45mg d1、d2	
	期间口服吉非替尼	
2017 年 7 月 3 日	胸部 CT：左侧胸腔积液较前减少，左侧胸膜增厚； 左侧腋窝多发淋巴结，较前减少； 腹部 CT：左侧肾上腺体部旁小结节，大致同前 头 MRI （-）	SD
	期间口服吉非替尼	
2017 年 10 月 16 日	骨扫描：左侧第 6、第 8、第 10 多发骨转移可能性大，较 2017 年 4 月 18 日片代谢有所减低； 胸部 CT：左侧胸腔积液较前减少，左侧胸膜增厚； 左侧腋窝多发淋巴结，较前减少； 腹部 CT：左侧肾上腺体部旁小结节，大致同前；	SD

表7-2 2017年5月3日至2018年3月2日疾病进展后治疗经过（续）

日期	化疗方案/评估	RECIST
	期间口服吉非替尼	
2017年11月20日	唑来磷酸抑制骨转移 4mg d1	
2017年12月20日	唑来磷酸抑制骨转移 4mg d1	
	期间口服埃克替尼	
2018年3月	建议患者完善全面评估，患者拒绝，暂继续埃克替尼治疗。	

病例分析

　　按照病理类型进行分类，临床上非小细胞肺癌可分为鳞癌、腺癌和大细胞癌3种，其中以腺癌最为常见，其中腺癌极易发生区域淋巴结转移或远处转移。在肺腺癌早期阶段，其临床症状不明显，发现时大多数患者已处于疾病晚期或发生转移，造成大多数患者5年生存率较低。NSCLC常用的一线化疗包括铂类、紫杉类、吉西他滨、长春瑞滨、培美曲塞，推荐培美曲塞＋铂类。该患者术后半年PD，出现肺癌胸腔转移，应用培美曲塞＋顺铂治疗后观察胸水较前减少。入院后评估骨扫描及腹部CT提示PD，拟行紫杉醇＋卡铂化疗，患者家属考虑不良反应，改行吉西他滨＋卡铂化疗。患者用药期间RESIST 1.1疗效评估提示SD。6个周期化疗后患者再次出现PD，与患者沟通后，行吉非替尼口服靶向治疗同时辅以抑制骨转移治疗，期间评估SD。

病例点评

　　①治疗肺部恶性肿瘤优先选择手术治疗，但是多数患者就诊时

处于晚期失去了手术机会。对潜在可切除病灶可术前新辅助化疗行降期治疗，不能切除的患者行全身化疗或局部放疗。②对于肺癌患者，亚洲人 *EGFR* 突变频率排第一，而欧美人群 *KRAS* 突变频率排第一。在肺腺癌中，*EGFR* 突变频率为 48.4%，*ALK* 突变频率为 6.4%，*ROS1* 突变频率为 3.14%，对于肺腺癌的患者约有 50% 的概率可以使用靶向药物。美国国立综合癌症网络（NCCN）建议肺腺癌患者行基因检测，如果检测到 *EGFR* 敏感突变，应该一线使用靶向药物（吉非替尼、厄洛替尼、埃克替尼）。对于部分患者不愿进行 *EGFR* 基因检测，因其突变率高也可尝试抗 *EGFR* 靶向治疗，该患者经过 *EGFR* 靶向治疗目前疾病控制良好。

（王婧　尚昆　整理）

008　肺癌与肺结节病的鉴别诊断及综合治疗一例

病历摘要

现病史

患者因干咳 2 个月，无咳痰、发热，无体重减轻，于我院门诊就诊。2018 年 1 月 19 日查肺部 CT 示双肺见多发沿淋巴道分布的大小不等结节灶，病灶以中上肺为著，多位于支气管血管束周围，边界清晰，较大者位于右肺中叶外侧段胸膜下，直径约 0.8cm。双肺门、纵隔内见多发对称分布的肿大淋巴结影，较大者短径约1.5cm，增强扫描可见高强化。①双肺多发结节灶，双肺门、纵隔淋巴结肿大，首先考虑结节病，不能除外转移；②腹膜后间隙多发肿大淋巴结，脾内弥漫结节，建议腹部增强 MRI 检查。2018 年 1 月 29 日行 PET – CT 示：双肺多发弥漫分布大小不等结节，FDG 代谢增高；双肺门多发对称性软组织密度影，FDG 代谢增高；颈部及双侧锁骨上区、双腋窝、纵隔、右侧心缘旁及双侧心膈角区、腹腔及腹膜后、双侧盆壁及腹股沟区多发肿大淋巴结，FDG 代谢增高；双侧腮腺饱满伴多发结节，FDG 代谢增高；肝 S2、S3 低密度灶，FDG 代谢增高；脾大，实质内多发低密度灶，FDG 代谢增高；右侧锁骨肩峰端、右侧肩胛骨、左侧髂骨多发骨质密度减低区，FDG 代谢增高；上述病变，首先考虑为结节病累及肺、腮腺、肝脏、骨骼，建议腮腺或右侧锁骨上淋巴结穿刺活检明确，建议治疗后复查。2018 年 1 月 31 日查肿瘤标志物示：NSE 21.02ng/ml；血管紧张素转化酶 ACE：111.7U/L；免疫球蛋白 + 补体示：IgG，2020.0mg/dl；生化示：钙离子，2.20mmol/L；T、B 淋巴细胞亚群示：CD4 + 50.60% 。于 2018 年 1 月 30 日在我院胸外科行胸腔镜下左肺上叶楔形切除术，术中病理示：（左肺上叶送检肺组织一块，7.0cm×2.3cm×2.0cm）肺组织内见非坏死性肉芽肿性炎，结合临床，符合结节病改变。特殊染色：抗酸（–）。TB – PCR：未检测到结核杆菌核酸。

既往史

既往体健。

查体

体温：36.3℃；脉搏：76 次/分；呼吸：18 次/分；血压：122/68mmHg。全身浅表淋巴结未触及肿大，双肺呼吸音清，未闻及干湿性啰音，心律齐，各瓣膜诊区未闻及病理性杂音，腹软，无压痛、反跳痛，双下肢无浮肿。

辅助检查

1. 影像学检查

肺部 CT（2018 年 1 月 19 日，我院）示：双肺见多发沿淋巴道分布的大小不等结节灶，病灶以中上肺为著，多位于支气管血管束周围，边界清晰，较大者位于右肺中叶外侧段胸膜下，直径约 0.8cm。主气管、双肺支气管及其分支管腔通畅。双肺门、纵隔内见多发对称分布的肿大淋巴结影，较大者短径约 1.5cm，增强扫描可见高强化。①双肺多发结节灶，双肺门、纵隔淋巴结肿大，首先考虑结节病，不能除外转移；②腹膜后间隙多发肿大淋巴结，脾内弥漫结节，建议腹部增强 MRI 检查（图 8 - 1、图 8 - 2）。

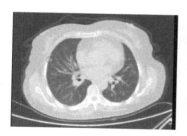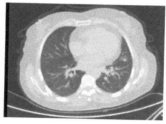

图 8 - 1　2018 年 1 月，肺 CT 示肺内结节

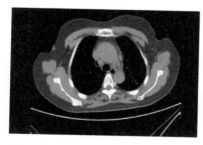

图 8 - 2　2018 年 1 月，肺 CT 示纵隔对称淋巴结肿大

PET - CT（2018 年 1 月 29 日，我院）示：双肺多发弥漫分布大小不等结节影，部分位于胸膜下，直径 0.2 ~ 0.7cm，FDG 摄取

笔记

轻微增高，较大者位于右肺中叶外侧段，直径约0.7cm，SUVmax/mean：2.0/1.6。纵隔内（2R、3a、4L、4R、5、6、7、8区）、双肺门、右侧心缘旁及双侧心膈角区可见多发肿大淋巴结，部分融合成团，FDG摄取增高，较大者位于纵隔2R区，大小约1.7cm×1.3cm，SUVmax/mean：12.6/8.8。双肺门可见多发对称性软组织密度影，包绕支气管及血管，CT值约35HU，FDG摄取增高，SUVmax/mean：9.1/5.2。

检查结论：①双肺多发弥漫分布大小不等结节，FDG代谢增高；双肺门多发对称性软组织密度影，FDG代谢增高；颈部及双侧锁骨上区、双腋窝、纵隔、右侧心缘旁及双侧心膈角区、腹腔及腹膜后、双侧盆壁及腹股沟区多发肿大淋巴结，FDG代谢增高；双侧腮腺饱满伴多发结节，FDG代谢增高；肝S2、S3低密度灶，FDG代谢增高；脾大，实质内多发低密度灶，FDG代谢增高；右侧锁骨肩峰端、右侧肩胛骨、左侧髂骨多发骨质密度减低区，FDG代谢增高；上述病变，首先考虑为结节病累及肺、腮腺、肝脏、骨骼，建议腮腺或右侧锁骨上淋巴结穿刺活检明确，建议治疗后复查；②左侧附件区低密度灶，未见异常FDG代谢增高，考虑良性病变可能，建议完善妇科超声并动态观察；③脊柱退行性改变；④余躯干及脑部PET－CT检查未见明显异常代谢征象，建议动态观察。（图8-3～图8-6）

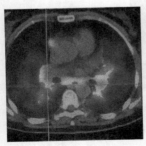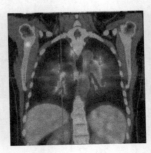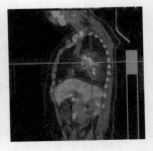

图8-3 2018年1月，PET－CT示纵隔淋巴结高代谢影

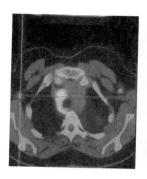
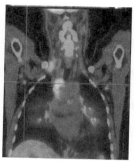
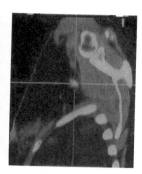

图 8 - 4　2018 年 1 月，PET - CT 示纵隔淋巴结高代谢影

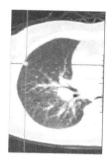
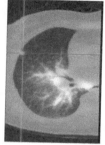
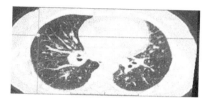
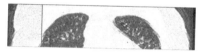

图 8 - 5　2018 年 1 月，PET - CT 示肺结节高代谢影

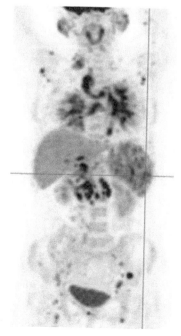

图 8 - 6　2018 年 1 月，PET - CT 示全身多脏器高代谢影

2. 病理性检查

左肺上叶楔形切除术，术中病理示：（左肺上叶送检肺组织一块，7.0cm×2.3cm×2.0cm）肺组织内见非坏死性肉芽肿性炎，结合临床，符合结节病改变。特殊染色：抗酸（−）。TB−PCR：未检测到结核杆菌核酸（图8−7）。

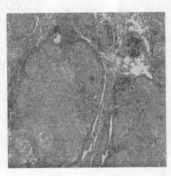

注：H−E染色，100×

图8−7　2018年1月肺结节病理示非坏死性肉芽肿性炎

诊断思路

患者主因干咳2个月就诊我院门诊，2018年1月19日查肺部CT示：双肺见多发沿淋巴道分布的大小不等结节灶，病灶以中上肺为著，多位于支气管血管束周围，边界清晰，较大者位于右肺中叶外侧段胸膜下，直径约0.8cm。双肺门、纵隔内见多发对称分布的肿大淋巴结影，较大者短径约1.5cm，增强扫描可见高强化。①双肺多发结节灶，双肺门、纵隔淋巴结肿大，首先考虑结节病，不能除外转移；②腹膜后间隙多发肿大淋巴结，脾内弥漫结节，建议腹部增强MRI检查。2018年1月29日行PET−CT示：双肺多发弥漫分布大小不等结节影，部分位于胸膜下，直径0.2～0.7cm，FDG摄取轻微增高，较大者位于右肺中叶外侧段，直径约0.7cm，SUVmax/mean：2.0/1.6。纵隔内（2R、3a、4L、4R、5、6、7、8区）、双肺门、右侧心缘旁及双侧心膈角区可见多发肿大淋巴结，部分融合成团，FDG 摄取增高，较大者位于纵隔 2R 区，大小约 1.7cm×1.3cm，SUVmax/mean：12.6/8.8。双肺门可见多发对称性软组织密度影，包绕支气管及血管，CT 值约 35HU，FDG 摄取增高，SUVmax/mean：9.1/5.2。于 2018 年 1 月 30 日在我院胸外科行胸腔镜下左肺上叶楔形切除术，术中病理示：（左肺上叶送检肺组织一块，7.0cm×2.3cm×2.0cm）肺组织内见非坏死性肉芽肿性炎，结合临床，符合结节病改变。特殊染色：抗酸（－）。TB－PCR：未检测到结核杆菌核酸。根据患者影像学及病理结果，明确诊断肺结节病。

诊断思路流程图（图 8－8）

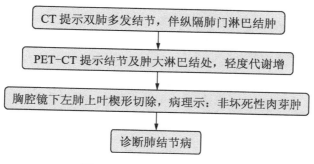

图 8－8　诊断思路流程图

诊断

　　肺结节病。

诊疗经过

　　患者主因干咳 2 个月就诊我院门诊，2018 年 1 月 19 日查肺部 CT 示：双肺见多发沿淋巴道分布的大小不等结节灶，增强扫描可见高强化。双肺多发结节灶，双肺门、纵隔淋巴结肿大，首先考虑结节病，不能除外转移。2018 年 1 月 29 日行 PET－CT 示：双肺多发弥漫分布大小不等结节影，FDG 摄取轻微增高。纵隔内（2R、3a、4L、4R、5、6、7、8 区）、双肺门、右侧心缘旁及双侧心膈角区可见多发肿大淋巴结，部分融合成团，FDG 摄取增高。双肺门可见多发对称性软组织密度影，包绕支气管及血管，FDG 摄取增高。于 2018 年 1 月 30 日在我院胸外科行胸腔镜下左肺上叶楔形切除术，术中病理示：肺组织内见非坏死性肉芽肿性炎，符合结节病改变。特殊染色：抗酸（－）。根据患者影像学及病理结果，明确诊断肺结节病。2018 年 1 月 31 日查肿瘤标志物示：NSE 21.02ng/ml；血管紧张素转化酶 ACE：111.7U/L；免疫球蛋白＋补体示：IgG 2020.0mg/dl；生化示：Ca 2.20mmol/L；T、B 淋巴细胞亚群示：CD4＋50.60%。予动态观察 2018 年 3 月 7 日复查肺 CT 示：①双肺多发小结节，较前稍减少；②双肺门增大，中纵隔增宽，大致同前。

病例分析

肺结节病是原因不明的变态反应疾病，病理改变为非干酪样肉芽肿，可侵犯全身各器官，但较多累及淋巴结、肺、肝、脾及皮肤等，本病好发于 10～40 岁，20～30 岁达高峰，女性多于男性。肺癌则男性为女性的 4.3 倍（其中鳞癌为 7 倍多），平均年龄为 50～60 岁，明显高于肺结节病患者。从临床所见，肺结节病患者呼吸道症状明显少于肺癌患者，多因轻度呼吸道症状而就诊发现肺部淋巴结大。肺癌呼吸道症状多且较严重，88.8% 有咳嗽，59.5% 肠有咯痰，58.6% 伴咯血，尤以鳞癌较明显，小细胞癌则突出表现为胸闷气短和胸痛，且病情发展较快。肺结节病常表现为肺内结节，伴肺门、纵隔淋巴结肿大，典型呈马铃薯形，故需与肺癌鉴别。由于肺结节病灶本质为炎性肉芽肿，故其可伴有局部代谢增高、血流增高，影像学上表现为轻度强化，甚至在 PET－CT 上出现代谢增高等表现，更需警惕与恶性肿瘤的鉴别。结节病常伴有血管紧张素转换酶（SACE）活性升高，（接受激素治疗或无活动性的结节病患者可在正常范围）；高血钙、高尿钙症、碱性磷酸酶升高等表现。肺结节病的影像学表现存在与肺恶性肿瘤的细微区别：①肺内淋巴结表现：肺结节病以双侧肺门对称性分布淋巴结肿大，合并纵隔淋巴结肿大，为早期典型表现。淋巴结不融合成团块状，增强后肿大淋巴结呈中等强度均匀强化。结节病部分淋巴结可有钙化，呈"壳状"；②肺内结节形状不规则，部分呈网状分布；HRCT 及多平面重建示结节沿血管束串珠样分布；空洞性病变较少见。

患者影像学表现为双肺见多发沿淋巴道分布的大小不等结节灶，病灶以中上肺为著，多位于支气管血管束周围，边界清晰。双肺门、纵隔内见多发对称分布的肿大淋巴结影，增强扫描可见高强化。与结节病典型影像学特征十分吻合，包括对称肿大的肺门淋巴结，及沿血管束分布的肺结节等典型结节病表现。本患者诊断明确，确诊为肺结节病，按照肺结节病治疗，预后良好。

（林海珊　王婧　整理）

009　结肠癌伴巨大肺转移灶误诊为原发性肺癌一例

病历摘要

现病史

患者男性，58 岁，主因"体检发现肺部阴影 3 月余，腹泻 1 月

笔记

余"入我院。患者3月余前（2017年9月18日）体检时行胸片检查提示肺部阴影，完善胸部CT检查提示：右肺下叶背段见团块密度增高影，大小约5.9cm×4.6cm（长径×短径），并右肺下叶背段部分支气管分支截断，考虑恶性肿瘤可能，右肺下野多发小结节，转移可能，纵隔、肺门淋巴结转移可能，左肾上腺区结节状软组织密度灶，转移可能，右肺下叶部分小叶间隔增厚，癌性淋巴管炎？肝右叶低密度影灶，转移不除外，就诊于我科，完善CT引导下肺穿刺活检，病理回报：（肺穿刺活检）穿刺组织2条，镜下均见片状坏死细胞影，另见少量异型细胞团，考虑为腺癌；免疫组化：CK7（－），TTF－1（－），NapsinA（±），CK5/6（－），P63（－），P40（－），CD56（－），Syn（－），CgA（－），Ki－67约10%；结合形态和免疫组化结果，建议除外转移性肿瘤。现为进一步治疗收入我科。

患者近期神志清、精神可，睡眠、食欲可，自1个月前，间断出现腹泻，每日4~5次，稀水便，腹痛等不适，体重无明显改变。

既往史

高血压病史5~6年，血压最高可达160/120mmHg，目前规律服用拜新同、美卡素、卡维地洛降压治疗，血压控制可。脑梗死病史6年，曾就诊于我院，予对症治疗后好转，未留有后遗症。否认心脏病史，否认糖尿病、脑血管病、精神疾病史。否认肝炎史、结核史、疟疾史。否认手术、外伤、输血史，否认食物、药物过敏史，预防接种史不详。其他系统回顾无特殊。

查体

体温：36.3℃，呼吸：19次/分，脉搏：76次/分，血压：120/70mmHg。全身浅表淋巴结未触及肿大。双肺呼吸音粗，未闻及明显干湿性啰音。心率：76 次/分，律齐，未及病理性杂音及额外心音。腹部平坦，未见胃肠型及蠕动波。腹软，无压痛、反跳痛、肌紧张，未触及明显包块。Murphy's 征阴性，肝、脾肋下未触及。叩诊呈鼓音，肝区、脾区无叩痛，移动性浊音阴性。肠鸣音 3 次/分，双下肢未见可凹性水肿。

辅助检查

1. 实验室检查

血常规：WBC $7.825 \times 10^9/L$，GR% 61.7%，HGB 129g/L，PLT $3015 \times 10^9/L$；生化：ALT 7U/L，AST 10.2U/L，GGT 45U/L，ALB 37.5g/L，Cr 62.4μmol/L，余未见异常；肿瘤标志物：CA724 4.63U/ml，CA19 - 9 247.40U/ml，CEA 262.08ng/ml，CA - 50 32.20ng/ml。

2. 影像学检查

胸部 CT：①右肺下叶背段软组织肿块并右肺下叶背段部分支气管分支截断，考虑恶性肿瘤，较前变化不明显；②右肺下叶多发小结节，较前部分增大，考虑转移；纵隔、肺门淋巴结较前部分增大，考虑转移；左肾上腺区结节状软组织密度灶，较前增大，考虑转移；右肺下叶部分小叶间隔增厚，较前略明显，癌性淋巴管炎不能除外；③肺气肿，肺大泡，大致同前；④冠脉及主动脉粥样硬化改变；⑤升主动脉增宽，请结合临床（图 9 - 1）。

腹部 CT：①肝内多发稍低密度影，考虑转移瘤可能大，大致如前，请结合临床建议复查；②肝门静脉增宽，大致如前；少许腹水，新出现；③双侧肾上腺结节，左侧较前明显增大，考虑转移，建议复查；④乙状结肠、直肠黏膜增厚，肠壁稍肿胀，建议盆腔增强 MR 或肠镜检查除外病变；⑤左侧髋臼及股骨颈局部结节状高密度影，骨岛？左侧髂骨斑片样密度增高影。建议随诊观

笔记

51

察（图9-2）。

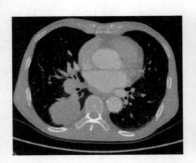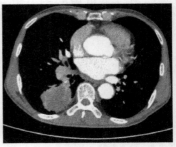

图9-1　患者初次诊断和治疗前胸部 CT 影像

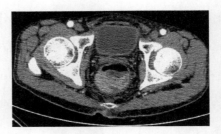

图9-2　患者初次诊断和治疗前腹部 CT 影像

头颅核磁：①脑实质内未见异常强化灶；②右侧桥脑、双侧基底节区多发腔隙软化灶；③脑白质脱髓鞘及老年性脑改变；④鼻窦炎，左侧上颌窦黏膜下囊肿。

3. 肺穿刺活检结果

（肺穿刺活检）穿刺组织2条，镜下均见片状坏死细胞影，另见少量异型细胞团，考虑为腺癌；免疫组化：CK7（-），TTF-1（-），NapsinA（±），CK5/6（-），P63（-），P40（-），CD56（-），Syn（-），CgA（-），Ki-67约10%；结合形态和免疫组化结果，建议除外转移性肿瘤（图9-3）。

根据患者的病史、症状、体征、相应的病理检查，诊断思路如下（图9-4）：

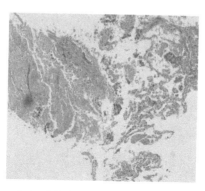

图 9-3　患者肺穿刺活检结果（HE 染色，100 ×）

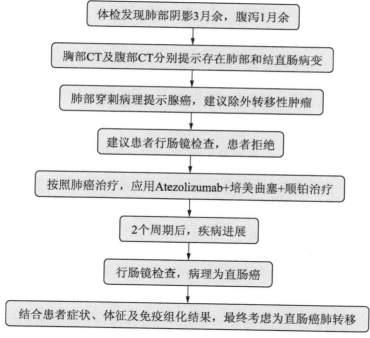

图 9-4　患者诊断思路流程图

诊断

　　肺恶性肿瘤（cT3N3M1，Ⅳ 期）。右肺多发转移可能。纵隔、肺门多发淋巴结转移可能。双肾上腺转移可能。肝转移可能。肺气肿。肺大泡。冠状动脉及主动脉粥样硬化。主动脉弓处附壁血栓形成。高血压病 3 级（极高危组）。陈旧性脑梗死。升主动脉瘤。

诊疗经过

患者初次入我院时，偶有喘憋，无咳嗽、咳痰，无腹痛、腹泻、便秘等不适，但病理提示 TTF-1（-），不除外转移性肿瘤，建议患者行 PET-CT 检查，患者拒绝。后于我院行腹部 CT 检查，提示肝内多发稍低密度影，考虑转移瘤可能大；肝门静脉增宽；双侧肾上腺结节，转移不除外。未报其他病变。结合患者症状及影像检查结果，最初诊断为肺腺癌，并肺内、肝脏及肾上腺转移，虽给予患者 Atezolizumab 联合培美曲塞联合顺铂治疗。治疗 1 个周期后，患者出现腹泻症状，每日 6~7/次，无便血、腹痛等症状，查便常规提示便潜血阴性，最初认为患者腹泻与应用化疗药物相关，遂给予止泻药物对症治疗，患者腹泻好转，减少至每日 1~2 次。预计应用第 2 个周期化疗药物前，患者再次出现腹泻症状，无便血、腹痛等症状，给予止泻药物治疗后好转，按期给予患者第 2 个周期化疗，化疗后患者再次出现腹泻，遂给予患者提前行病情评估，行胸部 CT 检查提示：与前次胸部 CT 相比：①右肺下叶背段占位性病变并右肺下叶背段部分支气管分支截断，较前变化不明显，右肺下叶部分小叶间隔增厚较前明显，癌性淋巴管炎待除外，建议进一步检查；②双肺上叶微结节，大致同前；右肺下叶多发小结节，部分较前略增大，转移可能；③纵隔、右肺门淋巴结增大，部分较前略增大，考虑转移；④肺气肿，肺大泡，大致同前；⑤冠脉及主动脉粥样硬化改变；⑥升主动脉增宽，贫血可能，胸 3 椎体低密度灶，请结合相关检查（图 9-5）。并嘱 CT 室腹组关注患者肠道有无病变，腹部增强 CT 提示：与前次腹部 CT 比较：①肝内多发稍低密度影，考虑转移瘤，密度较前稍增高，肝 S8 病灶较前略减小，余大致同前，建议动态观察；②肝门静脉增宽，大致如前；少许腹水；③双侧肾上腺结节，左侧较前增大，考虑转移，建议动态观察；④乙状结肠、直肠及升结肠肠壁增厚，大致同前，直肠系膜、盆壁、双侧髂血管走行区及双侧腹股沟多发小淋巴结，较前增多、部分增大，建议内镜检查或盆腔 MRI 增强检查除外病变；⑤左侧髋臼及股骨颈局部结节状高密度影，骨岛？左侧髂骨斑片样密度增高影，大致同前，必要时建议进一步骨核素检查除外骨转移（图 9 - 6）。行盆腔 MRI 检查提示：①直肠恶性病变不除外，建议肠镜进一步检查；盆腔内多发淋巴结转移不除外；②骨盆多发异常信号灶，考虑转移；请结合临床，建议随访观察。遂给予患者结肠镜检查，回报：肠道准备极差，严重影响观察。距肛门 9cm 直肠可见一菜花样隆起，表面粗糙不平，附污秽苔。病变累及管腔全周，肠腔狭窄内镜不能通过。于病变处活检 4 块，组织硬而脆，弹性差。诊断：直肠癌。活检病例提示：腺癌浸润（图 9 - 7）。结合患者肺部组织免疫组化结果，与病理医师沟通后，考虑直肠癌伴肺转移、肝转移、肾上腺转移。后给予患者贝伐单抗联合 FOLFOX 方案化疗，现已化疗 3 个周期，患者腹泻较前好转，等待病情评估中。

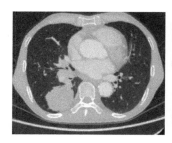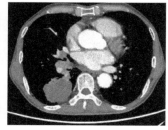

图 9 - 5　患者应用 Atezolizumab 联合培美曲塞联合
顺铂抗肿瘤治疗 2 个周期后胸部 CT 影像

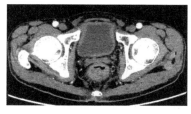

图 9 - 6　患者应用 Atezolizumab 联合培美曲塞联合
顺铂抗肿瘤治疗 2 个周期后腹部 CT 影像

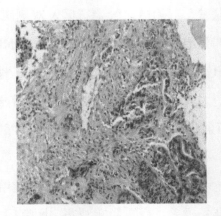

图 9 - 7   患者镜检及病例结果（直肠腺癌浸润）

（HE 染色，100 ×）

病例分析

    结直肠癌肺转移发生率为 10% ~ 25% ，其中 90% 为多发或双肺转移。结肠癌肺转移往往通过患者病史、症状及病理活检免疫组化可以确认。由于本例患者起病初期并无特殊病史及临床表现，以体检发现肺部肿物就诊，且肺部肿物为巨块型，伴多发肺内转移，易被误诊为肺癌。再次回顾患者整个病史及检查结果，患者体检发现肺部肿块后，行肺穿刺，病理回报为腺癌；免疫组化：CK7（−），TTF−1（−），NapsinA（±），CK5/6（−），P63（−），P40（−），CD56（−），Syn（−），CgA（−），Ki−67 约 10%；结合形态和免疫组化结果，建议除外转移性肿瘤。仔细回顾患者免疫组化结果，发现在大部分原发肺非小细胞癌都阳性表达的 TTF−1，在此患者中为阴性，与病理科医师沟通后，病理科医师的意见为，患者细胞形态和免疫组化标记物都是非经典的肺非小细胞肺癌特征，建议结合患者症状及其他部位影像表现除外转移性肿瘤。建议患者行

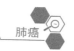

PET - CT 检查，患者拒绝，只加做了腹部 CT 检查，检查结果除了提示肝转移及双肾上腺转移可能外，无其他特殊报告。因此最初诊断仍为肺腺癌伴多发转移，遂给予针对肺腺癌的治疗方案进行治疗。既往经验证明，针对肺腺癌的培美曲塞联合铂类方案疗效较好，应用 2 个周期后疾病便会得到控制，而此例患者除了应用培美曲塞联合铂类，同时还联合抗肿瘤新药抗 PD - L1 治疗，2 个周期后，病灶仍然有所增大，虽然不排除患者应用抗肿瘤免疫治疗初期导致免疫细胞浸润而造成的加行进展，但结合患者几乎所有病灶都出现增大，且患者出现腹泻症状，因此，再次予患者评估病情时，与影像科沟通关注患者腹部病变情况，结果提示乙状结肠、直肠及升结肠肠壁增厚，直肠系膜、盆壁、双侧髂血管走行区及双侧腹股沟多发小淋巴结，较前增多、部分增大，遂行肠镜检查，活检病理提示直肠癌。再次回顾患者肺部穿刺病理，与病理科沟通，结合患者肺部细胞形态及免疫组化结果，考虑直肠癌肺转移、肝转移、肾上腺转移，最终给予患者针对直肠癌相关治疗方案进行治疗，等待疗效评判。

病例点评

结直肠癌发生肺转移的概率较高，肺是仅次于肝脏的容易发生转移的器官。尤其是在患者没有特殊症状，且发生巨块型肺转移的情况下，易被误诊为双原发肿瘤，也就是重复癌。误诊的原因分析，包括客观原因，即患者缺乏典型症状和体征，影像提示肺部肿块巨大，而影像又未提示患者存在其他部位病变，易被误诊；第二是主观原因，缺乏相关经验，在患者肺部病理免疫组化提示 TTF - 1（-），不除外转移性肿瘤时，没有引起足够重视，在此时需要与

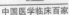
病理科、影像科医师仔细沟通，必要时进一步完善相关检查，特别是 PET – CT，除外患者其他部位病变，以防误诊。

（赵磊　整理）

010　一线应用贝伐单抗、二线应用克唑替尼治疗均获得明显缓解及长 PFS 的 *EGFR* 基因野生型、*ALK* 基因突变的肺腺癌一例

病历摘要

现病史

患者男性，56 岁，主因"主因咳嗽、咳鲜红色痰 10 余天"入我院。患者 10 余天前（2017 年 3 月 20 日）无明显诱因出现咳嗽咳痰，为鲜红色痰，晨起痰量较多，较易咳出，无夜间盗汗、无胸闷、发热、憋气、气短等其他不，就诊于我院呼吸科门诊，完善相关检查，血常规示：白细胞（WBC）$5.20 \times 10^9/L$，中性粒细胞百分比（GR%）65.9%，血红蛋白（HGB）150g/L，血小板（PLT）$161 \times 10^9/L$，行胸部 CT 检查可见左肺有可疑阴影，结果示：①左肺下叶前内基底段支气管处肿块，中央型肺癌可能大，斜裂胸膜受累可能大，伴局部阻塞性肺炎，建议增强扫描进一步检查；②左肺门及纵隔内多发淋巴结，转移可能；③肝脏及胆囊所见，建议腹部检

查；④左侧第 6 肋小结节状高密度灶，请结合临床。支气管镜病理结果回报提示黏膜下纤维组织中腺癌浸润，免疫组化：NapsinA（＋），TTF－1（＋），CK7（＋），Ki－67 约 15%，确诊为左肺腺癌，现为行进一步诊治收入我科。

患者自发病以来，食欲、睡眠尚可，二便如常，近期体重无明显变化。

既往史

糖尿病病史 10 余年，自服"二甲双胍"、"拜糖平"降糖治疗，血糖控制较平稳；否认高血压、心脏病史，否认脑血管病，以及精神病史。否认肝炎史、结核史、疟疾史。否认手术、外伤、输血史，否认食物、药物过敏史，预防接种史不详。其他系统回顾无特殊。

查体

体温：36.5℃，脉搏：80 次/分，呼吸：19 次/分，血压：125/70mmHg。神清，精神可，双肺呼吸音粗，未闻及明显干湿性啰音，未闻及胸膜摩擦音。心界叩诊不大，心率 80 次/分，律齐，各瓣膜听诊区未闻及病理性杂音，未闻及心包摩擦音。腹平坦，未见胃肠型及蠕动波。腹软，无压痛及反跳痛，无肌紧张，未触及明显包块。Murphy's 征阴性，肝、脾肋下未触及。肠鸣音 3 次/分，双下肢无水肿。

辅助检查

1. 实验室检查：

血常规：WBC 4.85×10⁹/L，GR% 47%，HGB 144g/L，PLT 135×10⁹/L；生化：ALT 13U/L，AST 18.0U/L，ALB 39.1g/L，Cr 82.7μmol/L，K⁺ 4.10mmol/L，GLU 10.65mmol/L，余未见异常；肿瘤标志物：CEA 7.16ng/ml，CYF211 3.78ng/ml，CA724 12.88U/ml，余未见异常；痰培养、痰涂片、结核杆菌检测等细菌学结果均为阴性。

2. 影像学检查：

胸部 CT：①左肺下叶前内基底段占位性病变，较前略有增大，考虑中央型肺癌伴阻塞性肺炎可能，请结合临床，建议进一步检查；②左肺门及纵隔内多发淋巴结，部分较前稍减小，建议动态观察；③肝脏多发低密度灶，胆囊结石，大致同前，建议腹部检查；④左侧第6肋小结节状高密度灶，部分胸椎骨质密度不均匀，请结合骨科检查（图10-1）。

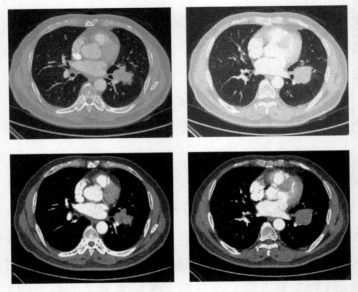

图10-1　患者治疗前胸部CT影像。左肺下叶前内基底段支气管截断，局部可见一肿块，呈软组织密度，大小约4.2cm×4.2cm

　　腹部CT：①肝脏多发小囊肿；②胆囊结石；③双肾多发小囊肿；双肾中部外侧不均匀性低密度影，血管平滑肌脂肪瘤不除外，请结合临床必要时MRI检查；④右肾下盏小点状钙化密度影，小结石不除外，请结合超声检查；⑤阑尾略增粗，伴周围索条影，请结合临床；⑥左肺下叶占位病变，请结合胸部CT检查。头颅CT：头颅CT平扫及增强扫描未见明显异常。

　　3. 气管镜检查及病理诊断：

　　检查所见：支气管镜经口进入。见声门活动尚好，气管通畅，黏膜完整，未见瘘口，隆突尚锐利。主气管可见新鲜血迹，来源于左主支气管。右侧各叶段支气管开口通畅，未见出血、狭窄、新生物等。左上叶、左舌叶及左下叶背段开口通畅。左下叶内前基底段开口外压闭塞，表面可见新鲜血迹，气管镜不能通过。左下叶外后基底段开口通畅。左下叶内前基底段开口活检，刷检。活检处肾上腺素、凝血酶及氩气刀止血。隆突下淋巴结 TBNA。诊断意见：左下叶内前基底段开口外压狭窄，隆突下淋巴结 TBNA。病理诊断：（支气管活检）粟粒大被覆呼吸上皮黏膜组织 2 块，其中 1 块黏膜下纤维组织中腺癌浸润。免疫组化：NapsinA（＋），TTF – 1（＋），CK7（＋），Ki – 67 约 15%（图 10 – 2A，图 10 – 2B）。

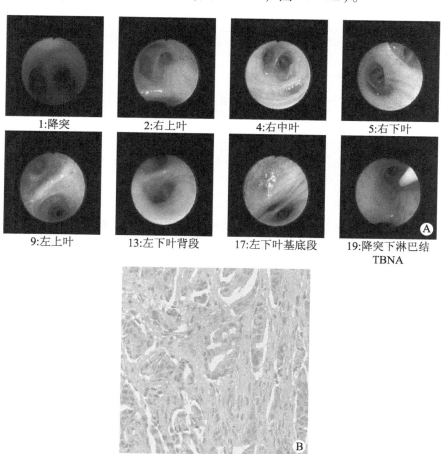

1:隆突　　2:右上叶　　4:右中叶　　5:右下叶

9:左上叶　　13:左下叶背段　　17:左下叶基底段　　19:隆突下淋巴结 TBNA

注：A：镜检；B：免疫组化，HE 染色，100 ×

图 10 – 2　患者气管镜检测结果

根据患者的病史、症状、体征、相应的病理检查，诊断思路如下（图10 – 3）：

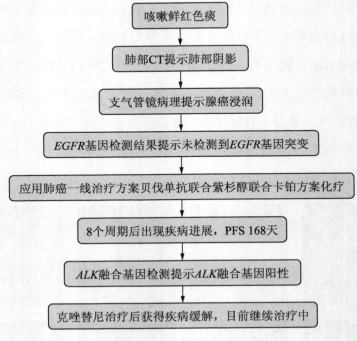

图 10 – 3 患者诊断思路流程图

诊断

左肺腺癌（cT2aN2M1b，Ⅳ期）。淋巴结继发恶性肿瘤。胸膜继发恶性肿瘤。骨继发恶性肿瘤。2 型糖尿病。

治疗经过

患者入我院后行 PET – CT 检查提示：左肺下叶前内基底段肿块，FDG 代谢明显增高，考虑恶性病变 – 肺癌可能，邻近斜裂胸膜受侵不除外；气管分叉下肿大淋巴结，FDG 代谢明显增高，考虑淋巴结转移；左侧第一肋近胸骨端及左侧髂骨，FDG 代谢明显增高，骨转移可能；左肺下叶胸膜结节，FDG 代谢增高，胸膜转移不除外。考虑患者存在胸膜受侵及骨转移，分期为：cT2aN2M1b，Ⅳ期。*EGFR* 基因检测结果提示未检测到 *EGFR* 基因突变。患者于

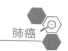

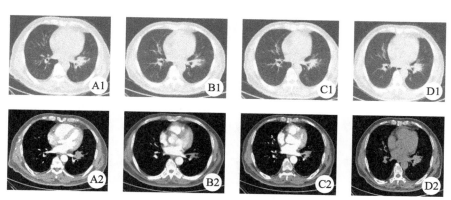

A：应用贝伐单抗联合紫杉醇联合卡铂方案进行抗肿瘤治疗 2 个周期后胸部 CT 影像。左肺下叶前内基底段支气管截断，局部可见一肿块，呈软组织密度，大小约 2.6cm×2.7cm（PR）（A1 为肺窗，A2 为纵隔窗）。B：应用贝伐单抗联合紫杉醇联合卡铂方案进行抗肿瘤治疗 6 个周期后胸部 CT 影像。左肺下叶前内基底段支气管截断，局部可见一肿块，呈软组织密度，大小约 2.4cm×2.5cm（维持 PR）（B1 为肺窗，B2 为纵隔窗）。C：应用贝伐单抗单药维持 2 个周期后胸部 CT 影像。左肺下叶前内基底段支气管截断，局部可见一肿块，呈软组织密度，大小约 2.4cm×2.7cm（维持 PR）（C1 为肺窗，C2 为纵隔窗）。D：应用贝伐单抗单药维持 8 周期后胸部 CT 影像。左肺下叶前内基底段支气管截断，局部可见一肿块，呈软组织密度，大小约 2.5cm×2.7cm（维持 PR）（D1 为肺窗，D2 为纵隔窗）

图 10 - 4　患者治疗后胸部 CT 影像

2017 年 3 月 3 日开始应用贝伐单抗联合紫杉醇联合卡铂方案化疗，2 个周期后，患者靶病灶由基线的 4.2cm×4.2cm 缩小至 2.6cm× 2.7cm，获得 PR，4 个周期后继续缩小至 2.4cm×2.5cm，6 个周期后仍为 2.4cm×2.5cm。患者在联合用药过程中主要的不良反应为 Ⅳ度骨髓抑制，经相应的支持治疗后可恢复正常，未出现粒细胞缺乏性发热及感染等症状发生，亦未出现高血压、蛋白尿等情况，安全性良好。之后应用贝伐单抗进行维持治疗，维持治疗期间患者靶病灶缓慢长大，贝伐单抗单药应用至 8 个周期后，患者病灶出现明显增大至 3.0cm×2.8cm，疾病进展（图 10 - 4）。后患者将原气管镜活检组织进行 *ALK* 融合基因检测，结果提示 *ALK* 融合基因阳性，遂开始二线应用克唑替尼治疗，1 个月后，病灶缩小至 2.1cm×

1.3cm，疗效评估为 PR，3 个月后维持疗效维持 SD。患者目前已用药 5 个月，待 5 个月后结果评估中（图 10 -5）。

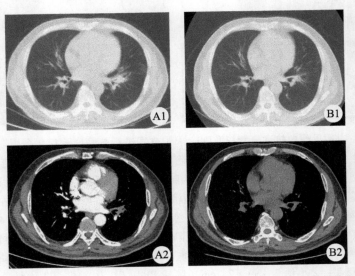

　　A：应用克唑替尼治疗 1 个月后胸部 CT 影像。左肺下叶内前基底段支气管截断，局部可见一肿块，呈软组织密度，轴位最大截面约 2.1cm×1.3cm（PR）（A1 为肺窗，A2 为纵隔窗）。B：应用克唑替尼治疗 3 个月后肺部 CT 影像。左肺下叶内前基底段支气管截断，局部可见一肿块，呈软组织密度，轴位最大截面约 2.1cm×1.3cm（维持 PR）（B1 为肺窗，B2 为纵隔窗）

图 10 -5　胸部 CT

病例分析

　　肺癌是发病率最高的恶性肿瘤之一，男性多于女性。肺腺癌属于 NSCLC，发病率在肺癌的病理类型中的占比逐年升高。晚期肺腺癌的治疗主要以化疗为主，以铂类为基础的两药化疗方案为标准的一线治疗方案。本例患者分期为Ⅳ期，属于晚期患者，应以全身系统治疗为主。贝伐单抗是一个重组的人源化 IgG1 单克隆抗体，可与血管内皮生长因子结合，阻碍 VEGF 与其受体在内皮细胞表面相互作用。NCCN 指南推荐贝伐单抗联合以铂类为基础的化疗方案应用于 NSCLC 的一线治疗，并可作为化疗联合后的维持治疗。本例患者应用贝伐单抗联合紫杉醇联合卡铂作为一线化疗方案，2 个周期后，患者靶病灶出现明显缩小，获得较大 PR，4 个周期后病灶继续缩小，6 个周期之后应用贝伐单抗进行单药维持治疗，单药维持治疗时间为 8 个周期，患者的 PFS 时间为 11 个月，这个时间高于 ECOG4599 研究的 6.2 个月，以及 SAiL 研究的 7.8 个月，因此证明贝伐单抗联合以铂类为基础的化疗方案应用于 NSCLC 的一线治疗的疗效是较好的。此例患者在进行一线治疗之前，由于种种原因，只进行了 EGFR 基因检测，未进行 ALK 融合基因检测，在一线治疗进展后，要求患者重新进行 ALK 融合基因，结果提示 ALK 融合基因为阳性，二线给予患者克唑替尼治疗后，病灶仍然明显缩小，评效仍然为 PR。这说明虽然 ALK 融合基因阳性的检出率非常低，只有 3%~5%，但是还是建议患者进行 ALK 融合基因检测，并给予相应的小分子靶向药物治疗。目前患者应用克唑替尼已接近 5 个月，期待患者 5 个月后疗效评估结果。

🩺 病例点评

贝伐单抗联合紫杉醇卡铂方案治疗 ⅢB~Ⅳ 期非鳞非小细胞肺癌疗效肯定，可延长患者 PFS 且耐受性较好，推荐此方案应用于 EGFR 野生型的非鳞非小细胞肺癌患者。此例患者同时存在 ALK 融合基因阳性，但是由于种种原因，患者在进行一线治疗前未进行 ALK 融合基因检测，因此在一线进展后，要求患者重新进行 ALK 融合基因检测，且在确定患者 ALK 基因阳性后，给予患者克唑替尼治疗，且亦取得较好的疗效。此病例说明，对于 ALK 阳性的肺癌患者，在患者身体状况较好的情况下，可以一线给予毒性相对大的含细胞毒性药物的化疗方案，待患者疾病进展或身体状况稍差时，再给予毒性相对较小的小分子 TKI 治疗，即可以减少患者的毒副作用，又可以取得较好的疗效。

（赵磊　整理）

011　应用 Atezolizumab 联合培美曲塞联合顺铂治疗 *EGFR* 野生型、*ALK* 阴性的肺腺癌一例

病历摘要

现病史

患者男性，62 岁，主因"干咳 4 个月，确诊肺癌 3 月余"入我院。患者 4 个月前（2017 年 10 月 28 日）无明显诱因出现咳嗽，无咳痰、咯血，3 个月前（2017 年 11 月 17 日）无明显诱因出现咳嗽并痰中带血，为鲜红色，伴轻度胸闷，完善胸部 CT 检查提示：右肺门区肿块，恶性可能大，右肺门及纵隔多发肿大淋巴结，淋巴结转移可能；右肺多发小结节，转移不除外，右侧胸膜增厚；遂完善支气管镜检查，病理结果回报示右肺中叶肿物结合免疫组化倾向于腺癌；再次完善胸部增强 CT，提示右侧中央型肺癌并右中上肺阻塞性肺炎、右肺门及纵隔内多发淋巴结转移；右肺叶间胸膜及右侧

胸壁转移不除外；右肺多发小结节，转移可能大。现为进一步治疗收入我科。

患者自发病以来，食欲、睡眠尚可，二便如常，近期体重无明显变化。

既往史

患高血压病 10 余年，血压最高 170/110mmHg，目前口服拜新同 30mg qod，血压控制于 140/（80～90）mmHg。2017 年 11 月 17 日至今间断出现咳嗽，偶尔伴少量咯血，未行医疗干预。否认心脏病史，否认糖尿病、脑血管病、精神疾病史。否认肝炎史、结核史、疟疾史。否认手术、外伤、输血史，否认食物、药物过敏史，预防接种史不详。其他系统回顾无特殊。

查体

体温：36.5℃，脉搏：86次/分，呼吸：18次/分，血压：130/70mmHg。全身浅表淋巴结未及，背部可见约 15cm×15cm 包块，质软，周围边界清，活动度可，无压痛。胸廓无畸形，两侧呼吸运动对称，肋间隙正常，未触及胸膜摩擦感，无皮下捻发感，双肺叩诊呈清音，双肺呼吸音清，右肺呼吸音稍低，未闻及明显干湿性啰音。心律齐，心率 80 次/分，各瓣膜区未及异常心音及心脏杂音。腹平软，无压痛、反跳痛、肌紧张，肝脾肋下未及，全腹叩诊鼓音，肠鸣音 3 次/分。双下肢不肿。

辅助检查

1. 实验室检查

血常规：WBC $8.63×10^9$/L，GR% 73.0%，HGB 167g/L，PLT $187×10^9$/L；生化：ALT 22U/L，AST 23.4U/L，ALB 43.5g/L，T－BIL 20.19μmol/L，D－BIL 2.98μmol/L，I－BIL 17.21μmol/L，Cr 88.3μmol/L，余检查未见异常。

2. 影像学检查

胸部 CT：右侧中央型肺癌并右中上肺阻塞性肺炎、右肺门及纵隔内多发淋巴结转移；右肺叶间胸膜及右侧胸壁转移不除外；右肺多发小结节，转移可能大（图 11 - 1）。

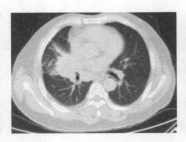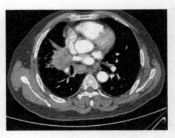

图 11 - 1　患者治疗前胸部 CT 影像。右肺门可见一大小约
5.1cm ×4.6cm 的软组织肿块，右肺门及纵隔多发
淋巴结增大，最大淋巴结短径约 2.5cm

腹部 CT：①肝内微小低密度灶，小囊肿？建议结合临床动态观察；②右肾下极小囊肿可能；③副脾。

头颅 CT：①腔隙性脑梗死，请结合临床建议复查；②右侧上颌窦炎。

3. 气管镜检查及病理诊断

（右肺中叶肿物）炎性渗出、肉芽组织及支气管黏膜组织显慢性炎，黏膜下可见小团异型细胞，结合免疫组化，倾向于腺癌。免疫组化结果：ALK - D5F3（肺癌）(-)，ALK - D5F3（阴性对照）(-)，CK7 (+)，P40 (-)，TTF - 1 (+)，CgA (-)，CD56 (-)，Syn (-)，Ki - 67（5%）；特染结果：PAS 染色（局灶 + ）（图 11 - 2）。

根据患者的病史、症状、体征、相应的病理检查，诊断思路如下（图 11 - 3）：

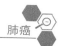

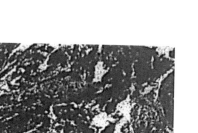

注：（右肺中叶肿物）炎性渗出、肉芽组织及支气管黏膜组织显慢性炎，黏膜下可见小团异型细胞，结合免疫组化，倾向于腺癌。免疫组化结果：ALK－D5F3（肺癌）（－），ALK－D5F3（阴性对照）（－），CK7（＋），P40（－），TTF－1（＋），CgA（－），CD56（－），Syn（－），Ki－67（5%）；特染结果：PAS染色（局灶＋）。

图 11 -2　病理诊断结果（HE 染色，100×）

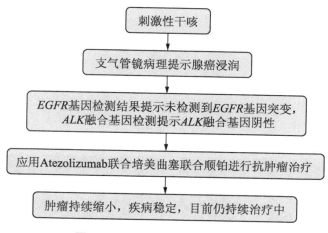

图 11 -3　患者诊断思路流程图

诊断

右肺腺癌（T3N2M1，Ⅳ期）。淋巴结转移（右肺门、纵隔淋巴结）。肺内转移。右肺叶间胸膜转移。右侧胸壁转移。阻塞性肺炎。肺气肿。高血压病（2 级，中危）。甲状腺右叶增大。副脾。腔隙性脑梗死。右侧上颌窦炎。肝囊肿。副脾。右肾囊肿。

治疗经过

患者入我院后完善相关检查，由于患者存在肺内转移及胸壁转移，分期为：T3N2M1，Ⅳ期。完善 *EGFR* 及 *ALK* 基因检测，提示均无基因突变。患者于 2018 年 2 月 3 日开始给予 Atezolizumab 联合培美曲塞联合顺铂进行抗肿瘤治疗，2 个周期后，患者右肺门肿块由 5.1cm×4.6cm 缩小至 4.8cm×3.2cm，右肺门及纵隔淋巴结短径从 2.5cm 缩小至 2.0cm，评估疗效为疾病稳定。4 个周期后，右肺门肿块由 4.8cm×3.2cm 继续缩小至 3.9cm×3.2cm，肺门及纵隔淋巴结短径维持 2.0cm。用药期间未出现骨髓抑制等不良反应。目前患者已用药 5 个周期，等待 6 个周期后疗效评估结果（图 11 – 4A，图 11 – 4B）。

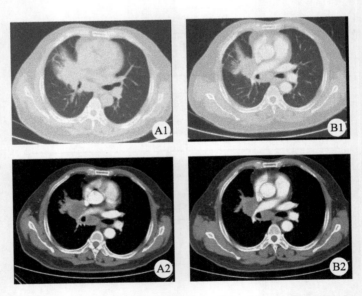

注：A：抗肿瘤治疗之前影像（A1 为肺窗，A2 为纵隔窗）。B：应用 Atezolizumab 联合培美曲塞联合顺铂进行抗肿瘤治疗 2 个周期后胸部 CT 影像。右肺门可见一大小约 4.8cm×3.2cm 的软组织肿块，右肺门及纵隔多发淋巴结增大，最大淋巴结短径约 2.0cm（B1 为肺窗，B2 为纵隔窗）

图 11 – 4　胸部 CT

病例分析

肺癌仍是全球癌症死亡的主要原因，是男性和女性癌症中最常见的癌症，在 2008 年所有新发癌症中占 13%。对于未携带 *EGFR* 突变或 *ALK* 基因重排的局部晚期或转移性 NSCLC 患者，含铂药物化疗方案仍是标准的一线化疗选择方案。但是，细胞毒化疗产生的生存期获益已达到平台期，其整体缓解率大约为 20%，1 年生存率为 31%~36%，为预后改善留下了相当大的空间。肿瘤免疫治疗便应运而生。机体的免疫系统可以通过免疫监视识别早期的肿瘤细胞为"非我"的物质，产生抗肿瘤免疫应答杀伤肿瘤细胞，维持机体常态。1968 年 Krant 就曾报道肺癌患者机体处于免疫抑制状态，后续研究发现机体免疫下降的同时肺癌细胞还通过一系列机制抑制 T 细胞活化及增殖，从而形成免疫逃避。PD－1 是一种在 T 细胞被诱导后（成熟 T 细胞）表达的蛋白，其配体包括 PD－L1 及 PD－L2，其中肿瘤细胞主要表达 PD－L1，PD－L1 与 PD－1 结合促使 ITSM 结构域中的酪氨酸磷酸化，引起下游 P13K 及 Syk 的级联去磷酸化，进而抑制下游 *ERK* 及 *AKT* 等通路活化，抑制 T 细胞活化所需的细胞因子和基因转录翻译，达到负向调节 T 细胞活性的作用。Atezolizumab 是一种抗 IgG1 单克隆抗体，其靶点为 PD－L1，抑制与其受体 PD－1 和 B7.1 发生相互作用。从而消除对 T 细胞的抑制信号，促进 T 细胞的增殖和活化，从而对肿瘤细胞产生杀伤作用。既往的 POPLAR 研究显示，二线 Atezolizumab 治疗组患者生存期较化疗组显著延长了 7.7 个月，而在 BIRCH 研究中，一线治疗的中位 OS 为 23.5 个月，二、三线治疗组的中位 OS 分别为 15.5 个月、13.2 个月，二线治疗的客观缓解率达到了 27%。在本例患者中，Atezolizumab 联合培美曲塞联合顺铂进行抗肿瘤治疗 2 个周期后，患者肿瘤靶病灶总径从 76mm 缩小至 68mm，虽然只缩小 8mm，缩小 11%，但是从影像看，2 个周期后患者肿块密度似乎有所降低，不排除存在免疫细胞大量浸润而导致肿块体积变化不明显的情况，而据以往研究的经验看，免疫治疗起效的时间一般是在 12 周左右（4~6 个周期），因此可以拭目以待患者应用 6 个周期后肿瘤疗效评估结果。

病例点评

2013 年 *Science* 将免疫治疗列为十大科学突的首位。目前针对肿瘤免疫治疗，最为热门的靶点便是 PD-1/PD-L1。此例患者应用 Atezolizumab 联合培美曲塞联合顺铂这样"强强联合"的方案进行抗肿瘤治疗 2 个周期后，病灶缩小不明显，需要考虑到抗肿瘤免疫治疗后可能出现的免疫细胞浸润，甚至需要警惕可能会出现的"假性进展"征象。假性进展是指治疗初期出现原有病灶增大或出现新病灶，之后出现病灶缩小的现象。这类患者通常体感良好，肿瘤相关症状（乏力和食欲下降等）有改善。假性进展可能是免疫检查点抑制剂激活了免疫细胞，使得免疫细胞大量富集在原发病灶和微小转移灶表面或内部。这种假性进展与治疗无效肿瘤本身发生进展在影像学上有时很难区别。一旦出现假性进展，因为和肿瘤复

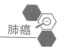

发不易鉴别，会使治疗进程受到很大干扰，如果决策错误，甚至会缩短患者的生存期。而对于肺癌，假性进展发生概率为1%~3%。因此在免疫治疗早期，影像检查出现进展，进行慎重评估非常重要。

（赵磊　整理）

笔记

肝恶性肿瘤

012 应用 PD-1 抗体治疗肝细胞癌后出现免疫相关性肺炎一例

病历摘要

现病史

患者男性，56 岁，主因"诊断肝癌 1 年半余，间断发热 1 月余"入我院。患者 1 年半余（2016 年 12 月）前因血糖控制不佳就诊于当地医院，行腹部 CT 检查提示：肝占位性病变，肝硬化，肝右叶类圆形稍低密度影。进一步行腹部核磁检查提示：肝硬化，门

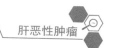

静脉高压，食道胃底静脉曲张。肝右叶 S8 段两个肝癌；肝 S5 段结节中结节，考虑为肝癌。遂于外院行开腹肝微波消融术，术中（肝S5 及 S8 段）穿刺活检：高分化肝细胞癌；免疫组化染色结果：Hepatocyte（＋），GPC3（局灶＋），ARG（＋），CD34（＋），AFP（－）。后于外院肝叶动脉导管介入治疗，并应用恩度 30mg 灌注化疗。4 个月后，患者于外院复诊，核磁示发现肝脏新发结节，先后行 TACE 及射频消融术治疗，5 个月后行 CT 复查提示：肝脏形态失常，边缘凹凸不平，肝叶比例失调，肝裂增宽。肝 S4、S5、S6、S8 见多发条片状低密度影，肝 S8 见两个大小不等结节灶，一个结节灶动脉期高强化，静脉期呈低密度，大小约 1.1cm×2.2cm，另一结节动脉期和静脉期均呈低强化，大小约 2.48cm×2.10cm。考虑再次复发，于 2017 年 6 月 20 日开始应用抗 PD－1 抗体Nivolumab 治疗，治疗方案如下：Nivolumab 240mg q2w 静脉输注治疗，每 4 个周期进行病情评估，治疗期间定期病情评估为疾病稳定。患者应用 16 个周期后出现间断发热，体温最高为 39.4℃，伴头疼、乏力、憋气，无咳嗽咳痰等症状，现为进一步诊治收入我科。

既往史

糖尿病史 20 年，目前三餐前皮下注射"诺和锐 30R（门冬胰岛素 30 注射液），20U/20U/18U"，血糖控制平稳，空腹血糖控制在 5～7mmol/L。高血压病史 10 年，最高血压 180/105mmHg，现未服用降压药物，血压控制在 120/80mmHg。慢性乙型肝炎病史 20年，自 2016 年 9 月至今口服恩替卡韦分散片 0.5mg qd 治疗。否认心脏病史，否认精神疾病史。患者 2 年前患脑梗，药物治疗后出院，遗留右耳失聪后遗症。否认结核史、疟疾史其他传染性疾病病史。否认酒精性肝病，丙肝，否认脂肪肝，无黄曲霉素暴露，否认血色病、内分泌、免疫系统疾病，否认食物、药物过敏史。于2016年7月15日全麻下行开腹肝微波消融术。否认外伤、输血史，预防接种史不详。其他系统回顾无特殊。

查体

体温：38.9℃；脉搏：86次/分；呼吸：18次/分；血压：120/80mmHg。神清，双肺呼吸音粗，未闻及明显干湿啰音。心前区无异常隆起，无抬举性搏动。无震颤。心界不大。心率86次/分，心音可，律齐，各瓣膜听诊区未闻及病理性杂音，未闻及心包摩擦音。腹部平坦，右上腹可见约25cm陈旧性手术瘢痕，未见胃肠型及蠕动波，未见腹壁静脉曲张；腹软，未触及包块，麦氏点无压痛，无反跳痛，Murphy's征阴性，肝、脾肋下未及，肠鸣音4次/分，双下肢近脚踝处轻度水肿。

辅助检查

1. 实验室检查

血常规：WBC 6.73×10^9/L，GR% 70.0%，HGB 165g/L，PLT 132×10^9/L；生化：ALT 25U/L，AST 25.3U/L，ALB 41.5g/L，T − BIL 18.99μmol/L，D − BIL 3.78μmol/L，I − BIL 15.21μmol/L，Cr 63.4μmol/L，余检查未见异常。

2. 影像学检查

腹部CT示（2016年7月8日，外院）：①肝硬化，门静脉高压，食道胃底静脉曲张。②肝右叶S8段两个肝癌；肝S5段结节中结节，考虑为肝癌；S4段异常强化结节，考虑为不典型增生结节；肝脏多发异常结节，考虑再生结节可能大；③双肾囊肿（bosniak Ⅰ级）。

病理活检（2016年7月15日，外院）：高分化肝细胞癌；免疫组化染色结果：Hepatocyte（＋），GPC3（局灶＋），ARG（＋），

CD34（+），AFP（−）。

腹部 CT 示（2017 年 6 月 13 日，我院）：①肝 S4、S5、S6、S8 多发条片状无强化低密度影，请结合临床病史考虑。②肝 S8 异常密度结节灶，性质待查，建议增强 MR 检查。③肝硬化，食管下段胃底静脉曲张。④右肾中部肾囊肿（图 12 − 1）。

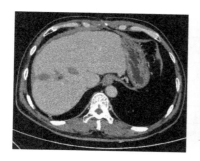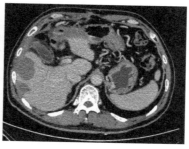

图 12 − 1　患者应用 Nivolumab 治疗前腹部 CT 影像

胸部 CT 示（2017 年 6 月 14 日，我院）：1. 双肺多发索条影、磨玻璃密度，考虑炎症可能，请结合临床。2. 右肺尖小结节，请结合临床建议动态观察。3. 肺气肿（图 12 − 2）。

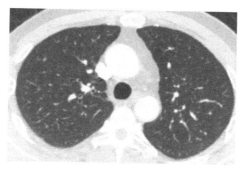

图 12 − 2　患者应用 Nivolumab 治疗前胸部 CT 影像

根据患者的病史、症状、体征、相应的病理检查，诊断思路如下（图 12 − 3）：

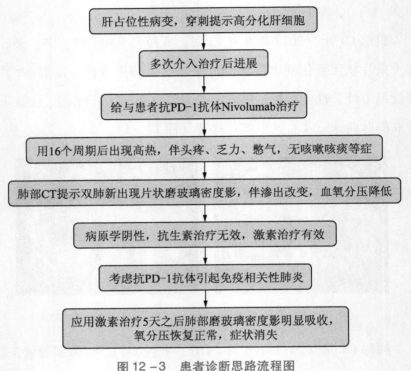

图 12 - 3　患者诊断思路流程图

诊断

肝细胞恶性肿瘤（rT2N0M0，Ⅱ期，BCLC B 期）。免疫相关性肺炎。慢性乙型病毒性肝炎。肝炎肝硬化。门静脉高压。食管胃底静脉曲张。肾囊肿（双侧）。2 型糖尿病。高血压 3 级（极高危组）。皮疹。肝功能异常。凝血功能紊乱。甲状腺功能异常？脂肪酶升高。

治疗经过

患者入我院后，血气提示氧分压降低（64.20mmHg），肺部 CT 提示双肺新出现片状磨玻璃密度影，完善血常规＋CRP，PCT，痰涂片、血培养＋真菌培养，真菌 G 试验，痰、尿、便找真菌，ESR，病毒七项，呼吸道病原九联检，EBV - 核酸，CMV - DNA，甲型流感病毒、乙型流感病毒抗原检测，抗结核抗体、结核感染 T，卡氏肺孢子中，肺炎支原体抗体，HBV - DNA 检测，ANA，

笔记

ENA，免疫球蛋白＋补体等检测，结果显示，C－反应蛋白（CRP）36mg/L，降钙素原（PCT）0.8ng/ml，真菌 G 实验为 183pg/ml，其余检查均为阴性。先后应用舒普深、拉氧头孢、美平，联合大扶康抗感染治疗，半个月后未体温未见好转，仍伴憋气，期间曾经因为体温升高至 39.5℃，给予地塞米松 10mg iv 一次，体温恢复正常，维持 2 天后，体温继续升高，波动在 38.3℃ ~ 39.5℃，氧分压降至 58.80mmHg。建议患者行气管镜检查，患者拒绝。再次回顾患者的 CT 影像，发现患者双肺弥漫磨玻璃影，伴有渗出性改变，血气分析提示低氧血症，且体温可被激素控制，患者应用 PD－1 抗体，考虑患者肺部渗出性改变由药物导致的免疫相关性炎症可能大，遂给予患者甲强龙 1mg/kg 治疗，第 2 天患者体温恢复正常，5 天后复查 CT，患者肺部磨玻璃密度影明显吸收（图 12－4），血气提示氧分压已恢复正常，患者憋气症状消失，激素在 6 个周内缓慢减量并逐渐停止。

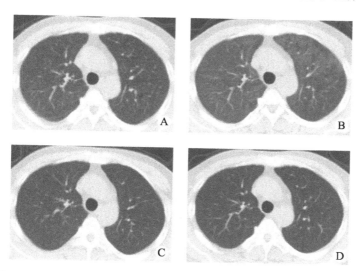

注：A：患者应用 Nivolumab 12 个周期以后，双肺多发索条影、磨玻璃密度；B：患者应用 Nivolumab 16 个周期以后，双肺片状磨玻璃密度影新出现，余双肺多发索条影、磨玻璃密度，C：应用甲强龙治疗 5 天后，双肺模糊微结节较前减少，前片示双肺片状磨玻璃密度影吸收；D：应用甲强龙 2 周后，双肺片状磨玻璃密度影完全消失

图 12－4　患者免疫相关性肺炎治疗前后肺部 CT 影像变化

病例分析

　　近几年，免疫治疗已成为继化疗、靶向治疗之后晚期恶性肿瘤治疗的新手段，并取得了显著疗效。免疫治疗比较成熟的是采用免疫检查点抑制剂治疗，包括：CTLA－4 和 PD－1/PD－L1 抑制剂。其中，Nivolumab、Pembrolizumab 和 Atezolizumab 已获 FDA 批准治疗晚期黑色素瘤、非小细胞肺癌和经典型霍奇金淋巴瘤等，同时其他类型肿瘤正在开展多项临床研究。随着这类药物的广泛应用及在我国陆续开展临床研究，将会出现更多这类药物所致的不良反应，其中包括免疫相关性肺炎。免疫相关肺炎虽然发生率低，但后果严重。本例患者应用 Nivolumab 16 个周期（8 个月）后出现不明原因发热，体温最高为 39.5℃，伴憋气，化验检查提示低氧血症，肺部 CT 提示双肺弥漫磨玻璃影，伴有渗出性改变，虽然 G 实验检测阳性，但患者无明显咳嗽、咳白黏痰等症状，且痰、尿、便找真菌结果均为阴性，真菌培养亦为阴性，且应用抗真菌药物后患者体温持续不降且血氧分压持续下降，考虑真菌感染可能性小。再次回顾患者肺部 CT 影像，发现患者肺部存在磨玻璃影至大片实变影，且发展迅速，伴喘憋及血氧分压降低，应用抗感染联合抗真菌治疗无效，因此考虑免疫相关性肺炎可能性大。由于免疫相关性肺炎是排除性诊断，因此诊断该疾病的过程中我们进行了大量感染疾病方面的排查，包括如痰液病原学检查、血清病原学检查、PCT、G 试验等，检查结果均为阴性或检测值无临床意义得略升高，应用广谱抗感染治疗无效，激素治疗有效，这些均支持患者为 PD－1 所致免疫相关肺炎诊断。此例患者应用激素治疗后 5 天双肺模糊微结节较前减少，前片示双肺片状磨玻璃密度影吸收，2 周后双肺片状磨玻璃

笔记

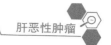

密度影完全消失，证明疾病虽时来势汹汹，但是诊断明确，及时治疗后会得到较好的控制。

📋 病例点评

免疫相关性肺炎来势汹汹，但是诊断明确，及时治疗后，疾病会迅速好转。诊断方面，目前尚无统一标准，但出现如下情况，需要考虑免疫相关肺炎的诊断：①必须使用过 PD‐1/PD‐L1 抑制剂；②临床表现为气短、咳嗽、进行性呼吸困难伴或不伴发热及血氧分压下降；③影像学表现为快速进展的磨玻璃影、实变；④抗感染治疗无效，激素治疗有效。若再次使用 PD‐1/PD‐L1 抑制剂或者停用激素后疾病复发，这更加支持免疫相关肺炎诊断，特异性强，也是免疫相关肺炎最典型的临床过程。目前随着免疫检查点抑制剂的广泛应用，其相关的不良反应也需要引起重视，特别是免疫相关性肺炎，患病时来势汹汹，通过这个病例，我们可以获得三点启发：①及时正确诊断；②果断选择药物治疗；③缓慢减量，维持治疗；④及时复查。以更好的处理免疫相关性肺炎，保证患者安全用药。

（赵磊　整理）

乳腺恶性肿瘤

013　应用曲妥珠单抗治疗 HER – 2 阳性的乳腺癌患者获得 CR 一例

病历摘要

现病史

　　患者女性，30 岁，主因"确诊为乳腺癌 3 年余，发现腋窝淋巴结转移 1 年余"入院。患者 3 年余前（2014 年 3 月 21 日）无意中发现左侧乳房可触及肿块，于我院行"左乳腺癌改良根治术"，术后病理回报：左乳腺（外上及外下象限）混合型浸润性微乳头癌。

检出淋巴结 20 枚，其中 1 枚可见转移癌。免疫组化提示 ER（＋）、PR（＋）、HER－2（2＋）。术后给予 AC×4（4 个周期表阿霉素＋环磷酰胺），随后给予 T×4（4 个周期多西他赛）方案进行辅助化疗，化疗结束后行左乳腺癌术后左胸壁及锁骨上野放疗，之后患者开始口服他莫西芬片，并每 3 个月皮下注射醋酸亮丙瑞林抑制卵巢功能，定期复查。自诉 1 年余前（2017 年 5 月 7 日）彩超发现左腋下结节，行穿刺病理提示：（左腋下）浸润性癌，结合病史及免疫组化结果，符合乳腺来源的浸润性导管癌，免疫组化结果：ER（弱 20%）、PR（－）、HER－2（3＋）。现为进一步治疗收入我科。

患者自发病以来，食欲、睡眠尚可，二便如常，近期体重无明显变化。

既往史

2014 年诊断为慢性乙型肝炎，患者 2017 年 5 月在唐山市某医院住院期间行甲状腺 B 超，诊断为：双侧甲状腺多发结节。2014 年因车祸导致"脑震荡"，目前已恢复。否认高血压、心脏病史，否认糖尿病、脑血管病、精神疾病史。结核史、疟疾史。否认输血史，否认食物、药物过敏史，预防接种史不详。其他系统回顾无特殊。

查体

体温：36.3℃，脉搏：68 次/分，呼吸：18 次/分，血压：110/78mmHg，神志清、精神可，左侧腋窝处可触及一肿物，质硬，无活动度，无压痛，约 0.5cm×0.5cm；左乳缺如，左胸壁可见不规则手术瘢痕，长约 10cm，愈合可，判断无临床意义。右乳形态正常，双肺呼吸音清，未闻及干湿啰音，心律齐，未闻及病理性杂

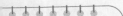

音，腹软，无压痛、反跳痛，肝脾未触及，双下肢不可凹陷性水肿。

辅助检查

1. 实验室检查

血常规：WBC 5.32×10^9/L，GR% 59.2%，HGB 121g/L，PLT 174×10^9/L；生化：ALT 32U/L，AST 27U/L，ALB 36.1g/L，Cr 61μmol/L，K^+ 4.56mmol/L，GLU 7.32mmol/L，余未见异常；肿瘤标志物：NSE 18.22ng/ml，余未见异常。

2. 左腋下肿物穿刺活检及病理结果

（左腋下）结合病史及免疫组化结果，符合乳腺来源的浸润性导管癌，免疫组化结果（10%中性福尔马林，固定10小时）：ER（弱 + 20%）、PR（ － ）、HER － 2（3 + ），Ki － 67（ + 5% － 10%），CA153（ + ）、EMA（ + ）、GATA － 3（ + ）。

根据患者的病史、症状、体征、相应的病理检查，诊断思路如图 13 － 1。

诊断

左侧乳腺浸润性导管癌（rTxNxM1，Ⅳ期）。腋窝软组织继发恶性肿瘤。肝小血管瘤。肝囊肿。右肾囊肿。乙型病毒性肝炎。

治疗经过

患者就诊于我院后，行胸部 CT 检查提示左腋窝可见软组织密度结节，截面约 1.5cm × 1.6cm，增强可见强化；腹部 CT 提示肝 S7 后缘结节，转移待除外。由于患者拒绝再次手术，且腹部 CT 提示肝转移不除外，遂停用内分泌治疗药物。由于患者 HER － 2 3 + ，遂于 2017 年 9 月 5 日开始给予曲妥珠单抗联合多西他赛治疗，2 个

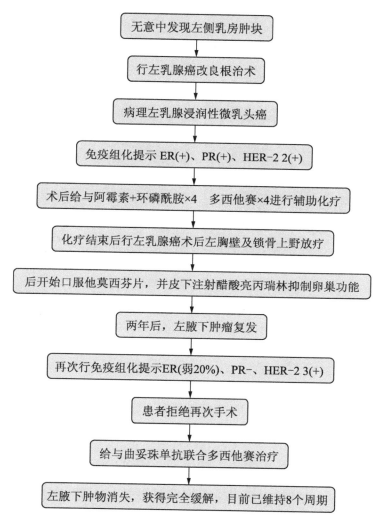

图 13-1　患者诊断思路流程图

周期后，患者腋窝结节完全消失，获得 CR，4 个周期后进行联系确认，之后继续给予曲妥珠单抗联合多西他赛治疗 8 个周期后，仍然维持 CR，目前给予正给予曲妥珠单抗单药维持 2 个周期治疗中，待 3 个周期后再次评估疗效（图 13-2）。

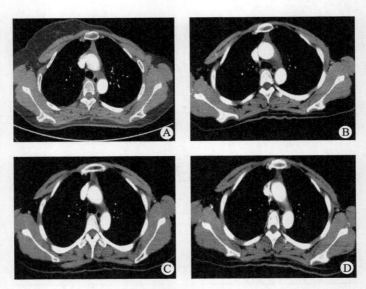

图 13 -2　患者治疗前后胸部 CT 影像

病例分析

　　乳腺癌是女性最常见的恶性肿瘤。HER - 2 阳性乳腺癌占全部乳腺癌的 20%～30%，具有恶性程度高、预后差等特点。但是随着抗 HER - 2 靶向治疗药物的不断涌现，HER2 阳性转移性乳腺癌患者治疗出现巨大转机，患者生存期明显延长。HER2 阳性转移性乳腺癌，在明确诊断后，应尽早使用抗 HER2 的药物治疗。本例患者中，患者术后病理提示 HER - 2 (2 +)，对于 HER - 2 免疫组化的结果为 2 + 的患者，需要进行原位杂交检测（FISH）进一步确定 HER - 2 的状态，若 FISH 结果为阳性，则需要在术后给予为期一年的抗 HER - 2 治疗。该例患者由于于院外进行手术，无法明确术后 HER - 2 的最终状态，就患者术后未应用抗 HER - 2 治疗，我们推测患者可能为阴性结果。患者疾病进展后，重新给予患者转移病灶的活检及免疫组化检测，发现患者 HER - 2 免疫组化为 3 + ，在此种情况下，无需再次进行 FISH 确认，可以直接为患者应用抗 HER－2 治疗。此外，本例患者虽是 ER、PR 阳性的患者，但是由于 HER－2 亦为阳性，属 luminal B－HER－2 阳性型乳腺癌，临床上，这类人群对单纯化疗及单纯三苯氧胺和芳香化酶抑制剂等内分泌治疗敏感性较差，给患者的治疗带来较大的困难，但是应用曲妥珠单抗联合内分泌治疗或联合化疗却有较大的临床获益。由单药 20% 的有效率提高至联合用药的 40%～50%。此例患者应用内分泌治疗进展后，应用曲妥珠单抗联合化疗 2 个周期后，腋窝软组织结节完全消失，评效为 CR，患者疗效非常可观，继续等待患者后续评效结果。

病例点评

HER－2 阳性乳腺癌患者的临床表现常为病情进展迅速，易于转移，生存期短。HER－2 过表达是独立的预后不良因素。因此，一旦确定 HER－2 的状态，要尽快开始抗 HER－2 治疗。此外，此例患者初始乳腺标本检测时 ER＋、PR＋，但是在经过辅助化疗及他莫昔芬的内分泌治疗后，患者腋窝转移灶的 ER 转为弱阳性，PR 转为阴性，因此可能存在的情况，一是转移灶组织和原发灶激素状态可能存在差别，二是经化疗及内分泌治疗可能会改变患者激素受体状态，其中的机制尚未完全阐明。因此，出现复发或者转移的患者需要再次取组织标本检测激素受体状态，以便及时做出决策，选择更有利于患者的方案进行治疗。

（赵磊　整理）

笔记

014. 乳腺癌的新辅助治疗一例

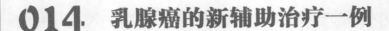 **病历摘要**

现病史

患者女性，54岁，2015年12月体检行B超检查（2015年12月31日）：左乳4点方向距乳头3cm处可见大小约1.6cm×0.9cm低回声结节，边界欠清，形态不规则，其内未见血流信号。行B超引导下左乳穿刺，穿刺病理回报示（2016年1月7日）：浸润性乳腺癌，Ki-67（约30%），CerbB-2（3+）。

既往史

否认高血压、心脏病史，否认糖尿病、脑血管病、精神疾病史。否认肝炎史、结核史、疟疾史。否认手术、外伤、输血史，否认食物、药物过敏史，预防接种史不详。其他系统回顾无特殊。

查体

双侧乳房对称，外形正常，未见局限性隆起或凹陷，双侧乳房皮肤无红肿、水肿及皮疹，无橘皮征，无酒窝征，双侧乳头无溢液、无乳头内陷，无乳房浅表静脉扩张，左侧乳腺肿物，大小约1.5cm×1.0cm，质韧，触之无疼痛，无乳头溢液，无皮肤红肿，与周边皮肤轻度粘连。右乳未发现明显异常；双侧锁骨及腋窝未触及肿大淋巴结。

辅助检查

B超检查（2015年12月31日）：左乳4点方向距乳头3cm处

 笔记

可见大小约1.6cm×0.9cm低回声结节，边界欠清，形态不规则，其内未见血流信号。

左乳穿刺病理回报示（2015年1月7日）：浸润性乳腺癌。

甲状腺B超（2015年12月31日）：甲状腺右叶见0.9cm×0.4cm低回声结节，边界清，未见血流信号，左叶见多发低回声结节，大者0.4cm，甲状腺多发结节。

肝胆胰脾肾B超（2015年12月31日）：左肝见3.5cm×2.6cm囊性占位，右肾见2.9cm×2.2cm囊性占位。

乳腺MRI（2016年1月7日，图14-2）提示：左乳外下象限见一类圆形不规则异常信号影，距乳头约5.3cm，边界不清，边缘可见毛刺，增强扫描早期即明显强化，大小约1.8cm×1.1cm×1.0cm（上下径×前后径×左右径）。左侧腋窝未见异常肿大的淋巴结。

诊断思路流程图（图14-1）

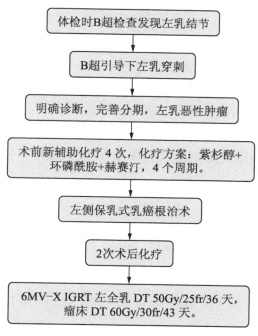

图14-1　诊断思路流程图

诊断

左乳恶性肿瘤（cT1N0M0）。结节性甲状腺肿。肝囊肿。肾囊肿。

诊疗经过

2016 年 1 月 13 日行左乳前哨淋巴结活检 + 输液港置入术，术后病理：（前哨淋巴结活检）淋巴结 3 枚，未见癌转移。于我院行术前新辅助化疗 4 次，化疗方案：紫杉醇 + 环磷酰胺 + 赫赛汀。B 超检查示：低回声结节变小为 1.2cm × 0.6cm。复查乳腺 MRI（2016 年 4 月 10 日，图 14 - 3）提示：左乳外下象限见一类圆形不规则异常信号影，大小约 1.4cm × 1.0cm × 0.7cm（上下径 × 前后径 × 左右径）。左侧腋窝未见异常肿大的淋巴结。左乳肿物较前减小。于 2016 年 4 月 6 日行左侧保乳式乳癌根治术，术后病理：乳腺组织 1 块（7cm × 4cm × 3cm），上附梭皮（4.0cm × 0.5cm），切面见一肿物（直径 1.3cm）。（左侧乳腺区段组织）乳腺中分化浸润性导管癌（G2，3 + 2 + 2 = 7 分）。免疫组化染色：ER（ > 90% 强 + ）、PR（50% 中 - 强 + ）、CerbB - 2（2 + ）、Ki - 67 指数（3%）、E - cadherin（ + ）、P120（膜 + ）、CK8（ + ）、CK5/6（ - ）、P63（ - ）、Calponin（ - ）。诊断：左侧乳腺癌（pT1N0M0）。2016 年 5 月 10 日按计划完成第 2 次术后化疗，于 2016 年 5 月 30 日至 2016 年 7 月 11 日行放疗，6MV - X IGRT 左全乳 DT 50Gy/25fr/36 天，瘤床 DT 60Gy/30fr/43 天。靶区：CTV：左乳腺，皮肤内 3 ~ 5mm；PTV：CTV 外扩，上 + 1.0cm，其余 + 0.5cm，皮肤内 3 ~ 5mm；CTV2：瘤床；PTV2：CTV2 后界 + 0.7cm，其余 + 1.5cm，皮肤内 3mm；正常组织受量：左肺，V20，21.5%；右肺 Dmax，3.16 Gy；心脏，V30，8.34%；对侧乳腺 Dmax 4.25Gy；脊髓 PRV Dmax，2.33Gy。放疗过程顺利。赫赛汀规律应用 1 年，放疗后服用依西美坦 25mg dq。定期复查，未见复发转移征象。

术后病理（2016 年 1 月 13 日）（图 14 - 4）：（前哨淋巴结活检）淋巴结 3 枚，未见癌转移。

术后病理（2016 年 4 月 6 日）（图 14 - 5）：（左侧乳腺区段组织）乳腺中分化浸润性导管癌（G2，3 + 2 + 2 = 7 分）。免疫组化染色：ER（> 90% 强 +）、PR（50% 中 - 强 +）、CerbB - 2（2 +）、Ki - 67 指数（3%）。

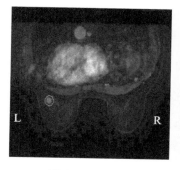
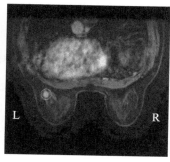

图 14 - 2　新辅助化疗前（2016 年 1 月 7 日）

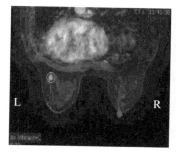
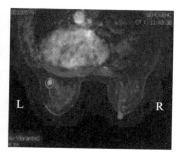

图 14 - 3　新辅助化疗后（2016 年 4 月 10 日）

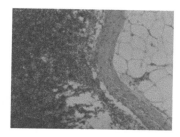
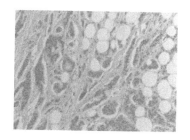

图 14 - 4　前哨淋巴结病理片　　　图 14 - 5　乳腺肿瘤病理片
（HE 100 ×）　　　　　　　　　（HE 100 ×）

病例分析

　　乳腺癌是女性常见的恶性肿瘤之一，也是女性常见的死亡原因。中国女性乳腺癌的诊断率和死亡率每年都在增长。中国女性乳腺癌发病年龄有两个高峰，第一个 45 ~ 55 岁，第二个在 70 ~ 74 岁，发病年龄比西方发达国家要早 10 年左右。乳腺癌作为一种系统性疾病，手术治疗是其主要的治疗方式，手术前后进行的辅助化疗、放疗、内分泌治疗、靶向治疗等个体化综合治疗策略的不断成熟使得乳腺癌获得了理想的疗效和预后。早期乳腺癌的辅助治疗阶段，20 世纪的研究已经证实辅助化疗期间如果同时开展他莫西芬治疗反而会较序贯化疗—他莫西芬降低疗效，所以在辅助治疗阶段目前指南认可化疗 - 内分泌治疗采用序贯治疗；靶向治疗可以在患者心脏功能检测正常的前提下，与非蒽环类化疗药物联合使用也得到大部分临床指南的认可。乳腺癌根治术和全身治疗之后，术后放疗可带来明显的临床获益。相关的指南或共识建议，肿瘤直径 >5cm 和腋窝阳性淋巴结 ≥4 枚（T3 ~ 4 期或 N2 ~ 3 期）的乳腺癌患者应接受 PMRT，早期乳腺癌腋窝淋巴结阴性（T1 ~ 2N0 期）患者不考虑接受 PMRT。腋窝阳性淋巴结 1 ~ 3 枚（T1 ~ 2N1）的早期乳腺癌患者在改良根治术后或根治术后，这些患者是否需要放疗仍不明确。荟萃分析显示，对于阳性淋巴结 1 ~ 3 枚（N1 期）的乳腺癌患者，PMRT 显著降低了 5 年局部区域复发率（自 16.5% 降低至 3.8%），并且 5、10、20 年生存率分别提高了 5.6%、9.9% 和 7.9%。乳腺癌根治或改良根治术后是否所有的 T1 ~ 2N1M0 期患者需要放疗尚存争议。保乳术后放疗：全乳剂量 DT46 ~ 50Gy/23 ~ 25fr 或 DT40 ~ 42.5Gy/15 ~ 16fr（首选低分割），每周五次，局部瘤床加量 DT10 ~ 16Gy/4 ~ 8fr。放疗技术建议采用 IMRT 技术，如需照射淋巴引流区则整合在 IMRT 计划中。改良根治术后放疗：胸壁 +／- 淋巴结引流区剂量 DT46~50Gy/23~25fr +／- 瘢痕推量 DT2Gy/fr 至总剂量大约 DT60Gy，每周五次，患者考虑采用填充材料以确保皮肤剂量，采用电子或光子治疗，淋巴引流区照射需整合在 3D 计划中。

病例点评

乳腺癌的早期发现、精确诊断和综合有效的治疗对于提高乳腺癌患者的生存率十分重要。多学科综合治疗是乳腺癌治疗的基本原则，其中放射治疗在多学科综合治疗中具有重要地位，对于早期乳腺癌保乳手术后的根治性放射治疗可以降低三分之二的局部复发率，同时亦有生存率的获益；在淋巴结阳性的高危复发乳腺癌患者中，乳房切除术后患侧胸壁和区域淋巴结的照射也可以达到和早期乳腺癌保乳术后相似的结果。

（赵宏　整理）

015　乳腺淋巴瘤的综合治疗一例

病历摘要

现病史

患者女性，71 岁，患者于 2016 年 10 月发现左乳外上象限可触及一约 3cm×3cm 肿块，于外院行左乳结节穿刺病理：乳腺组织内可见异型细胞弥漫浸润，结合形态及免疫组化符合非霍奇金淋巴瘤，弥漫大 B 细胞淋巴瘤，生发中心 B 细胞来源。骨髓病理示未见 B 细胞淋巴瘤累及，诊断非霍奇金弥漫大 B 细胞淋巴瘤。CT 示：左侧口咽部明显增厚及右下肺条索影。患者于 2016 年 10 月 31 日至 2017 年 1 月 25 日予 R－CHOP 方案化疗 4 程，评估病情为部分缓解。于 2016 年 12 月 5 日、2017 年 1 月 26 日、2017 年 5 月 9 日先后腰椎穿刺 3 次，分别予阿糖胞苷 50mg，地塞米松 5mg 鞘注。2017 年 2 月 27 日至 2017 年 4 月 7 日再次予 R－CHOP 方案化疗 2 程，评估病情为完全缓解。2017 年 8 月 17 日复查胸部增强 CT 示左侧乳腺组织内可见软组织结节，约 1.9cm×1.7cm，与邻近结构分界清，左乳软组织内另可见小结节，直径约 0.7cm，界清。左侧乳腺新发结节，考虑病情复发。予 R－ESHAP 及 R－CHOP 化疗 2 周期，化疗后 CT：左乳腺皮下肿物增大，另 1 枚于乳腺腺体深部，较前缩小，腹部皮下新发肿物 1cm 大小。现转我放疗科继续治疗。

既往史

高血压 31 余年，最高 150/100mmHg，平素口服富马酸比索洛尔片 2.5mg qd，目前血压控制在 （120～130）/（70～80） mmHg；2 型糖尿病 3 年，平素口服那格列奈 120mg tid，诺和灵 N6IU 皮下注射，控制血糖，未规律监测血糖；高脂血症 4 年，平素口服立普妥 20mg qn；类风湿性关节炎 3 年，平素口服雷公藤 2 片 Tid；骨质疏松症史，服用碳酸钙 0.3g tid 及骨化三醇 0.25μg qd；2014 年因外伤致右踝骨折于某医院治疗并植入钢板。否认肝炎史、结核史、疟疾史。否认输血史，否认食物、药物过敏史，预防接种史不详。

查体

体温：36.3℃，脉搏：78 次/分，呼吸：18 次/分，血压：

120/65mmHg，神清，精神可。左乳腺外象限可及一 0.8cm 大小肿物，可活动，边界清，位于皮下。双肺呼吸音清，未闻及干湿啰音，未闻及胸膜摩擦音。心律齐，心音可，未闻及心音分裂、额外心音、杂音及心包摩擦音。腹平软，脐上皮下可及一 1cm 大小肿物，可活动，边界不清，腹部无压痛、反跳痛及肌紧张，肝脾肋下未及，移动性浊音（－），肠鸣音约 5 次/分，双下肢无水肿。

辅助检查

1. 实验室检查

骨髓活检（2016 年 11 月 2 日）：骨髓组织中未见 B 细胞淋巴瘤累及。

骨髓活检（2017 年 2 月 15 日）：骨髓组织中未见 B 细胞淋巴瘤累及。

骨髓活检（2017 年 8 月 8 日）：增生低下骨髓象，粒系减少，未见 B 细胞淋巴瘤累及。

骨髓活检（2017 年 8 月 22 日，我院）：骨髓造血组织内，未见 B 细胞淋巴瘤累及。

乳腺病理（2016 年 10 月首都医科大学附属北京朝阳医院并经我院会诊）乳腺组织内可见异型细胞弥漫浸润，结合形态及免疫组化符合非霍奇金淋巴瘤，弥漫大 B 细胞淋巴瘤，生发中心 B 细胞来源。

乳腺病理（2017 年 9 月 6 日，我院）：（乳腺穿刺）穿刺之纤维组织 2 条，内见弥漫大量淋巴样细胞浸润，诊断：非霍奇金弥漫大 B 细胞淋巴瘤(生发中心外活化 B 细胞来源)。免疫组化：CD3 （－），CD20 （＋），CD21 （－），Ki－67 （约 50% ＋），CD5 （弱 ＋），CYCLIND1 （－），CD10 （－），BCL6 （＋），BCL2 （＋），MUM－

1（＋）。

2. 影像学检查

胸部平扫＋增强（2017 年 1 月 25 日，我院）：与 2016 年 10 月 28 日胸部 CT 比较：①左侧乳腺病灶较前明显减小，左侧腋窝增大淋巴结未见明确显示，请结合临床；②双肺多发小结节，性质待定，大致同前，建议动态观察；③右肺下叶外、后基底段索条影及磨玻璃密度斑片，新出现，炎症可能，请结合临床建议复查。

腹盆部平扫＋增强（2017 年 2 月 3 日，我院）：与 2016 年 11 月 3 日腹部增强 CT 比较：①脂肪肝，同前；②腹盆部 CT 增强扫描未见明确异常。胸部平扫＋增强（2017 年 2 月 3 日，我院）：对比 2017 年 1 月 25 日胸部 CT：①原右下叶条索及磨玻璃密度灶消失；②双肺小结节，所见同前；余所见基本同前。

颈部超声（2017 年 2 月 4 日，我院）：双颈部未见异常肿大淋巴结。

乳腺超声（2017 年 3 月 1 日，我院）左乳低回声区，淋巴瘤化疗后改变可能，请结合临床；双乳结节，BIRADS－US 3 级。

颈部 CT 平扫（2017 年 5 月 8 日，我院）：①右侧口咽壁软组织增厚，性质待查，建议增强 MR 或 CT 扫描；②右侧颌下腺轮廓欠规整、密度混杂，请结合临床进一步检查；③甲状腺左叶钙化灶，建议结合超声检查。

腹盆部平扫＋增强（2017 年 5 月 8 日，我院）：与 2017 年 2 月 6 日腹部增强 CT 比较：①脂肪肝，同前；②余腹盆部 CT 增强扫描未见明确异常。

PET－CT（2017 年 5 月 10 日，我院）"左乳弥漫大 B 细胞淋巴瘤化疗后"：①左乳未见明显 FDG 代谢增高影；左侧腋窝、双侧颈部Ⅱ区小淋巴结影，未见 FDG 代谢增高表现；综上所见，结合病史，考虑治疗后改变，建议继续动态观察。②右肺中叶多发小结节影，未见 FDG 代谢增高，较 2017 年 2 月 4 日 CT 片无显著变化，建议动态观察。③甲状腺密度不均匀，未见明显 FDG 代谢增高表现，建议结合超声相关检查；右乳点状钙化；脂肪肝。④扫描野内脊柱退行性改变。

乳腺超声（2017 年 8 月 13 日，我院）：左乳 4 点低回声结节，较前次检查增大，BIRADS－US 4a 级，建议必要时超声引导下穿刺活检；双乳结节，BIRADS－US 3 级；左乳脂肪层结节，建议密切观察。

诊断思路

患者 2016 年 10 月发现左乳外上象限可触及一约 3cm×3cm 肿块，外院行左乳结节穿刺病理：非霍奇金弥漫大 B 细胞淋巴瘤。CT 示：左侧口咽部明显增厚及右下肺条索影。患者 6 次化疗，评估病情为完全缓解（乳腺病灶、口咽部增厚及右下肺条索影消失）。化疗 4 个月后左乳新发 2 个病灶，腹部皮肤下 1 个病灶，考虑病情复发（图 15－1）。

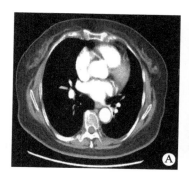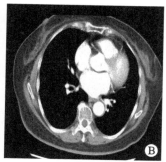

注：A：放疗前 1 周；B：放疗后 1 周

图 15－1　CT

诊断思路流程图（图 15 - 2）

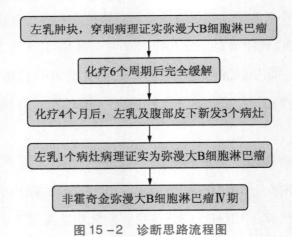

图 15 - 2　诊断思路流程图

诊断

非霍奇金弥漫大 B 细胞淋巴瘤Ⅳ期。

诊疗过程：

患者病理证实为弥漫大 B 细胞淋巴瘤复发后，化疗 2 个周期，病情进展图（15 - 1A），遂转我放疗科治疗，我科建议患者将腹部及左乳腺皮下的病灶切除，术后病理示：弥漫大 B 淋巴瘤。对残余病灶及淋巴引流区行放疗，放疗靶区包括左侧乳腺及腋窝，DT40Gy/22F/4W - 5W，PGTV 48.4Gy/22F/4W - 5W，疗后复查（图 15 - 1B），病灶 CR。

病例分析

对于原发性乳腺淋巴瘤放疗靶区的范围，大多数单位照射了患侧乳腺及腋下，剂量以 50GY 多见。对于患者而言，个体化治疗是要考虑的，患者来科时诊断明确，给予局部放疗，但对于患者腹部的皮下肿瘤，采取的是直接切除，并且术后未加放疗，主要考虑肿瘤位于皮下，手术容易完整切除，并且患者的损伤很小，避免了放疗，定期复查，一旦复发可以考虑放疗，乳腺深部肿瘤虽然也较小，但手术损伤大，且是多发，术后也要放疗，故未手术。

病例点评

原发性乳腺淋巴瘤是一种少见的结外淋巴瘤类型，以弥漫大 B 细胞淋巴瘤最多见，文献报道大样本极少，临床上对原发性乳腺淋巴瘤的治疗存在争议。研究表明：手术 + 化疗与单纯化疗相比，肿瘤完全缓解率相似，OS 也没有统计学差异，目前唯一的一项随机对照研究表明：化疗后放疗的生存率显著高于单纯放疗或单纯化疗，故对于原发性乳腺癌淋巴瘤可先行化疗，再给予局部放疗是标准的治疗。

（王长胜　整理）

016 乳腺癌术后标准方案放化疗后持续无内脏转移一例

病历摘要

现病史

患者女性，60 岁。患者 2011 年无明显诱因发现左乳外上肿物，约 2cm×2cm，无疼痛、质韧，活动可，局部无红肿、破溃及乳头溢液。患者就诊于我院，2011 年 12 月 2 日完善乳腺 B 超提示双侧乳腺未见占位（图 16 - 1）。2011 年 12 月 11 日完善乳腺核磁示：①双乳内多发异常信号，左乳癌双乳转移并双腋下淋巴结转移可能，请结合临床。②肝脏小囊肿可能大。左乳肿物粗针穿刺病理示：乳腺导管原位癌，免疫组化：ER（-），PR（-），Ki - 67 指数约 30%，CerBb - 2（++）。2011 年 12 月 13 日乳腺 B 超（术前），提示左乳多发淋巴结，RIRADS - US4 - 5 级，左腋窝淋巴结，结构正常（图 16 - 2）。2011 年 12 月 14 日患者行左乳部分切除术 + 左腋窝前哨淋巴结活检术，切除标本术中冰冻病理，结果示：（左侧）乳腺导管原位癌，内切缘见导管原位癌，其余切缘干净，左腋窝前哨淋巴结 2 枚未见癌转移，术后患者恢复好。2012 年 6 月 26 日乳腺 B 超提示左乳部分切除术后，右乳及残余左乳未见占位。左腋下低回声，不除外淋巴结（图 16 - 3）。2013 年 3 月 26 日乳腺 B 超（放化疗后）提示左乳部分切除术后，左乳切口下方低回声，术后疤痕不除外（图 16 - 4）。2017 年 9 月 7 日复查乳腺 B 超提示左乳部分切除术后，右乳及残余左乳未见占位（图 16 - 5）。2017 年 9 月 6 日复查胸 CT 示：左乳术后状态（图 16 - 6）。现为进一步诊治入院。

既往史

患者于 2017 年 6 月 7 日因查体在北京市某医院行结肠镜检查，提示直肠黏膜病变，病理诊断：（直肠）考虑神经内分泌肿瘤（G1），行切除术。高血压病史 18 年，最高达 150/100mmHg，自服倍他乐克、欣然治疗，自述血压控制可，有高脂血症，现口服阿乐治疗。否认糖尿病、冠心病史，否认慢性肺病、肾病史；否认肝炎、结核及其他传染病史；否认重大外伤、输血史；否认食物、药物过敏史，预防接种史不详。

查体

体温：36.5℃，脉搏：70 次/分，呼吸：19 次/分，血压：130/80mmHg，神志清，精神可，左乳切除术后，双肺呼吸音粗，未闻及明显干湿啰音及胸膜摩擦音，心率 70 次/分，律齐，偶可闻及早搏，各瓣膜听诊区未闻及病理性杂音，未闻及心包摩擦音，腹软，无压痛及反跳痛，无肌紧张，未触及明显包块。Murphy's 征阴性，肝、脾肋下未触及。肠鸣音 4 次/分，双下肢未见水肿。

辅助检查：

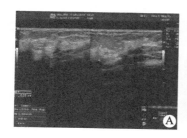 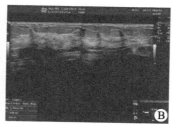

图 16 - 1　2011 年 12 月 2 日，乳腺 B 超：双侧乳腺未发现占位

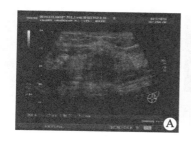 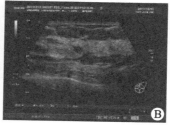

图 16 - 2　2011 年 12 月 13 日，乳腺 B 超（术前）：左乳多发淋巴结，
RIRADS - US4 - 5 级，左腋窝淋巴结，结构正常

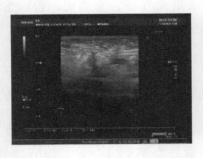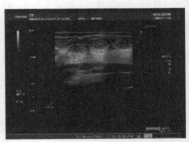

图 16 - 3　2012 年 6 月 26 日，乳腺 B 超（化疗中）：左乳部分切除术
右乳及残余左乳未见占位。左腋下低回声，不除外淋巴结

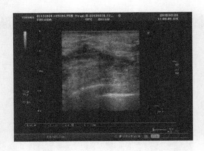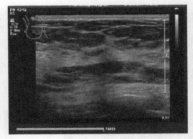

图 16 - 4　2013 年 3 月 26 日，
乳腺 B 超（放疗、化疗后）：
左乳部分切除术胡，左乳切口
下方低回声，术后疤痕不除外

图 16 - 5　2017 年 9 月 7 日，
乳腺 B 超（放疗、化疗后）：
左乳部分切除术胡，右乳及
残余左乳未见占位

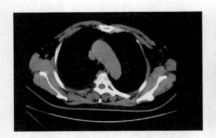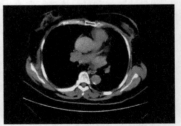

图 16 - 6　2017 年 9 月 6 日，胸 CT 示：左乳术后状态

　　根据患者病史、查体及实验室、病理检查，考虑患者诊断思路
如下（图 16 - 7）：

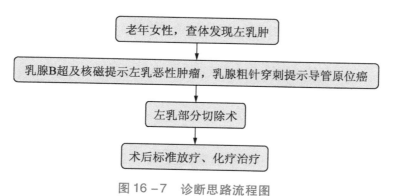

图 16-7　诊断思路流程图

诊断

左乳恶性肿瘤（cT1N0M1，Ⅳ期）。左乳部分切除 + 前哨淋巴结活检术后。骨继发恶性肿瘤。直肠神经内分泌肿瘤。高血压病 2 级（极高危组）。高血脂。脂肪肝。肝多发囊肿。

诊疗经过

入院后完善检查，2012 年 1 月 13 日术后胸 CT 示：①两肺索条，陈旧病灶可能。②肝内多发低密度灶，囊肿可能。③左侧乳腺局部皮肤增厚，请结合临床相关检查。2012 年 1 月 13 日于我科行紫杉醇 300mg d1 + 吡柔比星 90mg d1 方案化疗 1 个周期，化疗后出现Ⅳ度骨髓抑制，给予瑞白、惠尔血升白细胞，巨和粒升血小板治疗后好转。2012 年 2 月 3 日、2 月 24 日行调整方案为紫杉醇 230mg d1 + 吡柔比星 70mg d1 方案化疗 2 个周期，后行局部放疗 30 次，2012 年 4 月 28 日放疗结束。于 2012 年 5 月 19 日、6 月 9 日、6 月 30 日继续行紫杉醇 230mg d1 + 吡柔比星 70mg d1 方案化疗 4~6 个周期，化疗后出现Ⅲ度骨髓抑制，给予惠尔血、瑞白升白细胞治疗后白细胞正常，6 个周期后评估考虑疾病稳定。2013 年 3 月 26 日查骨扫描提示左前第 2 肋骨骨代谢异常，需除外转移，此后定期给予博宁抑制骨转移治疗。

病例分析

乳腺癌是女性常见的恶性肿瘤类型，处于围绝经期的女性发病率较高。乳腺癌具有高度特异质，利用免疫组化方法检测 ER、PR、HER-2 这 3 种标志物，可将乳腺癌分为 3 个亚型。导管型是激素受体表达肿瘤，预后最好。HER-2 型预后略差，但针对 HER-2 的曲妥珠单抗可起到满意的治疗效果。三阴型缺少激素受体和 HER-2 基因表达，预后最差。乳腺癌术后常以化疗作为辅助治疗，紫杉醇联合吡柔比星药物常用于患者术后治疗，可以有效地降低复发及转移的风险，但易造成不良反应，甚至导致患者中断化疗。常见的不良反应有过敏反应、骨髓抑制、神经毒性、心血管毒性、肝脏毒性、胃肠道反应、脱发等。蒽环类及紫杉类是乳腺癌治疗中疗效最高的两类药物。吡柔比星是半合成蒽环类抗肿瘤药物，有与多柔比星相当或更高的抗肿瘤活性，在肿瘤组织中浓度高于多柔比星，其急性心脏毒副反应仅为多柔比星的 1/7。紫杉醇对患者的心脏肌神经具有一定副作用，可能导致患者出现周围神经病变、心脏毒性，严重时甚至可能导致患者死亡。

病例点评

本例患者为穿刺病理示乳腺导管原位癌，免疫组化提示 ER（-），PR（-），Ki-67 指数约 30%，CerBb-2（++）。患者行保乳术，术后给予紫杉醇联合吡柔比星辅助化疗，6 个周期后评估病情平稳，考虑化疗方案选取正确有效。紫杉醇联合吡柔比星的化疗方案常出现骨髓抑制等不良反应，使用此方案 1 个周期后由于出现严重的骨髓抑制而及时调整紫杉醇及吡柔比星剂量，亦需考虑放疗引起的骨髓抑制。化疗药物的具体剂量应根据患者的实际状况进行调整，同时警惕是否有心脏等其他毒副反应的发生。

（李卉惠　化怡纯　整理）

017　ER 阳性乳腺癌术前新辅助及术后放化疗联合内分泌治疗一例

病历摘要

现病史

患者 2017 年 7 月自查发现右乳外上象限一处大小约 2cm×3cm 结节，质韧，边界清，活动度可，无压痛，局部皮肤完好无破损，无结痂脱屑，无瘙痒红肿。就诊于外院（2017 年 7 月 18 日），完善肿瘤标志物：CA12 – 5 升高。乳腺 B 超：右乳实性占位，BI – RADS 5 级；左乳囊性占位，BI – RADS 3 级；右侧腋窝、右侧锁骨上淋巴结肿大，均不除外 LNM。乳腺 MRI：右乳外上象限结节，倾向恶性，BI – RADS 4 类；右侧腋窝淋巴结。右乳腺穿刺：乳腺浸润性癌。右锁骨上淋巴结穿刺：发现癌细胞。右腋窝下淋巴结穿刺：发现癌细胞。行 3 个周期 TAC 方案化疗，化疗后患者感恶心，伴呕吐胃内容物，对症治疗后好转。7 个月前在我科住院评估病情，疾病 SD。6 个月前行第 4 个周期 TAC 方案化疗，化疗时患者有恶心、呕吐，对症处理后好转。5 个月前为评估病情行乳腺和腋窝淋巴结彩超病灶较前缩小。遂于 5 个月前全麻下行右乳癌姑息性切除术 + 区域淋巴结清扫术（2017 年 11 月 21 日），术程顺利，病理结果诊断：（右侧）乳腺浸润性导管癌。肿瘤分级：G2（腺管状结构 + 核异型性 + 核分裂：3 + 2 + 1 = 6）。周围乳腺组织呈腺病改变。基底切缘未见癌。腋窝淋巴结 7/17 枚癌转移。免疫组化结果：EMA（ + ），CK5/6（ - ），P63（ - ），Calponin（ - ），P120（膜 + ），E - cad（ + ），HER - 2（ + ），ER（90 + ），PR（个别细胞 + ），Ki - 67（5% ）。术后于我科行 2 期化疗，方案为 TAC 方案化疗。经放疗科医师会诊后建议分别于 2018 年 2 月 21 日及 2018 年 3 月 7 日行放疗。自发病以来，患者睡眠、精神可、大小便如常，体重未见明显减轻。

既往史

行阑尾切除术。

查体

体温：36.4℃，ECOG：1。发育正常，营养良好，神清，精神可。全身浅表淋巴结未触及肿大。双侧甲状腺未及肿大。左侧乳腺未触及包块，右侧乳腺切除术后状态。心脏、肺部、腹部查体未见明显异常。

辅助检查

1. 乳腺超声（2017 年 7 月 18 日）：右乳实性占位，BI - RADS 5 级；左乳囊性占位，BI - RADS 3 级；右侧腋窝、右侧锁骨上淋巴结肿大，均不除外 LNM。

2. 右乳腺穿刺（2017 年 7 月 26 日）：乳腺浸润性癌。

3. 右锁骨上、下淋巴结（2017 年 7 月 27 日）：发现癌细胞。

4. 乳腺增强 MRI（2017 年 8 月 8 日）：①右侧乳腺外上象限结

节，考虑乳腺癌，BI‐RADS 5，建议活检；②右侧腋窝多发淋巴结，考虑转移。

5. 胸部增强 CT（2017 年 8 月 8 日）：①右乳外上象限占位，结合病史考虑乳腺癌；②右肺小结节；③双侧腋下淋巴结。

6. 腹盆腔增强 CT（2017 年 8 月 8 日）：①肝 S4 近膈顶小囊状无强化影，囊肿？其他？②左侧肾上腺体部增粗；③子宫体后部小脂肪瘤可能大，左侧附件区生理性囊肿可能大，请结合妇科检查。

7. 头颅增强 MRI（2017 年 8 月 8 日）：①脑内多发异常信号，脑白质脱髓鞘改变？②大脑镰旁异常信号影，脑膜瘤伴钙化？其他？

8. 骨扫描检查所见（2017 年 8 月 8 日）：全身骨显像未见明显骨转移征象。

9. 乳腺增强 MRI（2017 年 9 月 26 日）：对比 2017 年 8 月 9 日片：右侧乳腺外上象限乳腺癌，较前减小；右侧腋窝淋巴结缩小减少。

10. 胸部增强 CT（2017 年 9 月 26 日）：与 2017 年 8 月 7 日对比：①右乳外上象限占位，较前变小；②右肺上叶小结节，大致同前；③双侧腋下淋巴结，大致同前。

11. 颈部增强 CT（2017 年 9 月 26 日）：颈部 I 区多个淋巴结，较 2017 年 8 月 7 日片，大致相同。

12. 腹盆腔增强 CT（2017 年 9 月 26 日）：与 2017 年 8 月 7 日对比：①肝 S4 近膈顶小囊肿，同前；②左侧肾上腺体部略增粗，同前；③左侧附件区囊性密度影，较前缩小，考虑正常卵泡。

13. 乳腺 B 超（2017 年 9 月 25 日，图 17‐1）：右乳结节，BIRADS‐US 5 级，建议超声引导下穿刺活检。左乳囊肿，BIRADS‐US 2 级。右腋窝多发异常淋巴结，建议超声引导下穿刺活检。

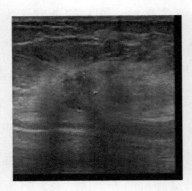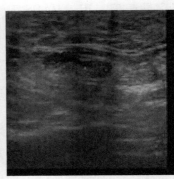

图 17 - 1　2017 年 9 月 25 日　乳腺 B 超

14. 乳腺增强 MRI（2017 年 11 月 9 日）：对比 2017 年 9 月 25 日片：右侧乳腺外上象限乳腺癌，较前减小；右侧腋窝淋巴结较前缩小。

15. 颈部增强 CT（2017 年 11 月 9 日）：颈部多发小淋巴结，较 2017 年 9 月 25 日未见显著变化，请结合临床，建议复查。

16. 胸部增强 CT（2017 年 11 月 9 日）：与 2017 年 9 月 25 日对比：①右乳外上象限占位，大致同前；②双肺多发小结节，较前变化不明显；③双侧腋下淋巴结，同前；④双侧胸膜多发轻度不规则增厚，大致同前。

17. 腹盆腔增强 CT（2017 年 11 月 9 日，我院）：与 2017 年 9 月 25 日对比：①肝 S4 近膈顶小囊肿，同前；②左侧肾上腺体部略增粗，同前；③左侧附件区囊性密度影，此次未见显示。

18. 乳腺 B 超（2017 年 11 月 8 日，图 17 - 2）：右乳结节，BIRADS - US 5 级，建议超声引导下穿刺活检。左乳囊肿，BIRADS - US 2 级。

19. 锁骨上淋巴结 B 超（2017 年 11 月 8 日）：右锁骨上区低回声结节，考虑转移 Ca。左颈部淋巴结，建议密切随访。

20. 锁骨下淋巴结及脂肪组织（2017 年 11 月 23 日，我院）：

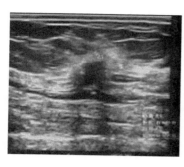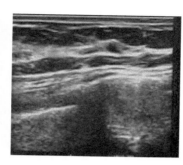

图 17 - 2　2017 年 11 月 8 日　乳腺 B 超

（锁骨下淋巴结及脂肪组织）淋巴结 2 枚，未见癌转移。并见癌结节 2 枚。

21. 右乳肿物及腋窝淋巴结脂肪组织（2017 年 11 月 29 日，我院（图 17 - 3）：（右乳肿物及腋窝淋巴结脂肪组织）切除一侧乳房及腋窝淋巴脂肪组织（26cm × 17cm × 5cm），上附梭皮（15cm × 5cm）。距乳头 8cm 外下象限内见一肿物（1.0cm × 0.8cm × 0.8cm），距深切缘 1.5cm。诊断：①（右侧）乳腺浸润性导管癌。肿瘤分级：G2（腺管状结构 + 核异型性 + 核分裂：3 + 2 + 1 = 6）。②周围乳腺组织呈腺病改变。③基底切缘未见癌。④腋窝淋巴结 7/17 枚癌转移。⑤免疫组化结果：EMA（ + ），CK5/6（ - ），P63（ - ），Calponin（ - ），P120（膜 + ），E - cad（ + ），HER - 2（ + ），ER（90 + ），PR（个别细胞 + ），Ki - 67（5%）。

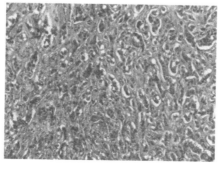

图 17 - 3　右乳肿物及腋窝淋巴结脂肪组织病理 H - E 染色　放大 100 ×

22. 颈部锁骨上淋巴结（2018 年 1 月 3 日，图 17 - 4）：双颈部未见异常肿大淋巴结。

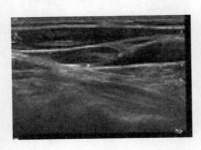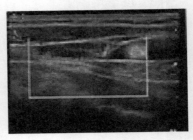

图 17 - 4　2018 年 1 月 3 日　颈部锁骨上淋巴结

23. 腹部 CT（2018 年 6 月 22 日）：与 2017 年 11 月 8 日片比较：①肝 S4 小囊肿，同前；②左侧肾上腺体部略增粗，同前。

24. 头颅 MRI（2018 年 6 月 22 日）：与 2017 年 8 月 7 日头颅 MRI 对比：①额部大脑镰旁异常信号，较前无显著变化；②脑内多发脑白质缺血灶。

25. 乳腺及引流区淋巴结（2018 年 6 月 25 日，图 17 - 5）：右乳切除术后，左腋窝多发淋巴结（结构正常）；

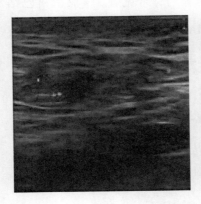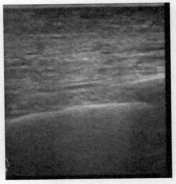

图 17 - 5　2018 年 6 月 25 日　乳腺及引流区淋巴结

诊断思路流程图（图 17 - 6）

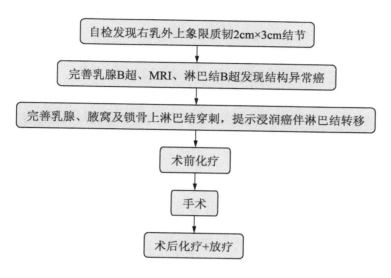

图 17 - 6　诊断思路流程图

诊断

姑息性右乳腺恶性肿瘤切除术后（cT2N3cM0，ⅢC 期）。右侧腋窝淋巴结继发恶性肿瘤清扫术后。右锁骨上淋巴结继发恶性肿瘤清扫术后。阑尾切除术。

诊疗经过

术前分别行 4 个周期 TAC 化疗方案，具体为艾素多西他赛 110mg + 表柔比星 79mg + 环磷酰胺 790mg。影像学评估考虑病情部分缓解。于我院普外科行右乳癌姑息性切除术 + 区域淋巴结清扫术。术后于我科行 2 期化疗，方案为 TAC：多西他赛 110mg + 表柔比星 79mg + 环磷酰胺 790mg。于 2018 年 2 月 21 日及 2018 年 3 月 7 日行局部放疗。其后病情保持稳定，目前规律随访中。

病例分析

患者中年女性，慢性病程，主要临床表现为自行发现右乳结节，无红肿热痛等伴随症状，查体全身浅表淋巴结未触及肿大，右乳外上象限一处大小约2cm×3cm结节，质韧，边界清，活动度可，无压痛，局部皮肤完好无破损，无结痂脱屑，无瘙痒红肿，于外院完善乳腺影像学及穿刺活检术后病理考虑右乳腺外上象限乳腺浸润性癌，右锁骨上淋巴结及右腋窝下淋巴结发现癌细胞。遂于我科规律接受TAC方案治疗4个周期，影像学评估病情部分缓解。2017年11月21日于我院普外科行右乳癌姑息性切除术＋区域淋巴结清扫术。考虑"姑息性右乳腺恶性肿瘤切除术后（cT2N3cM0，ⅢC期）右侧腋窝淋巴结继发恶性肿瘤清扫术后，右锁骨上淋巴结继发恶性肿瘤清扫术后，淋巴结继发恶性肿瘤"诊断明确。术后于我科行2期TAC方案化疗加局部放疗。其后枸橼酸他莫昔芬20mg bid 内分泌治疗，病情保持稳定，目前规律随访中。

病例点评

对于ER阳性患者，内分泌治疗为有效的治疗手段，按作用机制可分为4类：1. 选择性雌激素受体抑制剂，如他莫昔芳、托瑞米芬（法乐通），在早期乳腺癌中常用于术后5～10年辅助治疗；2. 雌激素受体下调剂，如氟维司群，用于复发转移性乳腺癌的绝经；3. 芳香化酶抑制剂，如来曲唑、阿那曲唑、依西美坦等，主要用于绝经后，抑制雄激素转化为雌激素；4. 黄体生成素释放激素类似菌，如诺雷德、抑那通等，通过减少促黄体素和促卵泡素的分泌，使雌激素水平降低，该患者病程提示：HER-2（+）、ER（90+）、PR（个别细胞+）。术后采用内分泌治疗获得较好疾病控制。

（王婧　尚昆　整理）

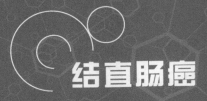

结直肠癌

018　晚期结肠癌抗血管生成药的应用一例

现病史

患者男性，53岁。患者2011年出现大便习惯改变，腹泻，便中有黏液，无血便及黑便，于当地医院行肠镜及腹部CT提示直肠癌伴肝转移。2011年3月30日于德国某医院行手术治疗（具体不详），并于右下腹行回肠造瘘术，术后病理提示中分化黏液腺癌，黏膜下层浸润，周围神经及血管浸润，直肠周围脂肪组织卫星肿瘤结节形成，局部淋巴结转移（1/13）。诊断：直肠癌（pT4N1M1a，ⅣA 期)(图 18－1)。

既往史

体健，家族史：祖父及外祖父均死于恶性肿瘤（具体不详）。

查体

ECOG：1 分，右锁骨上可触及一 1.0cm × 0.5cm 淋巴结，质软，无压痛，活动可，右腹股沟可触及一 0.5cm × 0.5cm 淋巴结，质软，无压痛，活动可。心肺查体无异常。腹软，下腹正中可见一长约 15cm 手术瘢痕，愈合可，无渗出，右下腹可见一造瘘口。

辅助检查

胸部 CT（2011 年 5 月 27 日）：右肺上叶肺门处（7.7cm × 6.4cm）及右肺中叶肿块（5.0cm × 3.5cm），考虑恶性病变，阻塞性肺炎并肺不张，双肺多发小结节，转移瘤不除外。腹部 CT（2011 年 5 月 27 日）：肝多发低密度灶（最大者直径 5.2cm），考虑转移瘤，右侧肾上腺低密度灶，转移瘤可能。

诊断思路流程图（图 18－1）

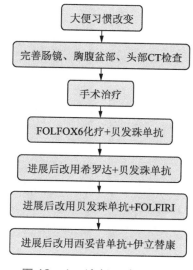

图 18－1 诊断思路流程图

诊断

直肠癌（pT4N1M1a，ⅣA 期）。肝继发恶性肿瘤。淋巴结继发恶性肿瘤。直肠癌术后。回肠造瘘术后。

诊疗经过

2011 年 6 月 2 日至 2011 年 11 月 6 日行 FOLFOX6 + 贝伐单抗 × 12 个周期，病情稳定（图 18 – 2）。一线治疗停药后未行维持治疗，一线治疗结束 5 个月后，即 2012 年 3 月因肝占位增大，CEA 升高，考虑病情进展。遵循德国主治医师意见，2012 年 4 月 26 日至 2012 年 7 月 20 日行原方案 FOLFOX6 + 贝伐单抗 × 7 个周期（图 18 – 3），因周围神经病变严重（奥沙利铂总用量为 1565mg/m^2），2012 年 8 月 2 日至 2012 年 10 月 25 日化疗调整为希罗达 + 贝伐单抗 × 4 个周期，二线化疗后评估病灶增大，病情进展。2012 年 11 月 1 日至

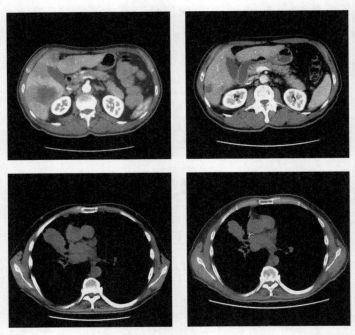

图 18 – 2　2011 年 5 月 27 日至 2011 年 7 月 25 日
（FOLFOX6 + 贝伐单抗治疗后病情稳定）

2013 年 1 月 30 日予贝伐单抗 + FOLFIRI × 7 个周期，疾病进展。
2013 年 3 月 1 日至 2013 年 8 月 23 日行西妥昔单抗 + 伊立替康方
案 × 12 个周期，疾病稳定（图 18 - 4）。2013 年 8 月骨扫描提示
骨转移，予骨水泥及双磷酸盐治疗，2013 年 9 月 13 日开始西妥
昔单抗维持治疗 3 次（2 周 1 次），2013 年 10 月 15 日行雷替曲塞
6mg 化疗一次。

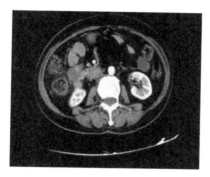

图 18 - 3 2012 年 7 月（FOLFOX6 + 贝伐单抗治疗后病情稳定）

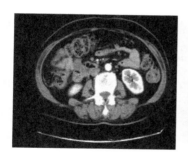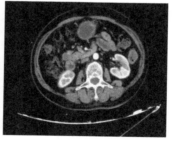

图 18 - 4 2013 年 7 月至 2013 年 10 日
（西妥昔单抗 + 伊立替康治疗后病情稳定）

病例分析

大肠癌早期无症状，或症状不明显，仅感不适、消化不良、大
便潜血等。随着癌肿发展，症状逐渐出现，表现为大便习惯改变、

117

腹痛、便血、腹部包块、肠梗阻等，伴或不伴贫血、发热和消瘦等全身症状，因其发生部位不同而表现出不同的临床症状及体征。大肠癌根据部位可分为：左半结肠癌、右半结肠癌、直肠癌。近年来，随着研究的不断深入，人们发现左、右半结肠癌在解剖特点、分子特征、临床表现上并不一致；此外，两者在预后、对治疗的反应等方面也有较大的差异。分子生物学的发展提示结肠癌变的基因通路主要是 CIN（Chromosomal Instability：染色体不稳定性）途径与 MSI 途径（Microsatellite Instability：微卫星不稳定性）。CIN 途径包括致癌基因的激活（如 *KRAS* 突变）及抑癌基因的失活（如 *P53*、*DCC/SMAD4* 和 *APC* 等）。MSI 途径主要涉及错配修复基因 *MLH1/MSH2* 的突变或启动子甲基化、生长调节相关基因的突变（如 Ⅱ 型 *TGF－B*、*IGF2R*、*PTEN*、*BAX* 等）。这两种基因突变通路与结肠肿瘤发生的部位明显相关。*KRAS* 基因检测有助于选出针对抗 *EGFR*（表皮生长因子受体）靶向治疗药物有效的大肠癌患者，从而帮助医生选择对肿瘤患者最有效的治疗方法。有研究显示：*KRAS* 野生型的转移性结直肠癌（mCRC）患者接受抗 *EGFR* 靶向治疗，左半结肠癌较右半结肠癌生存时间更长。AIO KRK－0104、NCT00212615 试验提示：*KRAS* 野生型的 mCRC 接受一线化疗联合西妥昔单抗或贝伐珠单抗治疗，左半结肠癌 OS 和 PFS 均明显优于右半结肠癌。直肠癌根据其位置也可将其归于"左半结肠癌"。此患者手术标本在当地医院未能行基因检测，大量临床研究数据表明，贝伐珠单抗与各种化疗方案联合可显著延长一线、二线和跨线治疗的总生存期，且其疗效不受 *KARS* 突变影响，故为此患者选择贝伐珠单抗治疗。另外，奥沙利铂的剂量限制性毒性反应是神经系统毒性反应，主要表现在外周感觉神经病变，表现为肢体末端感觉障碍或/和感觉异常，伴或不伴有痛性痉挛，通常遇冷会激发，这些

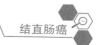

症状在接受治疗的患者中的发生率为 95%。当累计剂量 $\geqslant 540 \mathrm{mg/m}^2$ 时神经毒性常见，当累积剂量接近 $650 \sim 700 \mathrm{mg/m}^2$ 出现持续症状的危险性接近 10%，当累积剂量约为 $1000 \mathrm{mg/m}^2$ 时约有 50% 患者发展为感觉症状并出现功能障碍。此患者剂量已达到 $1565 \mathrm{mg/m}^2$，故出现了严重的周围神经病变。

病例点评

贝伐珠单抗是重组血管内皮生长因子（VEGF）单克隆抗体，不仅能阻止和延缓新生血管的生成从而抑制肿瘤的生长和转移，还可通过促进血管正常化、降低组织间隙压及改善血管通透性以提高药物有效浓度，使其达到增强疗效的作用。因 VEGF 在维持正常血管功能和生理性血管生成中也起着重要作用，因此接受贝伐珠单抗治疗后会影响正常血管内皮细胞的生成和增殖，从而引起一系列的不良反应，主要表现在高血压、创口愈合障碍、出血、血栓形成、胃肠道穿孔及蛋白尿等方面。随着贝伐珠单抗广泛应用于临床，治疗后发生静脉血栓的报道亦逐渐增多，关于贝伐珠单抗引起血栓栓塞事件的原因，目前的解释是：VEGF 是血管内皮细胞最重要的增殖和保护分子，该信号通路的抑制降低了血管内皮的防御和修复能力，使内皮表面完整性丧失、基膜下胶原暴露及组织因子激活；另外，VEGF 通路可促进血小板抑制剂—氧化氮（NO）和前列环烷（PGI2）的产生，贝伐珠单抗抑制 VEGF 后促进了血小板聚集。肿瘤患者住院期间长期卧床、感染、中心静脉插管、化疗的使用均促进血栓栓塞的发生，尤其在胃肠道可产生黏蛋白的腺癌中尤其容易合并血栓。该患者使用雷替曲塞治疗 1 个周期，耐受可。近年来，关于晚期结直肠癌治疗的研究有不少进展，但化疗方面除常用的 folfox、folfiri、xelox 等化疗方案外，可选的化疗药物有限。雷替曲塞是一种胸腺合成酶抑制剂，属于一种喹唑啉叶酸盐类似物。作为 TS 抑制剂的雷替曲塞在晚期结直肠的治疗中也显示了一定的价值，在对结直肠癌的治疗中，疗效与氟尿嘧啶相似，但其不良反应发生率低。

（俞静　魏佳　整理）

019　晚期右半结肠癌的化疗联合靶向治疗一例

病历摘要

现病史

患者男，72 岁。2016 年 7 月无明显诱因出现间断下腹疼痛伴暗红色血便，未予诊治。2016 年 11 月 8 日发现左颈部肿物，B 超示左锁骨上区多发肿大淋巴结。病理活检及免疫组化提示为转移性中 – 低分化腺癌，倾向于消化道来源。2016 年 11 月 9 日行 PET – CT 示：结肠癌可能，肝脏转移瘤、肾上腺转移瘤、淋巴结转移瘤，骨转移瘤；肺转移待除外；盆腔少量积液。肠镜示结肠癌（图 19 – 1）。取锁骨上结节肿瘤组织进行基因检测（AMRS 方法）显示：*BRAF* 基因（V600E）发生突变，未检测到 *RAS* 基因发生突变。

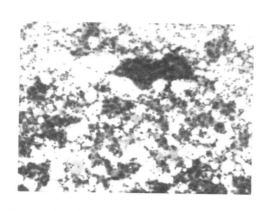

图 19-1 左颈部肿物活检病理（HE 染色，100×）

既往史

陈旧脑梗病史 19 年，2016 年 4 月再次因脑梗就诊于北京某医院，规律服用硫酸氢氯吡格雷片、尼麦角林片，普罗步考片，现病情稳定，目前未服用药物。2008 年因心梗于北京某医院置心脏支架 3 枚，规律服用富马酸比索洛尔片、单磷酸异山梨酯片、普伐他汀钠片，现病情稳定，目前未服用药物；高血压史 20 年，血压最高可达 210/140mmHg，曾规律服用厄贝沙坦氢氯噻嗪片降压，近期患者血压波动于（100~110）/（60~70）mmHg，未服用降压药物治疗。于 2016 年 9 月行超声检查提示前列腺增生，口服泌淋清胶囊、盐酸坦洛新缓释胶囊、非那雄胺片治疗。反流性食管炎病史 5 年余，间断服用抑酸药治疗。患者自 2016 年 12 月初出现直肠脱垂，于外院反复治疗后仍有脱肛现象。否认糖尿病、精神疾病史。否认肝炎、结核、疟疾等传染性疾病病史。否认外伤、输血史，否认食物、药物过敏史，预防接种史不详。其他系统回顾无特殊。

查体

体温：36.7℃，脉搏：70 次/分，呼吸：18 次/分，血压：

笔记

120/70mmHg。神清语利，面部及前胸可见散在红色皮疹。双肺呼吸音粗，未闻及明显干湿性啰音，未闻及胸膜摩擦音。心界不大，心律齐，心音可，各瓣膜区未闻及病理性杂音、额外心音及心包摩擦音。腹稍膨隆，全腹无压痛、反跳痛及肌紧张，Murphy's 氏征（-），肝脏于肋下 3 指可触及，质韧，表面可触及质硬结节，移动性浊音阴性，双下肢无水肿。

辅助检查

胸部 X 线（2016 年 5 月 11 日）：右上肺小结节；左上胸膜肥厚。

甲状腺及颈部淋巴结 B 超（2016 年 11 月 8 日）：左锁骨上区多发肿大淋巴结。

颈部肿物穿刺（2016 年 11 月 8 日，图 19-1）：免疫组化 P16（-）；CK7（-）；CK20（+）；P63（-）；TTF-1（-）；CDX-2（-）；CK5/6（-）；Ki-67（90%）。原位杂交：EBER（-）。结论：转移性中-低分化癌，倾向来源于消化系统。

PET-CT（2016 年 11 月 9 日）：①回盲部肠壁明显增厚，FDG 代谢明显增高，考虑结肠癌可能；肝内多发类圆形低密度影，FDG 代谢明显增高，考虑肝脏转移瘤；左侧肾上腺小结节，FDG 代谢明显增高，考虑肾上腺转移瘤；肝门区、腹膜后、腹主动脉旁及腹腔内见多发大小不等的淋巴结，部分可见融合，FDG 代谢明显增高，考虑淋巴结转移；食管旁、心包右侧、纵隔及双侧肺门见多发肿大的淋巴结，考虑淋巴结转移；颈部左侧多发肿大的淋巴结，部分融合成团，FDG 代谢明显增高，考虑淋巴结转移；右侧盆腔内小结节，FDG 代谢明显增高，考虑转移瘤；腰 2 椎体右侧骨质密度不均，FDG 代谢明显增高，考虑骨转移。②脑内多发软化灶。③左侧上颌窦炎症。④右肺上叶小结节，FDG 代谢轻度增高，考虑陈旧病变；右肺斜裂胸膜处、右肺下叶内侧段及左肺下叶外基底段结节灶，FDG 代谢轻度增高，肺转移待除外，建议动态观察或进一步检查。⑤双肾多发囊肿可能。⑥盆腔少量积液。⑦脊柱退行性改变。⑧余躯干及脑部 PET – CT 检查未见明显异常代谢征象。

全身骨扫描（2016 年 11 月 17 日）：①腰 2 椎体偏右侧局限性骨代谢增高，建议动态观察或进一步检查；②腰 3～腰 5 椎体骨代谢前均匀，考虑退行性病变可能，建议动态观察；③余部诸骨未见明显骨转移征象。

胸部 CT（2017 年 1 月 13 日）：双肺下叶胸膜下小结节；双肺肺气肿、肺大泡；右肺上叶及右肺下叶后基底段陈旧病灶；肝内低密度灶，囊肿可能，左侧肾上腺饱满；PICC 管置入术后状态。

腹盆部 CT（2017 年 1 月 13 日）：升结肠起始部、回盲部局部肠壁略增厚，腰 2 椎体局部骨质改变；肝多发转移瘤；双肾多发囊肿；左侧肾上腺强化不均匀；考虑前列腺增生症；盆腔少许积液。

胸部 CT（2017 年 3 月 30 日，我院）：与 2017 年 1 月 13 日胸部CT 比较：①双肺下叶胸膜下小结节，无显著变化；②双肺肺气肿、肺大泡，无显著变化；③右肺上叶及右肺下叶后基底段陈旧病灶，无显著变化；④纵隔多发淋巴结显示，部分较前稍大；⑤肝内低密度灶，较前变小，右肾低密度灶，囊肿可能，左侧肾前筋膜增厚；⑥PICC 管置入术后状态。

腹盆部 CT（2017 年 3 月 29 日）：对比 2017 年 1 月 16 日腹部

CT：①盲肠所见，基本同前；②肝内转移较前减小；③余大致同前。

胸部 CT（2017 年 6 月 15 日）：与 2017 年 3 月 31 日胸部 CT 比较：①双肺小结节，大致同前；②双肺肺气肿、肺大泡，无显著变化；③右肺上叶及右肺下叶后基底段陈旧病灶，无显著变化；④纵隔多发淋巴结显示，大致同前。

腹盆部 CT（2017 年 6 月 15 日）：①升结肠起始部、回盲部局部肠壁略增厚，腰 2 椎体局部骨质改变；②肝多发转移瘤；③双肾多发囊肿；④左侧肾上腺强化不均匀；⑤考虑前列腺增生症；⑥盆腔少许积液。

诊断思路流程图（图 19 - 2）

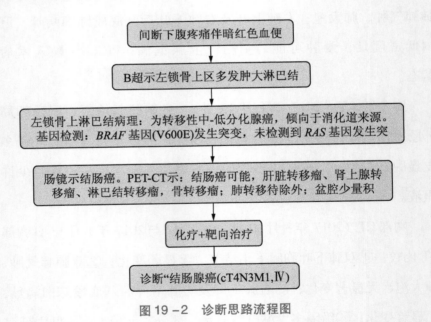

图 19 - 2　诊断思路流程图

诊断

结肠腺癌（cT4N3M1，Ⅳ期）。肝继发恶性肿瘤。肾上腺继发恶性肿瘤。骨继发恶性肿瘤。反流性食道炎。肾囊肿。前列腺增

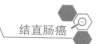

生。高血压 3 级（极高危组）。陈旧性脑梗死。冠状动样硬化性心脏病。PCI 术后。直肠脱垂。

诊疗经过

于 2016 年 11 月 17 日至 2017 年 1 月 6 日给予 FOLFOX 方案联合爱必妥化疗 4 个周期。2017 年 1 月 16 日完善腹部增强 CT：回盲部局部肠壁增厚约 0.7cm；腹膜后间隙见数个淋巴结，最大直径约 1.0cm；肝内多发结节，最大约 3.6cm×2.1cm（图 19 - 3）。2017 年 1 月 21 日至 2017 年 2 月 21 日给予 FOLFOX 方案联合爱必妥化疗 3 个周期，患者因胃肠道反应较重，暂停化疗。2017 年 3 月 30 日复查腹部增强 CT：肝内结节最大约 2.4cm×1.5cm，较前减小 33%，其余无显著变化。评估疗效为 SD。患者便血症状好转，继续原方案化疗。

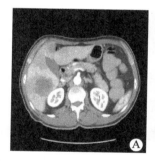
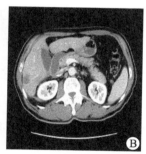
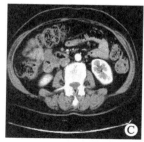
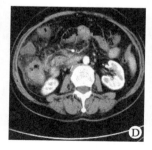
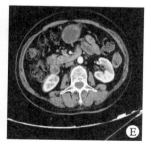

图 19 - 3　A、B：肝内病灶化疗前后变化

C、D、E：回盲部肠壁厚度化疗前后变化

病例分析

　　有研究发现，转移性结直肠癌（metastatic colorectal cancer, mCRC）患者中，左半结肠癌发病率约为 51.03%，右半结肠发病率约为 48.97%。右侧结肠癌患者的微卫星不稳定性高，EGFR 通路的异常激活更频繁，包括更高的 BRAF 和 PIK3CA 突变率（*BRAF* 突变在右侧结肠占 25%，左侧结肠占 7%；PIK3CA 突变在右侧结肠占 37%，左侧结肠占 14%）。左半结肠癌患者相较于右半结肠癌患者，预后更好。该患者主要原发灶位于回盲部，*KRAS* 野生型，*BRAF V600E* 突变，符合右半结肠癌分子特点，预后较差。研究发现 *RAS* 基因（包括 *KRAS* 和 *NRAS*）是 EGFR 下游信号通路中重要的分子，在晚期结肠癌患者中，*RAS* 基因突变率约为 40%（左半结肠 36%，右半结肠 47%），其中 *KRAS*、*NRAS* 基因突变率分别约为 30%、15%。*RAS* 基因的突变可以诱导肿瘤细胞的无限制增殖，从而摆脱正常 EGFR 信号通路的调控，也因此抑制了 EGFR 抑制剂的效果。*KRAS* 和 *NRAS* 双重野生型患者更能从 EGFR 抑制剂中获益。该患者行基因检测时，存在经济条件、试剂种类等局限性，只完善了 *KRAS* 的检测，为阴性。有研究结果显示对于全 *RAS* 野生型 mCRC 患者，原发瘤位于右半结肠时，一线治疗应用贝伐单抗较西妥昔单抗，具有更长的 OS（29.2m *vs.* 13.6m）；而当原发瘤位于左半结肠时，接受西妥昔单抗较贝伐单抗，具有更长的 OS（39.3m *vs.* 32.6m）。但是有部分 *KRAS* 基因野生型患者对 EGFR 抑制剂治疗效果并不理想，这与 *BRAF* 的突变有关。*BRAF* 基因突变率为 3%~15%，其中，V600E 突变率为 80%。全 *RAS* 野生型，*BRAF* 野生型患者，推荐使用西妥昔单抗联合 FOLFIRI 方案化疗。*BRAF* 突变型患者，通过应用 *BRAF* 抑制剂，患者可恢复对西妥昔单抗或帕尼单抗的敏感性。该患者基因检测结果示 *KRAS* 基因野生型、*BRAF* 基因（*V600E*）突变。且患者便血症状严重，不宜使用 *VEGF* 抑制剂治疗，予一线应用 FOLFOX 联合西妥昔单抗后，便血症状缓解，效果较好。

病例点评

1. 该患者属于Ⅳ期右半结肠腺癌，一线应用了 FOLFOX 方案。研究表明，微卫星不稳定性对结直肠癌的治疗有影响。MSI‑H、dMMR 患者并不能从 5‑FU 的辅助化疗中获益。而对于经目前所有标准治疗均失败、且为 dMMR 的晚期 CRC 患者，可给予抗 PD‑1 单抗 Pembrolizumab 治疗。综上，MSI 检测对于 CRC 患者的预后判断和治疗指导具有重要意义，如条件允许，相关医疗机构应开展 MSI 检测，所有 CRC 患者均应进行 MSI 检测。

2. *BRAF* 突变可使 *BRAF* 活性异常增强，且不依赖于上游 *RAS* 激酶的激活，促使 MAPK 通路过度激活，促进肿瘤细胞增殖，导致肿瘤产生及侵袭转移。而 *BRAF* 抑制剂能抑制细胞外信号调节激酶（ERK）激活、使细胞周期停滞，选择性抑制细胞生长和增殖及诱导凋亡，导致细胞死亡。目前进入临床治疗的 *BRAF* 抑制剂有两种：分别为维莫非尼（Vemurafenib）和达拉非尼（Dabrafenib）。但目前 *BRAF* 抑制剂获批在黑色素瘤中应用，尚未有研究证实其在结直肠癌患者中的作用。

（俞静　范怡畅　整理）

笔记

127

020 结肠恶性肿瘤的靶向治疗一例

病历摘要

现病史

患者男性，69 岁，确诊结肠癌 1 年余。2016 年 10 月 14 日肠镜病理结果：（直肠）粟粒大结肠膜组织 1 块，呈低级别绒毛管状腺瘤。（乙状结肠）粟粒大结肠黏膜组织 2 块，腺癌浸润。针尖大 2 块制片未成功。临床诊断：结肠恶性肿瘤（cT3N3M1）肝继发恶性肿瘤。

既往史

糖尿病病史 6 年余，糖尿病周围神经病变 4 年余，口服糖适平、吡格列酮、伏格列波糖降糖治疗，平素血糖控制较好，空腹血糖控制在 6.5mmol/L 左右，餐后血糖控制在 11.5mmol/L 左右。高脂血症病史 6 年余，口服药控制尚可，发现完全性右束支传导阻滞数十年。结膜炎 1 月余。近 1 个月胆红素升高，诊断为高胆红素血症，予茵栀黄对症治疗。否认高血压、心脏病史，否认脑血管病、精神疾病史。否认肝炎史、结核史、疟疾史。有手术及外伤史，10 余年前因胆囊结石行胆囊切除术，30 年前因头颅外伤曾行开颅血肿清除术，有输血史，否认食物、药物过敏史，预防接种史不详。其他系统回顾无特殊。

查体

体温：36.5℃，脉搏：75 次/分，血压：125/70mHg。双肺呼

吸音清，未闻及明显的干湿性啰音，心率75次/分，律齐，心音无增强或减弱，各瓣膜区未闻及病理性杂音、额外心音及心包摩擦音。腹部稍膨隆，全腹无压痛、无反跳痛及肌紧张，Murphy's氏征（－），肝脏肋下2指可触及，质韧，表面结节状。移动性浊音阴性，双下肢轻度水肿。

辅助检查

1. 腹部CT（2016年10月11日，图20-1）：肝S4可见12.58cm×9.86cm类圆形低等密度肿块，病灶边界不清，增强扫描动脉期病变呈环形、不均匀强化。

2. 腹部CT（2017年1月10日，图20-2）：肝脏肿块大小6.7cm×4.6cm。

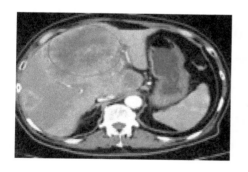 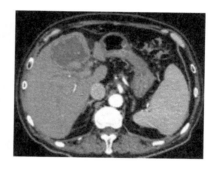

图20-1　2016年10月11日　　　　图20-2　2017年1月10日
　　　　腹部CT　　　　　　　　　　　　　　腹部CT

3. 腹部CT（2017年5月23日，图20-3）：肝脏肿块进一步缩小4.4cm×3.6cm，疾病达到部分缓解。

4. 腹部CT（2018年3月9日，图20-4）：肝脏肿块进一步缩小3.4cm×3.3cm，疾病达到部分缓解。

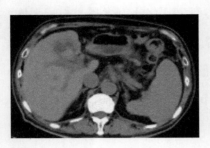 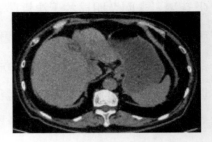

图 20 - 3　2017 年 5 月 23 日
腹部 CT

图 20 - 4　2018 年 3 月 9 日
腹部 CT

诊断

结肠恶性肿瘤（cT3N1M1，Ⅳ期）。肝继发恶性肿瘤。心律失常。完全右束支传导阻滞。2 型糖尿病。糖尿病周围神经病变。血脂代谢异常。胆囊切除术后。结膜炎。

诊疗经过（图 20 - 5）

2016 年 10 月 18 日行 FORFOX（奥沙利铂 150mg d1 + 同奥 750mg d1 + 氟尿嘧啶 750mg d1 + 氟尿嘧啶 4500mg）静脉泵入化疗，过程顺利。于我院行基因检测，结果显示：*RAS* 基因野生型，*BRAF* 基因无突变。于 2016 年 11 月 3 日至 2017 年 5 月 5 日行 FORFOX + 西妥昔单抗（西妥昔单抗 900mg + 奥沙利铂 160mg d1 + 同奥 750mg d1 + 氟尿嘧啶 750mg d1 + 氟尿嘧啶 4500mg），过程顺利。化疗后患者Ⅱ度骨髓抑制，白细胞减低、血小板减低。于 2017 年 5 月 22 日至 2018 年 4 月 25 日予西妥昔单抗 900mg 维持治疗，评估病情稳定。2016 年 10 月 11 日腹部 CT 示肝 S4 可见 12.58cm × 9.86cm 类圆形低等密度肿块，病灶边界不清，增强扫描动脉期病变呈环形、不均匀强化（图 20 - 1）。2017 年 1 月 10 日腹部 CT 示肝脏肿块大小 6.7cm × 4.6cm（图 20 - 2）。2017 年 5 月 23 日腹部 CT 示肝脏肿块进一步缩小 4.4cm × 3.6cm，疾病达到部分缓解（图 20 - 3）。2017 年 5 月起予西妥昔单抗维持治疗，2018 年 3 月 9 日腹部 CT 示肝脏肿块进一步缩小 3.4cm × 3.3cm，疾病达到部分缓解（图 20 – 4）。

诊断思路流程图（图 20 – 5）

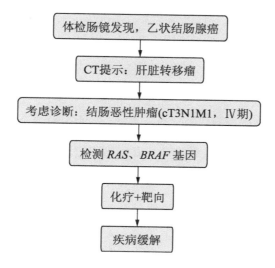

图 20 – 5　诊断思路流程图

病例分析

本患者为左半结肠癌肝转移患者，研究发现，在转移性结直肠癌（metastatic colorectal cancer，mCRC）患者中，左半结肠癌发病率约为 51.03% ，右半结肠发病率约为 48.97% 。而肿瘤部位是 Ⅲ～Ⅳ 期结直肠癌独立的预后因素，右半结肠癌预后显著差于左半结肠癌。在治疗上，FOLFOX 方案（5 – 氟尿嘧啶、亚叶酸钙、奥沙利铂）或 FOLFIRI 方案（5 – 氟尿嘧啶、亚叶酸钙、伊立替康）是治疗 mCRC 的姑息性全身化疗的标准方案。近几年，在化疗基础上加用分子靶向药物西妥昔单抗（爱必妥）已被证实可提高 mCRC 患者的 5 年总生存率，有研究显示对于晚期结肠癌肝转移的患者，

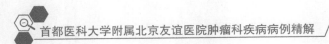

一线治疗应用 FOLFOX + 西妥昔单抗，中位 OS 可达到 35.8 个月，中位 PFS 可达到 11.2 个月。靶向药物的选择有赖于基因突变分型来进一步判断。西妥昔单抗作用的靶点是 EGFR，*RAS* 基因（包括 *KRAS* 和 *NRAS*）是 EGFR 下游信号通路中重要的分子，*RAS* 基因的突变可以诱导肿瘤细胞的无限制增殖，从而摆脱正常 EGFR 信号通路的调控，也因此抑制了 EGFR 抑制剂的效果。有部分 *KRAS* 基因野生型患者对 EGFR 抑制剂治疗效果并不理想，这与 *BRAF* 的突变有关。通过应用 *BRAF* 抑制剂，患者可恢复对西妥昔单抗的敏感性。该患者基因检测结果示 *K - RAS* 基因野生型，*BRAF* 基因无突变。患者一线应用 FOLFOX + 西妥昔单抗后，综合评估，疾病达到部分缓解，之后予西妥昔单抗维持治疗。取得较好疗效。

🔲 病例点评

目前结直肠癌的靶向治疗及免疫治疗取得较大进展，常用的靶向治疗药物分为：1. 抗 VEGFR 单抗：贝伐珠单抗（bevacizumab）、阿帕西普（ziv - aflibercept）、雷莫芦单抗（ramucirumab）；2. 抗 EGFR 单抗：西妥昔单抗（cetuximab）、帕尼单抗（panitumumab）；3. TKI 小分子抑制剂：索拉非尼（Sorafenib）、威罗菲尼（Vemurafenib）、瑞戈非尼（Regorafenib）、达拉非尼（Dabrafenib）等。对于抗血管及抗 EGFR 治疗的患者，其中左右半结肠癌的患者对于药物疗效反应相差较大。分子遗传学表明左右半结肠的来源、血供、回流及致癌通路不同，造成了两种肿瘤临床表现和药物反应的不同。左半结肠多为 *RAS* 基因野生型，且 *BRAF* 基因突变率低，抗 EGFR 单抗较敏感，预后较好。

对于免疫治疗，在 2018 年的 NCCN 指南中推荐 PD - 1 单抗在结直肠癌中的应用，包括纳武单抗（Nivolumab）及帕姆单抗（pembrolizumab）。同时建议用于病理结果 dMMR/MSI - H 的晚期结直肠癌患者。

此患者作为 *RAS* 基因、*BRAF* 基因野生型的左半结肠癌患者，一线应用西妥昔单抗 + FOLFOX 方案，维持治疗选择西妥昔单抗，疾病部分缓解，PFS 达到 19 个月。

（俞静　陈兆鑫　整理）

021　直肠癌的新辅助治疗一例

病历摘要

现病史

患者女性，47 岁，2016 年 9 月无明显诱因出现排便次数增多，每日 4~5 次，为成形软便，无脓血。2016 年 12 月前排血便，量不多，伴下腹坠胀感。病程中无脓便，无畏寒、发热，无恶心、呕吐，无乏力，小便正常，无腹痛、腹胀等不适。就诊于当地医院，直肠指诊为混合痔，考虑为肠道菌群失调，予以口服整肠生，症状无改善。入院前 1 周因腹痛就诊于我院急诊，完善腹部 CT：①直肠上段与乙状结肠交界处病变，考虑结肠癌（T4aN2Mx）；②左肾铸型结石，左侧肾盂及输尿管扩张，输尿管中上段管壁炎性改变；③左输尿管末端可疑管壁轻度增厚，伴上方尿路积水，必要时进一步检查；④盆腔少量积液；⑤皮下脂肪间隙多发软组织密度结节，不除外转移瘤；⑥肝 S4 与 S8 交界区囊肿；⑦右肺小结节，建议胸部 CT 检查。肠镜：进镜 8cm 至直肠，可见不规则隆起性病变，环周生长，病变表面伴黏膜糜烂溃疡，肠腔狭窄，触之易出血。诊断：直肠癌？为进一步诊治入院。

既往史

剖宫产术后 22 年。阑尾切除术后 30 年。

查体

腹部外形平坦，未见胃肠型，未见胃肠蠕动波，腹部触诊柔软，无压痛、反跳痛及肌紧张。无液波震颤，无振水声，腹部未触及包块，肝脏未触及，胆囊未触及，Murphy's 征阴性，脾脏未触及，肾脏未触及，各输尿管压痛点无压痛，肝区叩击痛阴性，脾区叩击痛阴性，双侧肾区无叩痛，无移动性浊音，听诊肠鸣音正常，4 次/分，无气过水声，无血管杂音。肛诊：膝胸位，肛周皮肤未见明显色素沉着，肛门括约肌紧张度可，进指 4 ~ 5cm，可触及质韧肿物，位于直肠前壁 6 点钟方向，退出后指套无血染。

辅助检查

腹部 CT（2016 年 12 月 28 日，我院）：①直肠上段与乙状结肠交界处病变，考虑结肠癌（T4aN2Mx）；②左肾铸型结石，左侧肾盂及输尿管扩张，输尿管中上段管壁炎性改变；③左输尿管末端可疑管壁轻度增厚，伴上方尿路积水，必要时进一步检查；④盆腔少量积液；⑤皮下脂肪间隙多发软组织密度结节，不除外转移瘤；⑥肝 S4 与 S8 交界区囊肿；⑦右肺小结节，建议胸部 CT 检查。

肠镜（2017 年 1 月 3 日，我院）：进镜 8cm 至直肠，可见不规则隆起性病变，环周生长，病变表面伴黏膜糜烂溃疡，肠腔狭窄，触之易出血。诊断：直肠癌？

肠镜病理：（直肠）粟粒大结肠黏膜组织6块，其中3块呈高级别绒毛管状腺瘤，部分腺体融合，结构较复杂，考虑至少为黏膜内癌，待除外深部更严重病变。其余3块呈慢性炎。

诊断思路流程图（图21-1）

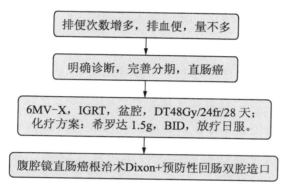

图21-1 诊断思路流程图

诊断

直肠癌（cT3N2M0，Ⅲ期）。左肾结石。左肾积水。剖宫产术后盆腔积液。阑尾切除术后。

诊疗经过

患者于2017年1月4日入普外科，完善检查，盆腔MR（2017年1月5日，我院，图21-2）提示：直肠上段及乙状结肠肠壁明显增厚，并呈不规则肿块，肠壁最厚处约1.2cm，受累肠管长度约5.7cm，远端距肛缘约13.4cm，距耻骨直肠环9.8cm；病变段肠管浆膜面较光滑，局部周围脂肪间隙可见多发小淋巴结，最大者短径约0.5cm。考虑直肠癌（cT3N2Mx），因入院检查发现左肾积水、左肾结石，于2017年1月9日全麻下行尿道扩张+经尿道输尿管镜输尿管支架管置换术。患者先行新辅助放化疗，2017年1月17日至2017年2月23日于我院放疗科行放疗，6MV-X，IGRT，盆腔，

DT48Gy/24fr/28 天；化疗方案：希罗达 1.5g，BID，放疗日服。放疗后患者恢复尚可，神清尚可，睡眠尚可，饮食以流食为主，大便为成型软便，无便血，无脓血，小便正常，体重未见明显下降。于2017 年 4 月 7 日入院，复查腹盆腔 CT：与 2016 年 12 月 28 日 CT 比较：①直肠上段与乙状结肠交界处病变，考虑结肠癌，病变较前减轻缩小；②左肾铸型结石，左侧肾盂及输尿管扩张，输尿管中上段管壁炎性改变，较前稍加重，其内可见置管影；③左输尿管置管术后改变，建议随访观察；④左肾上部肾盂型影，左输尿管中上段伴行条状稍高密度影，考虑重复肾盂重复输尿管；⑤右侧肾盂高密度影，结合临床考虑 MR 强化后对比剂充盈所致可能性大，建议复查除外结石；⑥皮下脂肪间隙多发软组织密度结节，右下肺小结节影，大致同前；⑦肝 S4 与 S8 交界区囊肿，大致同前；⑧腹膜后左肾门水平稍大淋巴结，较前稍大。复查盆腔 MR（图 21 - 3）：与2017 年 1 月 5 日 MR 比较：①直肠上段与乙状结肠交界处病变，肿块较前缩小；②左侧输尿管内置管；③子宫肌瘤，宫颈纳囊，大致同前。于 2017 年 4 月 13 日全麻下行腹腔镜直肠癌根治术 Dixon + 预防性回肠双腔造口术。术后病理（图 21 - 4）：（直肠）大肠一段（长 13cm，周径 4~8cm），距一侧断端 4cm 另一侧断端 7cm 见一溃疡（3.5cm×2.0cm×0.8cm），环绕管壁 1/2。镜检：①直肠慢性溃疡（癌放疗后），未见癌残留。②脉管未见明确侵犯。③两侧手术断端及另送吻合口近端、远端均未见癌残留。④肠系膜淋巴结 9 枚未见癌转移。（术前直肠活检）免疫组织化学染色：D2 - 40、CD34及 CD31 示脉管，CK（+），Ki - 67 指数（约 60%），P53（+），Desmin（-）；MSH2（+）、MSH6（+）、PMS2（+）、MLH1（+），结果提示错配修复蛋白功能无缺失。2017 年 5 月 8 日到 2017 年 8月 5 日行化疗，方案为：乐沙定 + 卡培他滨，共 5 个周期。我院肠镜（2017 年 10 月 11 日）：直肠距肛门约 5cm 见吻合口光滑通畅，降结肠远端，乙状结肠距肛门约 20cm 以下至吻合口所见肠道黏膜出血水肿，血管纹理清晰，触之易出血。其余黏膜光滑，血管纹理清晰，无溃疡，无赘生物。于 2017 年 10 月 16 日行小肠造口还纳术、左输尿管支架取出术。术后恢复好。

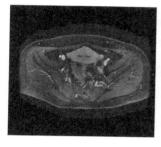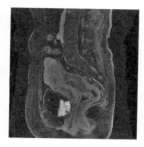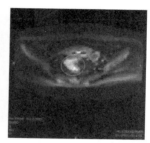

图 21-2　放疗前（2017 年 1 月 5 日）的 MRI 提示

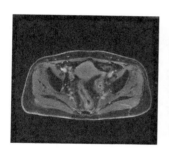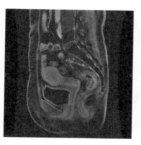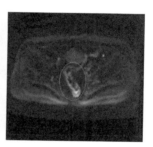

注：直肠上段及乙状结肠肠壁增厚，肠壁最厚处约 0.9cm，受累肠管长度约 4.6cm，远端距肛缘约 11cm；病变段肠管浆膜面毛糙，局部周围脂肪间隙内见小淋巴结。直肠上段与乙状结肠交界处病变，肿块较前缩小。

图 21-3　放疗后（2017 年 4 月 10 日）的 MRI 提示

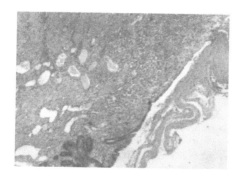

图 21-4　直肠肿瘤病理片（HE 100X）

术后病理：（直肠）大肠一段（长13cm，周径4~8cm），距一侧断端4cm另一侧断端7cm见一溃疡（3.5cm×2.0cm×0.8cm），环绕管壁1/2。镜检：①直肠慢性溃疡（癌放疗后），未见癌残留。②脉管未见明确侵犯。③两侧手术断端及另送吻合口近端、远端均未见癌残留。④肠系膜淋巴结9枚未见癌转移。（术前直肠活检）免疫组织化学染色：D2-40、CD34及CD31示脉管，CK（+），Ki-67指数（约60%），P53（+），Desmin（-）；MSH2（+）、MSH6（+）、PMS2（+）、MLH1（+），结果提示错配修复蛋白功能无缺失。

病例分析

结直肠癌是常见的消化道恶性肿瘤之一，被列为世界第3大恶性肿瘤，其癌症相关死亡率在恶性肿瘤中位占第4位。在中国，结直肠癌的发病率增长速度较快。直肠癌为乙状结肠与直肠交界处至齿状线之间的恶性肿瘤，通常定义为发生在距肛门缘12~15cm肠道内的原发恶性肿瘤，以腺癌为主，是胃肠道常见癌症。中国人直肠癌有其自己的特点，与西方人的相比较，有三个流行病学特点：直肠癌相对于结肠癌来说发病率较高，约1.5∶1；低位直肠癌所占的比率高，大多数癌肿可在直肠指诊时触及；年轻（<30岁）直肠癌患者比例高，占10%~15%；肿瘤多为低分化恶性程度较高的；常起病隐匿，早期临床表现不明显仅见粪便隐血阳性，诊断是晚期患者较多。

Ⅱ、Ⅲ期直肠癌目前标准的治疗是术前同步放化疗和TME手术；如果术前未经放化疗，手术后的病理分期为Ⅱ、Ⅲ期，需要推荐进行术后同步放化疗。术前/术后放疗，处方剂量：95% PTV

笔记

接受最低剂量为 DT45～50Gy/25fr/5 周完成，或 DT 50.4Gy/28fr/5.5 周完成。或全盆腔照射 DT45Gy 后缩野至直肠系膜区（或瘤床或将上界缩到骶 3 水平）补量至 DT50.0～50.4Gy；推荐同步化疗：方案一：氟尿嘧啶持续静脉滴注，225mg/（m² · 24h），5、7d/周，放疗日或放疗第 1 天至最后 1 天；方案二：卡培他滨 825mg/m²，2 次/d，5d/周，放疗日；方案三：氟尿嘧啶 400mg/m²，静脉推注 + 四氢叶酸钙 20mg/m²，静脉推注，放疗第 1 和第 5 周的 1～4d。随着 3DCRT、IMRT 的广泛应用，与 2DRT 技术相比可降低放疗急性不良反应，增加患者对放疗耐受性，在直肠癌也有类似的研究结果。

🏥 病例点评

　　最新指南首先提出了基于联合"肛门指诊、直肠腔内超声、高分辨率盆腔 MRI"的综合手段，对直肠癌进行术前精准分期，然后基于肿瘤位置、T 分期、N 分期、肠壁外血管侵犯和直肠系膜筋膜等因素来对直肠癌的局部复发风险进行分级，最后根据复发风险程度选择不同的治疗模式。直肠癌的适形/调强放疗是潜在有益于患者的，有条件的医院应根据直肠癌放疗规，合理运用适形/调强技术服务直肠癌患者。

（赵宏　整理）

笔记

022 结肠癌术后标准放化疗获得持续稳定一例

病历摘要

现病史

患者 2014 年初无明显诱因出现间断便血，鲜红，量少，无腹痛、腹泻，无恶心、呕吐，自服药物治疗（具体不详）。2014 年 10 月于我院就诊，行结肠镜提示结肠癌，后就诊于外院，于 2014 年 11 月 18 日行腹腔镜辅助直肠癌前切术，手术顺利，术后患者恢复良好。术后病理：结肠溃疡型高－中分化腺癌。肿瘤侵透肌层达浆膜下脂肪组织。上下切缘均未见癌，淋巴结转移性癌（5/41），免疫组化结果显示：MLH1（3＋），MSH2（3＋），MSH6（3＋），PMS2（3＋），为行化疗就诊。

既往史

反流性食管炎病史。

查体

身高：174cm，体重：78kg，体表面积：1.92cm^2，ECOG：1。双肺呼吸音稍粗，未闻及明显干、湿啰音及胸膜摩擦音，律齐，各瓣膜听诊区未闻及病理性杂音及心包摩擦音，腹部平坦，可见四处圆形手术瘢痕，下腹正中可见长约 10cm 手术瘢痕，腹软，无压痛及反跳痛，未触及包块，肝脾肋下未及，肠鸣音 4 次/分，双下肢不肿。

辅助检查

1. 病理检查：术后病理（2014 年 11 月 18 日）：结肠溃疡型高－中分化腺癌，肿瘤侵透肌层达浆膜下脂肪组织，上下切缘均未见癌，淋巴结转移性癌（5/41），免疫组化结果显示：MLH1（3＋），MSH2（3＋），MSH6（3＋），PMS2（3＋）。

2. 影像学检查：

（1）腹 CT（2015 年 2 月 16 日）：①乙状结肠术后状态，盆腔内索条，考虑术后所致。②腹壁皮下脂肪层多发小结节，较前未见显著变化。

（2）胸 CT（2015 年 2 月 16 日）：①右肺中叶索条影，炎症？陈旧病灶？请结合临床。②右肺下叶前基底段 0.3cm 小结节，建议观察。③右侧胸膜局限性稍增厚。

（3）头颅 MRI（2015 年 2 月 16 日）：未见明确异常。

（4）胸 CT（2015 年 4 月 24 日）：①右肺中叶索条影，无明显变化，陈旧病灶可能。②右肺下叶前基底段 0.4cm 小结节，较前无显著变化。③右侧胸膜局限性稍增厚。

（5）腹 CT（2015 年 4 月 24 日）：①乙状结肠术后状态，盆腔内索条，考虑术后所致，较前略减少；②腹壁皮下脂肪层多发小结节，较前未见显著变化。③肝左叶小囊肿可能，建议动态观察。④双肾周索条，炎性改变？右肾窦区点状致密影。⑤下腔静脉下段及髂总、髂外静脉密度不均，待除外血栓。

（6）腹 CT（2015 年 8 月 5 日）：①乙状结肠术后状态，盆腔内索条，考虑术后所致，较略减少；②腹壁皮下脂肪层多发小结节，较前未见显著变化。③肝左叶小囊肿可能，建议动态观察。

（7）结肠镜（2015 年 9 月 15 日，图 22－1）：结肠术后、结肠多发息肉（山田Ⅰ～Ⅲ型）；结肠病理：（乙状）结肠黏膜低级别管状腺瘤。(降结肠)结肠黏膜低级别管状腺瘤，上皮轻－中度异型增生。

(8) 胃镜 (2015 – 09 – 15)：反流性食管炎 (LA – A)、慢性浅表性胃炎。

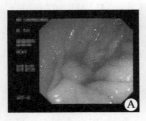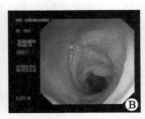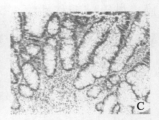

注：A：降结肠；B：乙状结肠；C：病理　H－E 染色　放大 100×

图 22 –1　2015 年 9 月 18 日结肠镜

结肠镜 (2018 年 3 月 7 日，图 22 –2)：部分结肠切除术后状态。

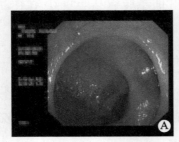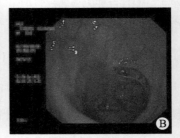

注：A：降结肠；B：乙状结肠

图 22 –2　2018 年 3 月结肠镜

根据患者病史、查体及影像学、内镜及病理检查，考虑患者诊断思路如下 (图 22 –3)：

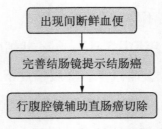

图 22 –3　诊断思路流程图

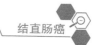
诊断

结肠癌（pT3N2MO，Ⅲ期）。结肠癌术后。结肠多发息肉。反流性食管炎。

诊疗经过（表 22 – 1）

表 22 – 1　患者化疗方案及评估结果

日期	化疗方案/评估	RESIST
2014 年 12 月 16 日	FOLFOX5（乐沙定 160mg d1 + 同奥 750mg d1 + 5 – FU 750mg d1 + 5 – FU 3400mg）	
2014 年 12 月 30 日	FOLFOX5（乐沙定 160mg d1 + 同奥 750mg d1 + 5 – FU 750mg d1 + 5 – FU 3400mg）	
2015 年 1 月 14 日	FOLFOX4（乐沙定 130mg d1 + 同奥 800mg d1 + 5 – FU 800mg d1 + 5 – FU 2400mg）	
2015 年 1 月 28 日	FOLFOX4（乐沙定 130mg d1 + 同奥 800mg d1 + 5 – FU 800mg d1 + 5 – FU 2400mg）	
2015 年 2 月 16 日	腹 CT、胸 CT、头颅 MRI（－）	PR
2015 年 3 月 5 日至 2015 年 4 月 15 日行 28 次放射治疗		
2015 年 4 月 24 日	胸 CT、腹 CT（－）	SD
患者前次化疗出现胃肠道反应，此次化疗适当减少化疗药物剂量		
2015 年 4 月 24 日	FOLFOX4（乐沙定 100mg d1 + 同奥 800mg d1 + 5 – FU 800mg d1 + 5 – FU 2400mg）	
2015 年 5 月 13 日	FOLFOX4（乐沙定 100mg d1 + 同奥 800mg d1 + 5 – FU 800mg d1 + 5 – FU 2400mg）	
2015 年 5 月 29 日	FOLFOX4（乐沙定 100mg d1 + 同奥 800mg d1 + 5 – FU 800mg d1 + 5 – FU 2400mg）	
2015 年 6 月 17 日	FOLFOX4（乐沙定 100mg d1 + 同奥 800mg d1 + 5 – FU 800mg d1 + 5 – FU 2400mg）	
8 个周期 FOLFOX 化疗结束后，考虑患者不良反应，改行 5 – FU/LV		
2015 年 7 月 7 日	5 – FU/LV（同奥 800mg d1 + 5 – FU 800mg d1 + 5 – FU 2400mg）	
2015 年 7 月 21 日	5 – FU/LV（同奥 800mg d1 + 5 – FU 800mg d1 + 5 – FU 2400mg）	
2015 年 8 月 5 日	腹 CT	SD

表 22 – 1　患者化疗方案及评估结果（续）

日期	化疗方案/评估	RESIST
2015 年 8 月 5 日	5 – FU/LV（同奥 800mg d1 + 5 – FU 800mg d1 + 5 – FU 2400mg）	
2015 年 8 月 19 日	5 – FU/LV（同奥 800mg d1 + 5 – FU 800mg d1 + 5 – FU 2400mg）	
2015 年 9 月 15 日至 2018 年 3 月 7 日行结肠镜、胸部 CT、腹部 CT 随访		SD

病例分析

　　结直肠癌是全球最常见的消化道恶性肿瘤之一，其发病数和死亡数在世界大多数国家和地区呈上升趋势。2017 年发表在欧洲消化病学期刊 *Gut* 上的数据显示，2012 年在全球范围内，大约有 140 万肠癌的新发病例和 70 万死亡病例。在中国，2015 年大肠癌发病率占全球 24.3%，死亡数占全球 22.9%，分别为 37.7 万、19.11 万。早期诊断及有效的治疗，包括手术、放疗、化疗等可以显著改善结肠癌患者的预后。目前 NCCN 指南推荐的晚期结直肠癌（mCRC）的一线治疗方案为以氟尿嘧啶为基础的联合化疗，包括 FOLFOX（5 – FU、LV、L – OHP）、FOLFORI（5 – FU、LV、CPT – 11）。该患者根据病理诊断"结肠癌"诊断明确。行 8 个周期的 FOLFOX 方案后疾病得到有效控制，后期为减少患者不良反应，改行 5 – FU/LV 的单药化疗，影像学及内镜检查随诊，均提示疾病得到良好缓解。

病例点评

　　目前临床中应用 FOLFOX 与 FOLFORI 可以互为一、二线，其有效率分别达到 31%、34%。应用 FOLFOX 方案，患者的 OS 可以达到

17.7 个月。FOLFORI 方案治疗晚期复发性性结直肠癌具有良好的有效性，其 PFS 达到 7.0 个月，OS 达到 14.8 个月，显著提升了患者生存质量，即使 FOLFIRI 应用于 FOLFOX 治疗失败的二线治疗，其 OS 也可以达到 10.7 个月。

该患者应用 FOLFOX 治疗效果显著，目前疾病控制时间已达 40 个月。NCCN 推荐不能耐受剧烈化疗方案的可行单药化疗，有效性得到肯定，该患者 8 个周期化疗后为减少不良反应发生率，行 5 - FU 单药化疗 4 个周期得到较好的疾病控制，临床中可扩大观察病例数，对于单药的维持治疗的有效性及安全性进行系统观察。

（李卉惠　　尚昆　整理）

病例点评

在国内，非小细胞肺癌中的腺癌发病率约占 60%，其中 *EGFR* 驱动基因突变的患者占了一半，*ALK* 突变的患者占 5%，靶向药物治疗是这部分患者的标准一线治疗方案，抗肿瘤效果好，患者生存率高。没有驱动基因突变的非小细胞肺癌患者，治疗方案仍然以化疗为主；治疗非鳞非小细胞肺癌，也可以选择化疗联合抗血管生成药物的方案，但是 PFS 和 OS 都不是很令人满意。TKI 药物对于 *EGFR* 野生型非小细胞肺癌的生存获益主要集中在特罗凯研究。SATURN 试验显示，*EGFR* 野生型患者 4 个周期化疗后继续服用厄洛替尼治疗可以降低死亡风险。日本一项研究也显示，*EGFR* 野生型患者使用厄洛替尼治疗，可以达到 9.2 个月的生存获益，与标准化疗相当。TITAN 研究，在 *EGFR* 野生型患者中，特罗凯生存获益甚至优于化疗。如果不选择优势（PD - L1 高表达）人群，在所有非驱动基因突变的患者中，PD-1 单抗单药治疗的有效率在 20% 左右。KEYNOTE-189 研究结果显示，PD-1 抑制剂联合化疗治疗的客观缓解率是标准化疗治疗的 2.5 倍，而且联合治疗组患者死亡风险也降低了一半。从现有的研究结果来看，免疫联合化疗方案带来的不良反应完全可以接受，一些免疫相关的不良反应并不是患者无法耐受或者是不可接受的。这些不良反应包括轻度的甲状腺炎，以及一些少见的皮疹或者是肝炎、肠炎等免疫性相关的不良反应。患者 PD-1 单抗单药治疗后疾病进展可以考虑联合化疗治疗。

（李琴　李莉　整理）

023 直肠癌术后标准放化疗后疾病持续稳定一例

病历摘要

现病史

患者男性，52 岁。2013 年 11 月 13 日于徐州市中心医院行电子结肠镜检查提示：距肛门 10 ~ 15cm 处见黏膜不规则隆起，表面破溃；活检病理示：直肠低分化癌。2013 年 11 月 19 日于我院完善腹盆腔 CT：直乙交界处肠壁改变，考虑恶性病变，周围多发淋巴结，转移不除外，请结合临床进一步明确。肝左叶小点状钙化。后患者到我院普外科住院治疗，于 2013 年 11 月 25 日行"腹腔镜辅助直肠癌根治术（Dixon）"；术后病理提示：大长一段（长 17.3cm）：距一侧断端 11.5cm、另一侧断端 1cm 处见一溃疡型肿物（6.0cm×4.5cm×1.0cm），环绕管壁 3/4 周。镜检：（直肠）结肠溃疡型中分化腺癌，灶性呈黏液腺癌结构；癌瘤浸透肌层至浆膜下层；脉管内可见癌栓；两侧手术切缘及另送（残端远）肠管未见癌；肠系膜淋巴结 14/34 枚内见癌转移；另送（第 3 站）淋巴结 2 枚未见癌；免疫组织化学染色：D2-40，CD31 脉管内可见癌栓，CK 显示肿瘤出芽分级：G1 级，Ki-67 指数（约 60%）、P53（＋）、β-Catenin（部分＋）、MSH2（＋）、MSH6（＋）、MLH1（＋），结果提示错配修复蛋白功能无缺失。术后及放化疗后 2014 年 10 月 20 日复查结肠镜，提示直肠癌术后（图 23-1）；2015 年 6 月 17 日复查结肠镜，提示直肠癌术后（图 23-2）；2016 年 7 月 5 日复查结肠镜，直肠癌术后（图 23-3）；2017 年 8 月 14 日复查结肠镜，直肠癌术后（图 23-4）；2017 年 8 月 15 日复查腹盆增强 CT，提示直肠术后，吻合口肠壁稍增厚，肝 S2 小点状钙化灶，前列腺钙化（图 23-5）。此次为进一步诊治入院。

既往史

1988 年及 2005 年分别行"痔疮切除术"。1985 年诊断"腰椎间盘突出症"，间断接受理疗。2015 年发现"糜烂性胃炎、十二指肠球溃疡"，曾口服华迪保护胃黏膜治疗。否认高血压、心脏病史，否认糖尿病、脑血管病、精神疾病史。否认肝炎史、结核史、疟疾史。否认外伤史及输血史，否认食物、药物过敏史，预防接种史不详。其他系统回顾无特殊。

查体

T：36.8℃，P：82 次/分，R：20 次/分，BP：115/82mmHg；神

志清楚，双肺呼吸音粗，未闻及明显干湿啰音及胸膜摩擦音。心率82 次/分，律齐，各瓣膜听诊区未闻及病理性杂音，未闻及心包摩擦音。腹部可见手术瘢痕，长 10cm 左右。腹软，无压痛及反跳痛，无肌紧张，移动性浊音阴性。肠鸣音 3 次/分，双下肢无水肿。

辅助检查

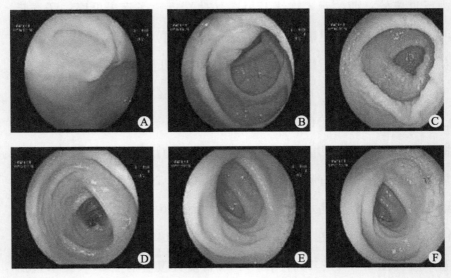

图 23-1　2014 年 10 月 20 日　结肠镜（术后，放化疗后）

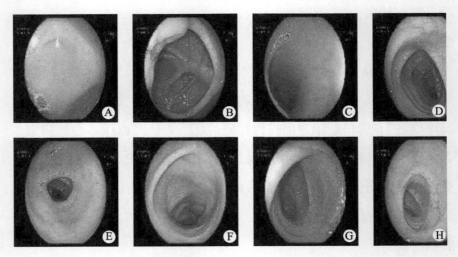

图 23-2　2015 年 6 月 17 日　结肠镜（术后，放化疗后）

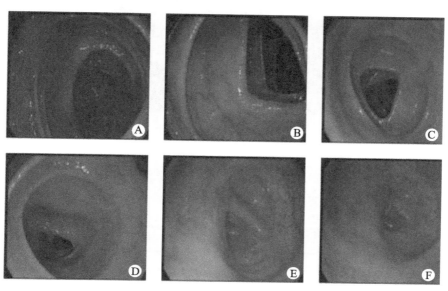

图 23 -3　2016 年 7 月 5 日　结肠镜（术后，放化疗后）

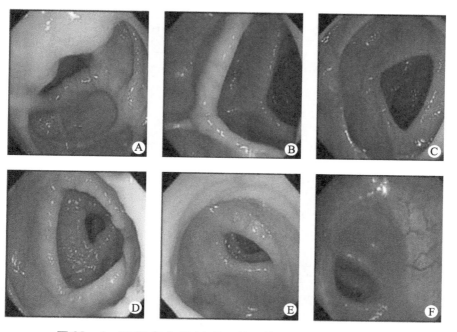

图 23 -4　2017 年 8 月 14 日　结肠镜（术后，放化疗后）

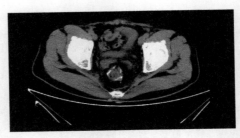

图 23-5　2017 年 8 月 15 日　腹盆增强 CT（术后，放化疗后）

根据患者病史、查体及内镜、病理检查，考虑患者诊断思路如下（图 23-6）：

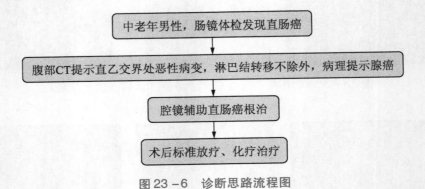

图 23-6　诊断思路流程图

诊断

直肠恶性肿瘤（pT3N2bM0，ⅢA 期）。肠系膜淋巴结继发恶性肿瘤。直肠癌根治术后。痔疮切除术后。腰椎间盘突出症。糜烂性胃炎。十二指肠球部溃疡。

诊疗经过

入院后完善相关检查，全科讨论后于 2013 年 12 月 19 日、2014 年 1 月 4 日、2014 年 1 月 1 日、2014 年 2 月 2 日、2014 年 2 月 18 日、2014 年 3 月 7 日、2014 年 3 月 25 日、2014 年 4 月 11 日、2014 年 4 月 25 日、2014 年 5 月 13 日予 mFOLFOX6 方案化疗 10 个周期，具体方案为奥沙利铂 150mg d1，亚叶酸钙 700mg d1，

氟尿嘧啶 750mg d1，氟尿嘧啶 4500mg 静脉泵入，予以希罗达口服 2 个周期，化疗过程顺利。患者自 2014 年 6 月 15 日起于当地医院行放疗共 26 次，过程顺利。后于我科定期进行随诊检查，评估病情为稳定。

病例分析

对于结直肠癌根治术患者，术后两年极易发生癌细胞扩散、转移，因此结直肠癌术后化疗的主要作用为最大程度消灭患者体内的微小癌细胞转移病灶，进而降低结直肠癌患者术后肿瘤复发率与转移率，提高患者远期预后。5 - Fu 是结直肠癌化疗的常用药物之一，是目前临床治疗结直肠癌的一线化疗药物。同时亚叶酸钙联合 5 - Fu 可有效提高 5 - Fu 与胸腺嘧啶合成酶的结合作用，明显强化 5 - Fu 的药效作用。而 5 - Fu 的毒副作用与给药方式密切相关，若每周连续 5 天给予负荷剂量，连续治疗 4 ~ 5 周便会极大程度的提高发生不良反应的风险，但若静脉持续泵入则可减少发生粒细胞减少及胃肠道反应的发生率。奥沙利铂是铂的第三代衍生物，可直接导致结直肠癌细胞发生凋亡，并与氟尿嘧啶具有协同作用效果。FOLFOX 方案是指奥沙利铂联合 5 - Fu/LV 进行化疗，FOLFOX6 是在 FOLFOX4 的基础上，把 LV 两日的推注量合并到第一日，5 - FU 的推注次数从 2 次减到 1 次，并将连续的 5 - FU 总量提高到了 2.4g/m²，持续 48 小时，这样可以降低中性粒细胞减少的发生。

笔记

病例点评

该患者在 2013 年肠镜发现低分化直肠癌后及时行 Dixon 术，术后及时辅助放化疗，有效的降低了结直肠癌患者术后复发及转移的风险。术后定期复查结肠镜及腹盆腔 CT，至今未见复发及转移征象，考虑放化疗方案有效，化疗方案选取正确。针对 CRC 的靶向治疗可明显地延长患者的生存期，与传统化疗药物联用提高了疗效，改善了患者的生活质量，是继手术、化疗、放疗的又一个非常重要的治疗手段，可完善相关 *EGFR*、*BRAF*、*RAS* 等基因检测，根据突变情况，选取相应的抗体药物（如西妥昔单抗、贝伐单抗）、小分子靶向药物（如瑞戈非尼）、免疫治疗（如 PD－1、PD－L1）等进一步治疗。

（李卉惠　化怡纯　整理）

024. 晚期直肠癌肝转移的综合治疗一例

病历摘要

现病史

患者老年男性，2013 年 12 月无明显诱因出现间断出现大便带血，为暗红色血液，量不多，无黏液及脓液，伴排便习惯改变，由每日 1 次增加为每日 2 次，大便不成形，无恶心、呕吐、腹痛、腹泻，无头晕、胸闷、心悸，无咳嗽、咯血。于当地医院行电子肠镜检查提示：进镜 15～20cm 处可见菜花样肿物，表面糜烂充血。2014 年 1 月 17 日于当地医院行全麻下直肠全切术 + 肝右叶部分切除术，术中见盆腔、肠系膜、胃、腹壁等无转移性结节，肿块大小约 5.5cm×4.0cm×3.0cm，质硬，浸润直肠浆膜层，肝右叶及 3 枚转移灶，切除 2 枚，电刀摧毁 1 枚，手术过程顺利，术后病理：直肠浸润溃疡型中分化腺癌，侵及全层达外膜，淋巴结 1/11，肝转移腺癌，患者未行 *KRAS* 基因突变检测。

既往史

高血压病史 10 余年，血压最高 160/90mmHg，目前口服倍他乐克 25mg bid、施慧达 2.5mgqd 降压治疗，血压控制可。糖尿病病史 6 年余，口服拜唐苹 50mg tid，格列奇特缓释片 60mg bid，二甲双胍 500mg tid 降糖治疗，同时联合诺和灵 R 30IU 三餐前，诺和灵 N 30u 睡前降糖治疗，根据血糖情况调整降糖药物及胰岛素剂量。否认冠心病、慢性肝病、肾病等慢性病病史，否认乙肝、结核、伤寒等传染病病史；否认其他手术、外伤史，否认输血史。否认药物、食物过敏史。免疫接种史不详。

查体

体温：36.0℃，脉搏：72 次/分，呼吸：18 次/分，血压：120/60mmHg，神清状可，双肺呼吸音清，无异常呼吸音，未闻及干湿性啰音及胸膜摩擦音，心率 72 次/分，律齐，心音正常，A2 > P2，未闻及额外心音，各瓣膜听诊区未闻及心脏杂音及心包摩擦音，腹部平坦，腹部可见一长约 25cm 斜行手术切口，腹壁柔软，右下腹轻压痛，无反跳痛、肌紧张，未触及包块。肝脾未触及，Murphy's 氏征阴性，双下肢不肿。

笔记

辅助检查

腹部增强 CT（2014 年 8 月 25 日，我院，图 24 - 1）：直肠癌术后状态。脾大。肝脏斑片状低密度影，性质待定，良性病变可能。盆腔腹壁疝？

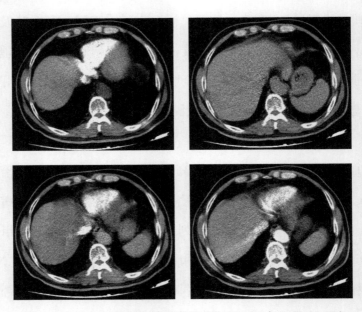

图 24 - 1　患者就诊我科后腹部 CT（2014 年 8 月 25 日）

腹部增强 CT（2014 年 10 月 29 日，我院，图 24 - 2）：直肠癌术后状态。脾大。肝脏斑片状低密度影，较 2014 年 8 月 25 日 CT 增大，转移瘤可能。盆腔腹壁部分肠管疝出，较前未见显著变化。腹腔及腹膜后多发小淋巴结。

腹部增强 CT（2015 年 1 月 8 日，我院，图 24 - 3）：直肠癌术后状态，较 2014 年 10 月 29 日片比较，直肠右侧软组织密度灶较前增多。脾脏增大，较前增大。肝脏斑片状低密度影，较前片未见变化。盆腔腹壁部分肠管疝出，较前未见现著变化。

腹部增强 CT（2015 年 3 月 12 日，我院，图 24 - 4）：直肠癌术后状态，与 2015 年 1 月 8 日片比较直肠右侧软组织密度灶较前似略

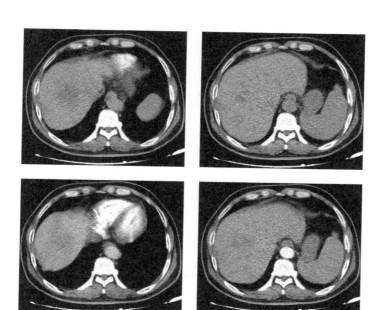

图 24 -2　贝伐珠单抗 + 改良 FOLFOX6 方案化疗 8 个周期后
腹部 CT（2014 年 10 月 29 日）

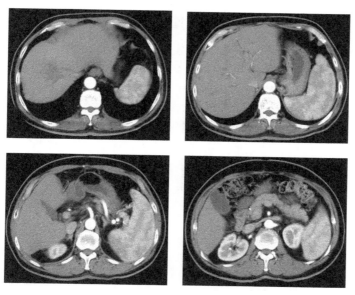

图 24 -3　肝动脉介入治疗腹部 CT（2015 年 1 月 8 日）

增大，复发或转移不除外，片内所见肝内低密度灶部分较前范围缩
小，余未见显著变化。

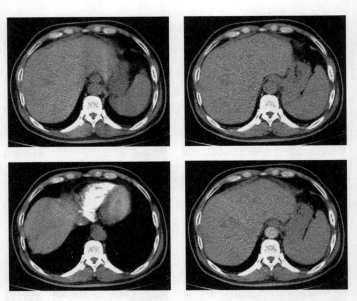

图 24 - 4　卡培他滨 2 片 bid 化疗后 2 个周后腹部 CT
（2015 年 3 月 12 日，我院）

腹部增强 CT（2016 年 2 月 24 日，我院，图 24 - 5）：①直肠癌术后状态，吻合口处肠管局部肠壁增厚，肿瘤复发不除外；②局灶性脂肪肝，大致同前；③肝内多发低密度，部分较前增大，转移瘤

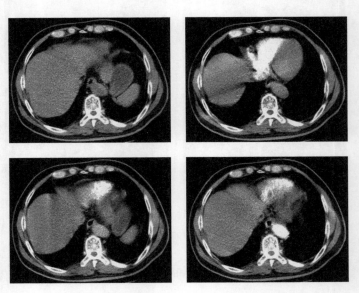

图 24 - 5　腹部 CT（2016 年 2 月 24 日，我院）

可能；④肝 S4 血管瘤，同前；⑤肝大、脾大、门脉高压可能。

腹部增强 CT（2016 年 5 月 19 日，我院，图 24 - 6）：①直肠癌术后状态，吻合口处肠管局部肠壁增厚，较前明显，肿瘤复发不除外；②肝内多发转移瘤，部分较前增大；③盆腔内部分肠管聚拢，与阴茎左侧边界欠清；④局灶性脂肪肝，大致同前；⑤脾脏略增大，大致同前。

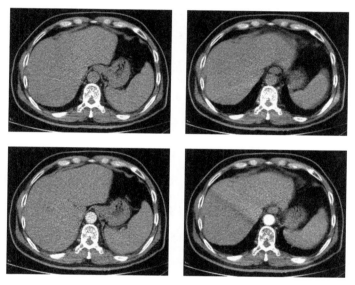

图 24 - 6　腹部 CT（2016 年 5 月 19 日，我院）

诊断思路流程图（图 24 - 7）

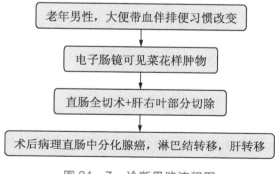

图 24 - 7　诊断思路流程图

诊断

直肠恶性肿瘤（pT4N1M1，Ⅳ期）。直肠癌根治术。肝右叶部分切除术后。肝继发恶性肿瘤。肺继发恶性肿瘤。

诊疗经过

患者老年男性，2014年1月于当地医院行全麻下直肠全切术＋肝右叶部分切除术，术后病理：直肠浸润溃疡型中分化腺癌，侵及全层达外膜，淋巴结1/11，肝转移腺癌。术后2014年2月至2014年4月予FOLFOX6 3周方案辅助化疗3个周期，复查肝脏转移灶复发，行肝脏γ刀治疗。2014年4月16行FOLFIRI方案化疗2个周期，评估肝脏病变较前进展。2014年6月至2014年10月予贝伐珠单抗＋改良FOLFOX6方案化疗共8个周期；4个周期后评估病情为稳定；8个周期后（图24-2）肝转移复发，病情进展。于2014年11月5日、2014年12月16日介入科行肝动脉介入治疗。2015年1月复查腹盆部CT（图24-3）肝内病灶平稳，直肠右侧软组织密度灶较前增多，考虑疾病复发。2015年1月12日开始予卡培他滨2片bid化疗，口服2周后自行停药。复查腹盆部CT（图24-4）考虑疾病较前进展。患者自愿加入法米替尼Ⅱd期临床试验，并签署知情同意书。于2015年3月16日开始口服药物，剂量为25mg，每日一次，2015年5月出现进展，后开始规律口服希罗达早2片，晚2片，2016年2月24日腹部CT（图24-5）及胸部增强CT考虑病情较前进展；于2016年3月10日至2016年4月28日应用奥沙利铂＋雷替曲塞方案化疗3个周期，2016年5月19日复查腹盆腔CT（图24-6）提示肝内多发转移瘤，部分较前增大，考虑病情进展，改为阿帕替尼250mg qd口服治疗。2016年6月20日复查腹盆部CT与2016年5月19日片对比：直肠癌术后状态，吻合口处肠管局部肠壁增厚，较前变薄；肝内多发转移瘤，较前未著变。

病例分析

该病例为转移性直肠癌患者，合并肝脏转移；NCCN 指南指出对于初始可切除的转移性结直肠癌（mCRC）肝/肺转移，有两种治疗策略：新辅助治疗＋手术切除＋辅助治疗；或手术切除＋辅助治疗。EORTC 40983 研究显示，在初始可切除的结直肠癌（CRC）肝转移患者中，术前 FOLFOX 新辅助化疗可延长患者的无进展生存期。该研究共纳入 364 例 CRC 肝转移患者，将患者随机分为 3 组：FOLFOX4 新辅助化疗＋手术组、手术＋FOLFOX4 新辅助化疗组、直接手术组，结果显示，与直接手术的患者相比，在术前或术后接受 FOLFOX4 新辅助化疗的患者 3 年无进展生存率绝对值提高8.1%。该患者行直肠全切术＋肝右叶部分切除术，术后应用FOLFOX6 辅助化疗。进展后二线治疗更换为 FOLFIRI 方案治疗，病情再次进展。贝伐单抗是一种重组的人源化鼠血管内皮 IgGl 单克隆抗体，可与内源性 VEGF－A 竞争性结合其受体 VEGFR 1、VEGFR2，阻断其活性从而抑制下游血管生成过程，进而发挥抗肿瘤作用。在 ECOG E3200 研究中，贝伐珠单抗与二线化疗 FOLFOX4（5－Fu－亚叶酸钙－奥沙利铂）合用能够显著改善反应率、总生存时间等指标。三线治疗应用了 FOLFOX6 方案化疗联合贝伐珠单抗治疗，患者获得缓解。患者出现肝脏的局部复发，应用了肝脏介入治疗，获得肝脏病灶的稳定。患者四线治疗应用了卡培他滨单药，五线应用加入法米替尼 II d 期临床试验，2 个月患者进展，六线应用奥沙利铂＋雷替曲塞治疗仍进展。最终应用阿帕替尼单药治疗。阿帕替尼是一种新型口服小分子血管靶向药物，是酪氨酸激酶抑制剂中的一种，可以高度选择性地结合 VEGFR－2，达到抑制 VEGF

笔记

诱导内皮细胞生成和迁移的效果，从而抑制肿瘤新生血管生成，降低肿瘤微血管的密度，发挥抗肿瘤血管生成作用，具有广谱抗肿瘤特性，对于不同恶性肿瘤的治疗均显示出较好效果。该患者治疗1个月后复查提示疾病稳定。

病例点评

该病例应用手术＋辅助化疗，进展较快，应用了化疗及靶向药物治疗，还可以考虑免疫治疗。NCT01876511 研究探索了错配修复（mismatch repair－deficient，MMR）基因状态指导下的抗 PD－1 免疫治疗在晚期癌症中的价值。该 II 期临床研究纳入已经接受目前所有标准治疗后失败的晚期患者，根据 MMR 状态将患者分为 3 组：dMMR 的 CRC 组、MMR 正常（pMMR）的 CRC 组，以及 dMMR 的其他肿瘤组，给予抗 PD－1 免疫治疗药物 Pembrolizumab 治疗，主要研究终点是 20 周时的免疫相关的客观反应率（irORR）和免疫相关的无疾病进展生存期。结果显示，dMMR 的 CRC 组、pMMR 的 CRC 组和 dMMR 的其他肿瘤组 20 周时的 irORR 分别为 40%、0、71%，20 周时的无疾病进展生存期分别为 78%、11%、67%；dMMR 组的中位无进展生存期和总生存期均无法获得，而 pMMR 的 CRC 组的无进展生存期和总生存期分别为 2.2 个月（HR＝0.103，$P<0.001$）和 5.0 个月（HR＝0.216，$P＝0.02$）。2017 版《NCCN 结直肠癌诊治指南》首次将免疫检查点抑制剂 PD－1 单抗 Pembrolizumab 和 Nivolumab 推荐用于具有 dMMR/MSI－H 分子表型的转移性结直肠癌（mCRC）的末线治疗。

（李琴　李莉　整理）

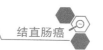

025 卵巢及腹膜转移性晚期结肠癌的综合治疗一例

病历摘要

现病史

患者女，47岁，2015年11月无明显诱因出现间断腹胀，无放射性疼痛，不伴恶心、呕吐，发热，无阴道异常流血排液，于我院完善检查：CA 12-5＞1000U/ML，腹盆腔增强CT（图25-1）：大量腹水及腹膜结节，考虑腹膜种植转移瘤；回盲部肠壁增厚，子宫右侧附件区肿块，考虑恶性肿瘤，肠癌转移至右卵巢？卵巢癌累及肠管？电子结肠镜：升结肠肿物，性质待查；病理：（升结肠）粟粒大结肠黏膜组织4块，腺癌浸润。免疫组化：CA 12-5（-），ER（-），PR（-），WT1（-），CDX-2（+），CK20（+），CK7（-），Mucin1（-），Mucin2（部分+），结合免疫组化结果符合结肠来源。

既往史

反流性食管炎病史3年余，否认高血压、心脏病史，否认糖尿病、脑血管病、精神疾病史。否认肝炎史、结核史、疟疾史。1996年当地医院行剖宫产术，否认外伤、输血史，否认食物、药物过敏史，预防接种史不详。

查体

神志清楚，精神可。皮肤无黄染、紫绀。全身浅表淋巴结未触及肿大。双肺呼吸音清，未闻及干湿性啰音。叩诊心界不大，心率78 次/分，律齐，各瓣膜听诊区未闻及病理性杂音。腹膨隆，右下腹压痛可疑，可触及约 8cm×8cm 质韧包块，活动度差，无反跳痛及肌紧张，肝脾肋下未触及，Murphy's 征阴性，移动性浊音阳性，肠鸣音 4 次/分，双下肢无水肿。

辅助检查

腹盆腔增强 CT（2015 年 11 月 25 日，我院，图 25 - 1）：大量腹水及腹膜结节，考虑腹膜种植转移瘤，肠癌转移至右卵巢？卵巢癌累及肠管？建议活检。

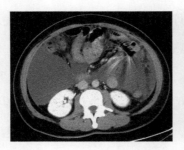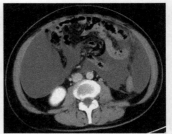

图 25 - 1　患者治疗前腹部 CT（2015 年 11 月 25 日）

腹部增强 CT（2016 年 3 月 15 日，我院，图 25 - 2）：回盲部肠壁增厚大致同前结合临床病史，考虑结肠癌；盆腔肿块较前增大，考虑恶性；腹膜结节，大致同前，考虑腹膜种植转移瘤；原大量腹水较前明显减少。

腹部增强 CT（2016 年 5 月 17 日，我院，图 25 - 3）：回盲部肠壁增厚大致同前，结合临床病史，考虑结肠癌；盆腔肿块较前明显增大，考虑恶性；腹膜结节，大致同前，考虑腹膜种植转移瘤；腹水较前增多。

腹部增强 CT（2016 年 7 月 19 日，我院，图 25 - 4）：原盲升结肠癌，现已切除；腹腔巨大肿块，现已切除；腹膜增厚，大网膜结

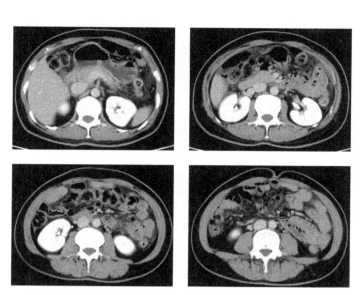

图 25 - 2　贝伐单抗 + 伊立替康 + 亚叶酸钙 + 氟尿嘧啶
2 周方案化疗 4 次后腹部 CT（2016 年 3 月 15 日）

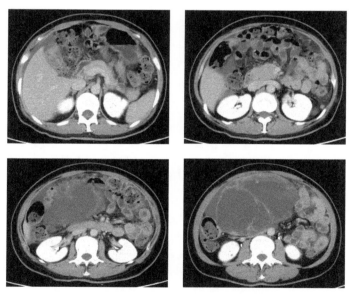

图 25 - 3　伊立替康 + 亚叶酸钙 + 氟尿嘧啶化疗
6 次后腹部 CT（2016 年 5 月 17 日）

节，考虑转移瘤；腹水及右侧胸水，现已吸收。

腹部增强 CT（2016 年 11 月 30 日，我院，图 25 - 5）：吻合口

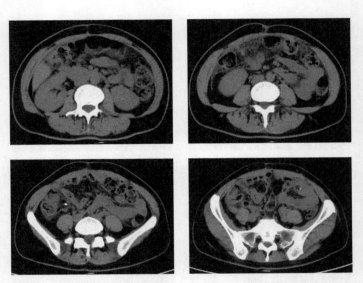

图 25 -4　腹腔肿物 + 回盲部肿瘤切除术后腹部 CT
（2016 年 7 月 19 日，我院）

肠壁略增厚，较前减轻；腹膜种植转移结节，部分较前变小；少许盆腔积液，较前略减少；

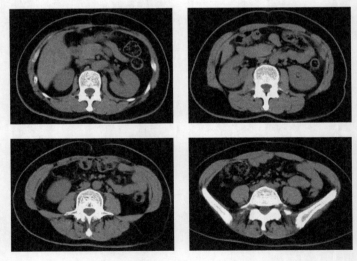

图 25 -5　术后伊立替康 + 亚叶酸钙 + 氟尿嘧啶 + 贝伐单抗
治疗 6 次后腹部 CT（2016 年 11 月 30 日，我院）

腹部增强 CT（2018 年 4 月 16 日，我院，图 25 -6）：结肠术后改变，吻合口处肠壁未见明确增厚；腹膜多发结节，较前略增大。

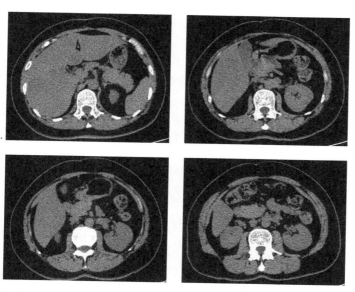

图 25 -6　贝伐单抗 + 希罗达后腹部 CT（2018 年 4 月 16 日，我院）

诊断思路流程图（图 25 -7）

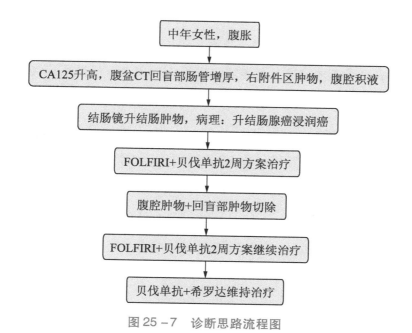

图 25 -7　诊断思路流程图

诊断

结肠恶性肿瘤（cT3N2M1，Ⅳ期）。腹膜继发恶性肿瘤。卵巢继发恶性肿瘤。腹腔积液。

诊疗经过

根据病史、症状、体征、影像学检查及病理结果，患者结肠癌腹膜转移、卵巢转移诊断明确。于2015年12月14日开始给予贝伐单抗260mg d1 + 伊立替康240mg d1 + 亚叶酸钙600mg d1 + 氟尿嘧啶600mg d1 + 氟尿嘧啶1800mg 静脉泵入44小时，2周方案化疗，4次化疗后影像学评估（图25-2）腹水消失，腹膜结节大致同前，右附件区肿块未缩小。继续原方案化疗2次后影像学评估（图25-3）腹水略增加，腹膜结节大致同前，右附件区肿块进行性增大导致患者腹胀症状无法缓解。经与患者及家属沟通后，同意尝试手术切除腹腔肿块，我院妇科及普外科联合反复评估患者手术风险大拒绝实施手术切除。2016年6月1日患者于航空总医院行腹腔肿物 + 回盲部肿瘤切除术，术后病理示：（回盲部）回盲部溃疡型中分化腺癌，大小约4cm×4cm×1cm，侵及肠壁全层达周围脂肪组织，可见神经侵犯，未见脉管内癌栓，两侧断端未见癌残累及，慢性阑尾炎，并急性浆膜炎，肠周脂肪组织内检见淋巴结20枚，未见癌转移。（腹腔肿瘤）中分化腺癌，伴大片坏死，大小约28cm×25cm×10cm，考虑为回盲部腺癌转移，网膜组织内未见癌侵犯。免疫组化：CK20（+），CK7（-），CDX-2（+），Villin（+），P53（+），CA 12-5（-），CA 19-9（-），ER（-），PR（-），PAX8（-），MLH1（+），MSH6（+），PMS2（+），Ki-67（+60%）。亦支持为结肠来源。证实该患者右附件区巨大肿块系结肠癌浸润肠壁全层后侵及卵巢及腹膜，伴感染、液化、坏死形成。术后（图25-4）继续给予患者伊立替康 + 亚叶酸钙 + 5-FU + 贝伐单抗2周方案化疗6次，评估患者病情稳定（图25-5）。2016年12月19日至今，给予贝伐单抗 + 希罗达3~4周方案维持治疗。目前病情稳定（图

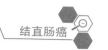

25－6），继续规律维持治疗与复查。

病例分析

该病例为晚期结肠癌患者，发病时存在大量腹腔积液、腹膜转移及卵巢转移。一线化疗选择了 FOLFIRI 方案，依据 V308 试验比较一线 FOLFOX 序贯二线 FOLFIRI 与一线 FOLFIRI 序贯二线 FOLFOX 的疗效差别，两组的一线治疗 ORR（54% *vs.* 56%）、mOS（20.6 个月 *vs.* 21.5 个月）均无统计学差异；而二线治疗 ORR（4% *vs.* 15%）与 mPFS（2.5 个月 *vs.* 4.2 个月）则以后者为高。从二线治疗疗效考虑，一线 FOLFIRI 二线 FOLFOX 顺序为佳，因此此患者一线选择了 FOLFIRI。抗 EGFR 和抗 VEGF 头对头比较研究中（PRIME，PEAK，FIRE－3，CALGB80405），贝伐单抗在左、右半肿瘤中的获益均是稳定的。但在左半结肠中，不管是帕尼单抗还是西妥昔单抗，与单纯化疗相比，抗 EGFR 均能带来显著获益；反之，在右半结肠，抗 EGFR 靶向治疗的获益明显减少或不能获益；贝伐单抗在右半结肠的获益显著高于抗 EGFR 靶向治疗。该患者病变位于右半结肠，选择化疗联合贝伐单抗策略正确。该患者结肠癌浸润肠壁全层后侵及右卵巢及腹膜形成右附件区肿块，在贝伐单抗应用过程中可能出现内部出血、乏氧坏死，虽化疗后全身症状得到缓解但右附件肿块反而增加，导致患者生活质量极度下降。建议患者行腹腔肿物＋回盲部肿瘤切除术，患者术后病情稳定，生活质量明显提高。基于药物的毒性作用及患者的耐受情况，目前的维持治疗模式主要有维持治疗、间歇治疗、持续治疗。其中通过对比不同模式的疗效及毒性，维持治疗得到各大指南的一致推荐。目前不可切除的转移性结肠直肠癌（mCRC）后续的维持治疗多推荐低毒的化疗联合靶向治疗，Stop and Go、CAIRO3 等研究

笔记

表明，Bev 联合卡培他滨维持证据最为明确。该患者选择贝伐单抗联合希罗达维持治疗，目前 PFS 已达 31 个月。

病例点评

结直肠癌治疗的主要手段是手术根治切除。针对早、中期患者，手术后有一些患者需要接受辅助化疗和辅助放疗。对于晚期患者，很多患者已经丧失了手术根治的机会，主要的治疗手段是药物治疗，包括化疗、靶向治疗和免疫治疗。化疗是最经典的治疗方法，常用的药物主要有两种，即以奥沙利铂或伊立替康为基础的联合方案，这也是一、二线化疗方案。在化疗的基础上，可联用靶向药物，如抗血管生成药物（贝伐珠单抗）或 EGFR 抑制剂（西妥昔单抗），可取得很好的疗效。该病例应用伊立替康为基础的 FOLFIRI 方案化疗同时联合抗血管生成药物贝伐珠单抗治疗有效，使患者腹腔积液消失，为盆腔肿物切除创造机会。使患者术后治疗中可获得持续缓解。此患者结肠癌位于回盲部。关于原发瘤部位在 mCRC 治疗决策中的作用，一直是结肠癌领域最热门的话题之一。左右半结肠在胚胎起源、临床表现、分子生物学特征等方面存在较大差异。左半结肠癌与抑癌基因（例如，APC、P53、SMAD4）失活和 KRAS 基因突变等相关；而右半结肠癌则与癌基因的激活、BRAF 基因突变、MLH1 甲基化失活等相关。结直肠癌分子分型中，右半结肠癌主要是预后差的 CMS1 和 CMS3 型，大约占 70%。此患者肿瘤病灶位于回盲部，预后相对较差。该患者治疗过程中不足之处未完善患者的基因检测。可进一步完善该方面检查，为此后的治疗提供更精准依据。

（李琴　李莉　整理）

026 直肠癌新辅助放化疗治疗一例

病历摘要

现病史

患者女，67岁，患者2014年10月无明显诱因出现间断便血，量约250ml，排便次数增多，排便不尽感，大便不成形，无头晕、心慌、乏力、无肛门处疼痛等不适。就诊于太原某医院，完善肠镜检查：直肠肛管癌。病理：直肠管状绒毛状腺瘤，局部癌变。考虑诊断：直肠癌，建议手术治疗，患者及家属拒绝手术治疗。

既往史

2型糖尿病病史10年余，平日诺和锐10U三餐前，长秀霖10U睡前，血糖控制尚可。高血压病史2年余，最高可达170/100mmHg，平日口服寿比山降压治疗，血压控制尚可。冠心病病史2年余，未规律服药。20年前因子宫肌瘤行子宫摘除术。先后骨折4次，于当地医院手术治疗，术中曾输血。否认脑血管病、肾病等病史，否认肝炎、结核等传染病史，否认毒物及放射物质接触史，无药物及食物过敏史。

查体

体温：36.5℃，呼吸：17次/分，脉搏：83次/分，血压：120/80mmHg。神清，精神可，结膜苍白、巩膜无黄染。全身浅表淋巴结未触及肿大。咽略红，双侧扁桃体无肿大。胸廓对称无压痛，双

笔记

169

肺触觉语颤正常且对称，双肺叩诊呈清音，双肺呼吸音粗，未闻及干湿啰音。心率83次/分，律齐，各瓣膜听诊区未闻及病理性杂音及心包摩擦音。腹部平坦，未见腹壁静脉曲张及胃肠型、蠕动波，全腹无压痛，无反跳痛及肌紧张，麦氏点无压痛，肝脾肋下可触及，肝脾区无叩痛，移动性浊音阴性，肠鸣音4次/分。双下肢无水肿。

辅助检查

1. 实验室检查

生化：GGT 77U/L，糖化白蛋白22.4%，TG 1.90mmol/L，HDL－C 1.70mmol/L，LDL－C 2.28mmol/L，Glu 10.77mmol/L。肿瘤标志物：CEA 5.85ng/ml，CYF 2－11 1.32ng/ml，NSE 11.74ng/ml，AFP 4.12ng/ml，CA 12－5 11.50U/ml，CA 19－9 14.18U/ml。DIC、尿常规、便常规未见明显异常。

2. 影像检查及病理

腹部CT（2015年2月6日，图26－1）：直肠中下段壁稍厚，请结合临床及镜检。肝右叶异常密度灶，性质待定，建议进一步行肝脏MR检查。胃大弯壁稍厚，请结合临床。膀胱比较厚，未充盈所致？或其他？请结合临床进一步检查。左股骨内固定术后改变。

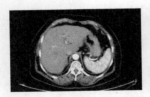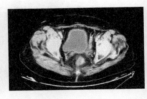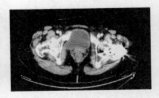

图26－1　腹部CT（2015年2月6日）

结肠镜检查（2015年2月6日）：直肠距肛缘4cm可见大小为0.3cm×0.4cm溃疡灶，表覆薄白苔，余肠道所见黏膜光滑，无糜烂溃疡及新生物。

结肠镜病理（图 26 - 2）：呈慢性炎。

胸部 CT（2015 年 6 月 26 日，图 26 - 3）：纵隔增大淋巴结，性质待定。右肺多发钙化灶。双肺多发索条及磨玻璃密度，小气道病变？肺血管病变？请结合临床。

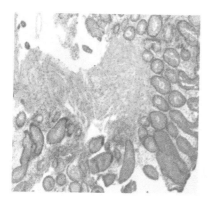

图 26 -2　结肠镜检查（2015 年 2 月 10 日，HE 染色，100 ×）：未见明显异常

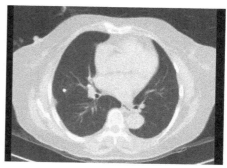

图 26 -3　胸部 CT（2015 年 6 月 26 日）

腹部 CT（2015 年 6 月 29 日，图 26 - 4）：直肠中下段壁稍厚，较 2015 年 2 月 10 日未见明显变化，请结合临床及镜检。肝右叶异常密度灶，性质待定，较前未见显著变化，建议进一步行肝脏 MR 检查。胃大弯壁稍厚，较前范围减小，程度稍减轻，请结合临床。膀胱比较厚，较前稍显著，请结合临床进一步检查。左股骨内固定术后改变。

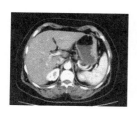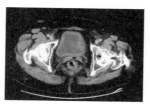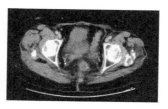

图 26 -4　腹部 CT（2015 年 6 月 29 日）

诊断思路流程图（图26-5）

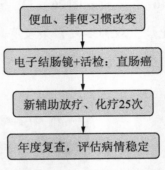

图26-5　诊断思路流程图

诊断

直肠恶性肿瘤（cT2N0M0，Ⅱ期）。2型糖尿病。高血压3级（很高危）。

诊疗经过

患者自2014年10月出现间断便血，排便习惯改变，完善肠镜及病理检测，诊断直肠癌，建议手术治疗，患者及家属拒绝。于外院行新辅助放化疗，共放疗25次，同时口服希罗达半年余。2015年2月6日就诊于我院复查腹盆腔CT（图26-1）、结肠镜病理（图26-2）考虑患者新辅助放化疗疗效显著，瘤体基本消失，临床完全缓解，与家属沟通后暂未予手术治疗。定期复查，监测病情变化。2015年6月29日行腹盆CT（图26-4）、胸部CT（图26-3）、结肠镜未见异常。其后每1年复查胸腹部CT及结肠镜检查，评估病情稳定。

病例分析

患者老年女性，以间断便血，伴大便习惯改变起病，完善结肠

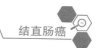

镜检查病理：直肠管状绒毛状腺瘤，局部癌变。诊断为直肠癌。完善检查患者分期为 cT2N0M0，Ⅱ期。中国临床肿瘤学会结直肠癌诊疗指南指出直肠癌分期（cT2N0M0）必须行根治性手术治疗。中上段直肠癌推荐行低位前切除术；低位直肠癌推荐行腹会阴联合切除术或慎重选择保肛手术。中下段直肠癌必须遵循直肠癌全系膜切除术原则，尽可能锐性游离直肠系膜。尽量保证环周切缘阴性，对可疑环周切缘阳性者，应加后续治疗。该患者拒绝手术治疗，依据指南应用新辅助放化疗。新辅助放化疗中，化疗方案推荐首选卡培他滨单药或持续灌注氟尿嘧啶或氟尿嘧啶＋亚叶酸钙，在长程放疗期间同步进行化疗。患者采用希罗达联合局部放疗治疗。2015 年 2 月 6 日治疗后来我院复查新辅助放化疗疗效显著，瘤体基本消失，临床完全缓解，家属仍不考虑手术治疗。有研究表明根治性术前联合放化疗（CCRT）后病理完全缓解率（pCR）15%～20%，此类患者预后很好，14 个数据库数据的荟萃分析显示 pCR 患者 5 年生存率 90%，无病生存率 87%。故该患者复查后选择随诊观察。患者此后定期复查，病情稳定未进展。

病例点评

1. 直肠癌发病率高，确诊时已经为局部进展期患者根治性手术效果有限，新辅助放化疗有利于提高疗效，有效的降低了结直肠癌患者术后复发及转移的风险，延长生存期。该患者分期较早，拒绝手术治疗，亦适合新辅助放化疗。

2. 术后定期复查结肠镜及腹盆腔 CT，未见复发及转移征象，考虑放化疗方案有效，化疗方案选取正确；目前新辅助放化疗对直肠癌根治术的保肛率、局部控制率均明显优于术后放化疗，且不良反应轻、患者易于接受、未增加手术难度和风险。但新辅助放化疗后经影像学评估达到 CR 是否需要手术尚无定论。

3. 针对 CRC 的靶向治疗可明显地延长生存期，与传统化疗药物联用提高了疗效，改善患者的生活质量，是继传统手术、化疗、放疗的又一个非常重要的治疗手段，可完善相关 *EGFR*、*BRAF*、*RAS* 等基因检测，选取相应的抗体药物（如西妥昔单抗、贝伐单抗）、小分子靶向药物（如瑞戈非尼）、融合蛋白免疫治疗（如关 PD－1、PD－L1）等进一步治疗。

（罗心宇　李琴　整理）

027　结肠癌的综合治疗一例

📋 病历摘要

现病史

患者男性，40 岁，于 2014 年 9 月无明显诱因出现乏力，后出现大便性状改变，间断便秘、腹泻，伴有大便发黑，未予重视。2015 年 2 月出现腹胀，伴排气排便停止，就诊于北京大学人民医院，查腹部 CT：回盲部恶性肿瘤导致小肠梗阻，考虑壁外血管侵犯，腹膜及大网膜转移，腹腔淋巴结转移，腹膜后淋巴结转移不除外，腹水。胸部 CT：右肺上叶结节，肿瘤性病变不除外，转移？

右肺中叶、左肺尖小结节。2015 年 2 月 11 日行右半结肠根治术，术后病理：结肠溃疡型腺癌（中低分化），大小 7.0cm×4.5cm，侵及管内癌栓，（远近切缘）未及癌侵犯，肠周淋巴结可见癌转移（2/26），可见癌结节，（肠周脂肪小于 5cm、肠周脂肪 5～10cm、肠系膜）淋巴结未见癌转移（0/1、0/2、0/4），肠周活检为癌结节，阑尾系膜可见癌侵犯，免疫组化：MLH1（＋），MSH2（＋），MSH6（部分＋），PMS2（部分＋）。术后恢复可。患者为求进一步诊治入我院肿瘤科。

既往史

有下肢静脉血栓、下腔静脉滤器植入术病史。否认冠心病、脑血管病、肾病等病史，否认肝炎、结核等传染病史，否认毒物及放射物质接触史，有输血史，无药物及食物过敏史。

查体

体温：36.5℃，脉搏：94 次/分，呼吸：20 次/分，血压：140/100mmHg。神清，精神可，巩膜无黄染。全身浅表淋巴结未触及肿大。胸廓对称，双肺叩诊呈清音，双肺呼吸音粗，双下肺未闻及明显干湿啰音。心率 94 次/分，律齐，各瓣膜听诊区未闻及病理性杂音及心包摩擦音。腹部平坦，未见腹壁静脉曲张及胃肠型、蠕动波，全腹无压痛，无反跳痛及肌紧张，麦氏点无压痛，肝脾肋下可触及，肝脾区无叩痛，移动性浊音阴性，肠鸣音 4 次/分。双下肢无水肿。

辅助检查

1. 实验室检查

生化：TC 3.58mmol/L，TG 1.76mmol/L，LDL－C 1.86mmol/L。肿瘤标志物：CA 19－9 761.18KU/L，CEA 43.50ng/ml，CA 24－2 200.00KU/L，NSE 12.46ng/ml，AFP 8.72ng/ml，FPSA 0.09ng/ml，

PSA 4.67ng/ml，CA 12 – 5 5.16KU/L，CA 15 – 3 18.96KU/L。D – Dimer 4.00mg/L。便常规 + 潜血未见明显异常。

2. 影像学检查

胸部 CT（2015 年 3 月 17 日，图 27 – 1）：双肺多发结节，考虑转移瘤待除外。左肺下叶局限性肺气肿。部分胸椎椎体及右肱骨头结节状高密度灶，请结合临床，建议复查除外转移。

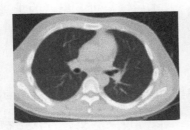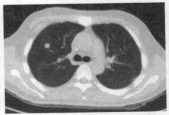

图 27 – 1　胸部 CT（2015 年 3 月 17 日）

腹部 CT（2015 年 3 月 17 日，图 27 – 2）：结肠术后改变；右侧腹腔内见囊性病变，包裹积液？建议增强扫描；下腔静脉滤网置入后；肝右叶小囊肿可能；脾大。

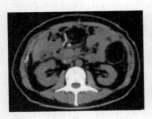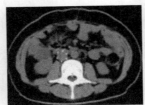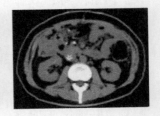

图 27 – 2　腹部 CT（2015 年 3 月 17 日）

胸部 CT（2015 年 5 月 12 日，图 27 – 3 和图 27 – 4）：双肺多发结节，较 2015 年 3 月 17 日片，右肺病变部分略缩小、部分略增大，余较前无显著变化，请结合临床，建议动态观察，必要时进一步检查。两侧腋窝及纵隔内小淋巴结。部分胸椎椎体及右肱骨头结节状高密度灶，较前无显著变化，考虑骨岛可能，建议动态观察，必要时进一步检查。胆囊结石，肝内低密度灶，请结合腹部相关检查。同时期电子结肠镜未见异常（图 27 - 5）。

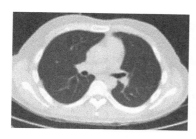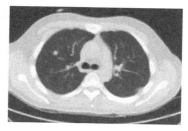

图 27 - 3　胸部 CT（2015 年 5 月 12 日）

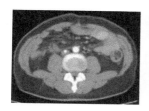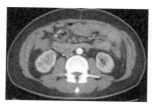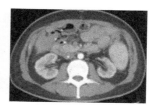

图 27 - 4　腹部 CT（2015 年 5 月 12 日）

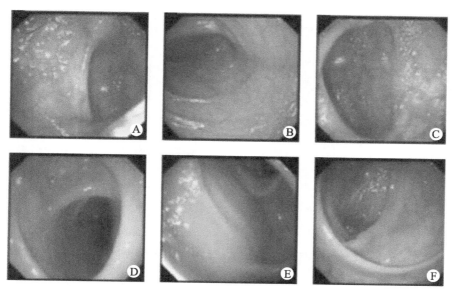

图 27 - 5　电子结肠镜（2015 年 9 月 7 日）

胸部 CT（2016 年 3 月 29 日，图 27 - 6）：①双肺多发结节，右肺上叶、中叶、左肺上叶外基底段小结节较前略增大，余未见显著变化，考虑转移性瘤可能性大，请结合临床；②两侧腋窝及纵隔内小淋巴结，较前无显著变化；③部分胸椎椎体及右肱骨头高密度结节，较前无显著变化；④脾脏体积增大，请结合临床。

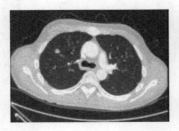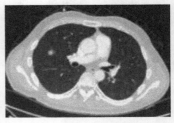

图 27 -6　胸部 CT（2016 年 3 月 29 日）

腹部 CT（2016 年 3 月 30 日，图 27 -7）：①结肠肿瘤术后，局部未见复发及转移；②下腔静脉滤器置入后，局部充盈缺损，同前；③肝内多发小圆形低密度灶，同前，考虑囊肿；④胆囊结石，同前；⑤脾大，脾静脉增宽，较前明显；⑥胰头钩突小圆形低密度灶，同前；⑦双肾多发囊肿，部分略增大。

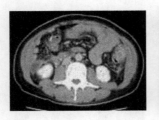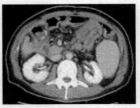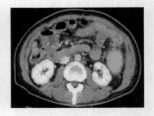

图 27 -7　腹部 CT（2016 年 3 月 30 日）

诊断

结肠恶性肿瘤（pT4N1M1，Ⅳ期）。腹膜及大网膜转移。腹腔淋巴结转移。肠周淋巴结转移。阑尾系膜转移。腹膜后淋巴结转移。脾转移。肺转移。

笔记

诊断思路流程图（图 27 - 8）

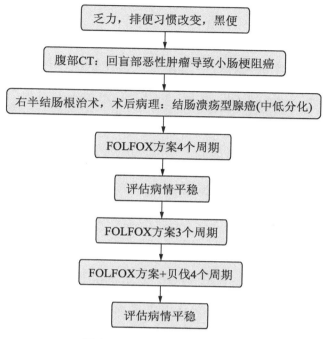

图 27 - 8　诊断思路流程图

诊疗经过

患者通过腹部 CT、病理活检等检查（图 27 - 1、图 27 - 2），结肠癌诊断明确，自 2015 年 3 月 12 日开始行 FOLFOX 方案（奥沙利铂 140mg + 亚叶酸钙 700mg + 氟尿嘧啶 700mg + 氟尿嘧啶 2800mg，静脉泵入）化疗 4 个周期。2015 年 5 月 12 日行胸部 CT、腹部 CT（图 27 - 3、图 27 - 4）评估疾病稳定（SD），继续行 FOLFOX 方案化疗 3 个周期。于 2015 年 6 月 30 行 FOLFOX 方案 + 贝伐 2 周方案化疗 8 次（贝伐单抗 300mg d1 + 奥沙利铂 140mg d1 + 亚叶酸钙 700mg d1 + 氟尿嘧啶 700mg d1 + 氟尿嘧啶 2800mg 静脉泵入 d1 ~ d2）。每 4 个周期评估病情为 SD（图 27 -5 ~ 图 27 -7）。

病例分析

患者明确诊断晚期右半结肠癌。研究发现，在转移性结直肠癌（metastatic colorectal cancer，mCRC）患者中，左半结肠癌发病率约51.03%，右半结肠发病率约48.97%。而肿瘤部位是Ⅲ～Ⅳ期结直肠癌独立的预后因素，右半结肠癌预后显著差于左半结肠癌。在治疗上，手术切除是目前应用的主要治疗手段，但患者术后出现复发或转移是影响其预后的关键。目前一线治疗方案为FOLFOX方案（5-氟尿嘧啶、亚叶酸钙、奥沙利铂）或FOLFIRI方案（5-氟尿嘧啶、亚叶酸钙、伊立替康）。近几年，在化疗基础上加用分子靶向药物西妥昔单抗已被证实可提高mCRC患者的5年总生存率，有研究显示对于晚期结肠癌患者，一线治疗应用FOLFOX+西妥昔单抗，中位OS可达到35.8个月，中位PFS可达到11.2个月。贝伐珠单抗与各种化疗方案联合可显著延长一线、二线和跨线治疗的总生存期，且其疗效不受KARS变影响，故为此患者选择贝伐珠单抗治疗。该患者行结肠癌根治术后，予一线治疗方案FOLFOX基础上联合血管生成抑制剂治疗。评估病情未进展，考虑治疗有效。

病例点评

患者诊断为晚期结肠癌，伴全身多处转移，疗效及预后不佳。在行结肠癌根治术后，予一线治疗方案FOLFOX基础上联合血管生成抑制剂治疗。贝伐珠单抗是重组血管内皮生长因子（VEGF）单克隆抗体，可以阻止和延缓新生血管的生成从而抑制肿瘤的生长和转移，可以通过促进血管正常化、降低组织间隙压及改善血管通透性以提高药物有效浓度，使其达到增强疗效的作用。因 VEGF 在维持正常血管功能和生理性血管生成中也起着重要作用，因此接受贝伐珠单抗治疗后会影响正常血管内皮细胞的生成和增殖，从而引起一系列的不良反应，主要表现在高血压、创口愈合障碍、出血、血栓形成、胃肠道穿孔及蛋白尿等方面。

（罗心宇　李琴　整理）

028 结肠癌的化疗联合靶向治疗一例

病历摘要

现病史

患者男性，70 岁。患者 2015 年无明显诱因出现大便不成形，2～3 次每日，未予特殊诊治。2016 年 4 月在外院行结肠镜示横结肠近肝区见约 1.5cm×1.5cm 大小，光滑，亚蒂，横结肠远端见一约 1.0cm×1.0cm，光滑，无蒂，诊断为结肠多发息肉，未取活检。2016 年 6 月 29 日于我院消化科行结肠镜，见图 28-1，肠镜：升结肠近回盲部、升结肠近肝曲、横结肠近肝曲、横结肠、降结肠分别见大小约 0.3cm×0.3cm、1.5cm×1.5cm、0.5cm×0.5cm、0.4cm×0.4cm、0.5cm×0.4cm 扁平息肉，分别用圈套器套扎、热活检钳凝除。另在横结肠见多枚直径 0.2cm 扁平息肉，APC 逐个凝除。诊断：结肠多发息肉（山田Ⅰ、Ⅱ型），结肠 EMR 术，结肠 APC 术。术后病理回报：升结肠近回盲部（1）灰白色息肉组织一块，直径1.2cm。锯齿状腺瘤，上皮高度异型增生癌变，部分呈黏液腺癌结构，侵至黏膜下层。肿瘤位于中央，切缘干净。2016 年 7 月 12 日就诊于我院普外科，拟行扩大手术，评估患者病情，未见腹腔淋巴结转移及肝肺骨等远处转移表现，行动态观察治疗。2016 年 10 月19 日复查结肠镜，见图 28 - 2，病理示见图 28 - 3。2017 年 5 月 13日复查腹盆 CT，结果示与 2016 年 10 月 12 日腹盆部 CT 比较：①结肠肿瘤电切术后改变，所见基本同前；②盆腔积液较前减少；③肠系膜及大网膜所见，大致同前；④余所见基本同前。见图 28 - 4，2018 年 3 月 9 日复查腹盆 CT，见图 28 - 5。现为进一步诊治入院。

既往史

否认高血压，否认糖尿病、脑血管病、精神疾病史。否认肝炎史、结核史、疟疾史。2011 年冠心病于某医院行 PCI，放置冠脉支架，现心功能情况可，无胸闷、气短，长期口服立普妥（10mg qn）、琥珀酸美托洛尔缓释片（0.5 片 qd）、欣康片（20mg bid）及阿司匹林（100mg qd）治疗，目前仅口服欣康。2011 年因左小腿骨折于我院行切开复位内固定术，住院期间曾并发 DVT，保守治疗，固定钢板未取出。2011 年因胆囊结石、慢性阑尾炎于当地医院行腹腔镜胆囊切除及阑尾切除术。前列腺增生病史 7 年，服用保列治和哈乐药物治疗。否认输血史，否认食物、药物过敏史，预防接种史不详。其他系统回顾无特殊。

查体

体温：36.5℃，脉搏：72 次/分，呼吸：20 次/分，血压：130/80mmHg，身高：174cm，体重：69kg，体表面积：1.82m^2，ECOG：1。腹部平坦，呼吸运动正常，无脐疝、腹壁静脉曲张，无皮疹、色素沉着，未见胃肠型及蠕动波。腹壁柔软，无压痛、反跳痛、肌紧张，未触及包块。肝脾未触及。肾脏未触及，肾区及输尿管点无压痛。振水音阴性。肝浊音界正常，肝区、肾区无叩击痛，移动性浊音阴性。肠鸣音正常，未闻及血管杂音。膝胸位肛诊，肛周未见异常，直肠可及范围内未及异常。

辅助检查

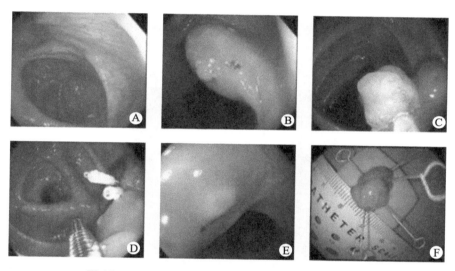

图 28-1 2016 年 6 月 29 日 结肠 EMR 术肠镜

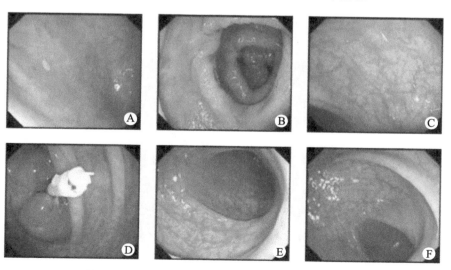

图 28-2 2016 年 10 月 19 日 结肠 EMR 术后

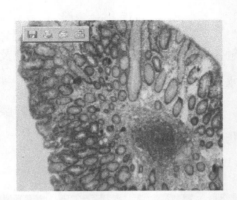

图 28 - 3　2016 年 10 月 19 日　结肠镜病理诊断，HE 染色，100 ×

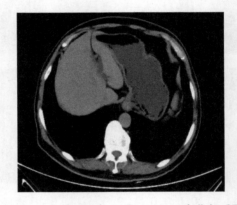

图 28 - 4　2017 年 5 月 13 日　腹盆部 CT

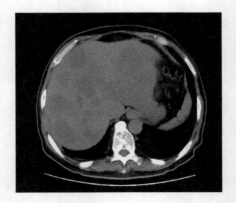

图 28 - 5　2018 年 3 月 9 日　腹盆部 CT

诊断思路流程图（图 28 - 6）

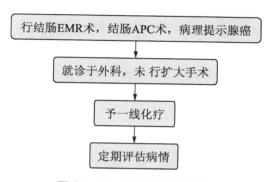

行结肠EMR术，结肠APC术，病理提示腺癌

↓

就诊于外科，未行扩大手术

↓

予一线化疗

↓

定期评估病情

图 28 - 6　诊断思路流程图

诊断

升结肠癌（Ⅳ期）。肝多发转移。肠系膜及大网膜转移。盆腔积液。冠状动脉粥样硬化性心脏病。PCI 术后。左小腿骨折术后。腹腔镜胆囊切除术后。腹腔镜阑尾切除术后。前列腺增生。

诊疗经过

患者 2016 年 10 月（即结肠 EMR 术后 3 月余）复查结肠镜提示横结肠可见一枚 0.2cm×0.3cm 大小息肉，取活检病理提示（横结肠）粟粒大结肠黏膜组织 1 块，呈低级别管状腺瘤。之后规律复查。今年复查行腹盆腔增强 CT（2018 年 3 月 9 日，我院）：与 2017 年 5 月 13 日腹盆部 CT 比较：1. 结肠肿瘤电切术后，升结肠近肝曲局部管壁较前增厚，肿瘤复发不能除外，请结合临床进一步检查；2. 肝内多发病灶较前新发，结合病史考虑肝内多发转移瘤；3. 盆腔积液较前增多；4. 肠系膜及大网膜病变稍增多，不除外转移。2018 年 3 月 12 日于肿瘤科住院，入院后予希罗达＋奥沙利铂＋安维汀方案化疗。

病例分析

5 - Fu 联合亚叶酸钙一直都是不能手术切除的晚期结直肠的标准化疗方案，而 5 - Fu 由于其半衰期短，需要静脉持续滴注，并且不良反应较重，应用受到限制。Cassidy 等研究表明 XELOX 方案可作为一线化疗方案用于转移性及晚期结直肠癌，对晚期大肠癌患者用卡培他滨联合奥沙利铂治疗，效果可靠且安全性较好。卡培他滨是氟尿嘧啶类药物，口服后能够转化为 5 - Fu，并能够在人体全身产生并维持较高浓度 5 - Fu，可有效控制肿瘤的局部复发或转移。随着分子靶向药物的出现，转移性结直肠癌的治疗又有了新的进展。有研究表明，在转移性结直肠癌的治疗中，靶向药物联合化疗能够增加疗效，延长患者的生存时间。贝伐单抗是一种重组的人类单克隆 IgG1 抗体，通过抑制人类血管内皮生长因子的生物学活性而起作用。研究表明贝伐单抗与伊立替康、奥沙利铂、5 - Fu 类药物的联合治疗对晚期结直肠癌有益。

病例点评

1. 贝伐单抗联合 XELOX 方案可作为晚期结直肠癌一线用药，那么待患者肿瘤进展后可否再用贝伐联合其他方案或单药作为二线方案，以及疗效如何都有待进一步明确。合理应用贝伐联合化疗会使其在结直肠癌的治疗中发挥更大作用，使更多患者从中受益。

笔记

2. 若 2016 年 7 月 12 日外科考虑行扩大手术是否可以避免日后转移的发生仍有待探讨。

3. 贝伐珠单抗可增加高血压、出血、消化道穿孔的风险，要注意观察患者一般状况调整用药方案。

（马妮娜 化怡纯 整理）

029 直肠癌的新辅助化疗一例

病历摘要

现病史

患者女性，57 岁。患者 2016 年 10 月无明显诱因出现腹泻，腹泻 3～4 次/天，为稀水样便，2017 年 1 月无明显诱因出现间断腹痛伴便血，量少，自服中成药（参灵白术）后症状明显好转。2017 年 2 月体检中心指诊示内痔，予痔疮药外用对症治疗。2017 年 6 月患者再次出现腹痛、腹泻，疼痛为隐痛，腹泻 5～6 次/天，为稀水样便，量不详，就诊于外院，2017 年 6 月 13 日查肠镜示：循腔进镜至回盲部，找到回盲瓣及阑尾口。直肠（距肛门缘 8～12cm）可见广基菜花型肿块突入肠腔，环绕管腔 3/4，表面呈结节状，糜烂出血，覆污秽苔，质脆，易出血，取活检 8 块送病理。余肠段肠腔通畅，黏膜光整，血管走形清晰，未见溃疡、糜烂及肿物。2017 年 6 月 13 日病理：（直肠）黏液腺癌，免疫组化：CDX－2（＋），CEA（＋），CK20（灶＋），CK7（小灶＋），Ki67（50%＋）。诊断：直肠癌。2017 年 6 月 23 日完善胸部 CT 提示①左肺上叶小结节，性质待定，建议动态观察；②左肺上叶舌段陈旧性病变可能；③右肺下叶磨玻璃密度影及索条影，慢性炎症？请结合临床；④右侧胸膜局部增厚。左肺上叶小结节，性质待定（图 29 - 1）；2017 年 10 月 20 日复查肠镜（图 29 - 2）示肠镜：直肠距肛缘 8 ~ 12cm 可见广基凹陷性病变，环周 3/4，表面结节状，糜烂出血，覆污苔。诊断：直肠癌；2017 年 11 月 22 日胸部 CT 提示①双肺内多发小结节灶，较前略增大，转移瘤可能大，请结合临床；②左肺上叶舌段陈旧性病变可能，同前；③右肺下叶磨玻璃密度影及索条影，慢性炎症？同前，请结合临床；④双侧胸膜局限性增厚，同前；⑤右下叶背段肺大泡，同前。双肺内多发小结节灶，较前略增大，转移瘤可能大（图 29 - 3）；2018 年 1 月 25 日复查肠镜（图 29 - 4）示肠镜：距肛门约 8cm 见吻合口及吻合钉，吻合口通畅，周围黏膜糜烂，吻合口远端可见长约 10cm 范围结肠黏膜充血糜烂，余所见结肠无明显糜烂、溃疡及新生物。胸部 CT 提示①双肺内多发结节灶，较前增大，考虑转移瘤；②左肺上叶舌段陈旧性病变可能，同前；③右肺下叶磨玻璃密度影及索条影，较前略增多，炎性病变不除外；④双侧胸膜局限性增厚，同前。双肺内多发结节灶，较前增大，考虑转移瘤（图 29 - 5）；2018 年 4 月 2 日复查胸部 CT 提示①双肺内多发结节灶，较前明显增大，考虑转移瘤；②左肺上叶舌段陈旧性病变可能，同前；③右肺下叶磨玻璃密度影及索条影，大致同前，炎症？坠积效应？请复查；④双侧胸膜局限性增厚，同前。双肺内多发结节灶，较前明显增大，考虑转移瘤（图 29 - 6）。现为进一步诊治入院。

既往史

直肠癌新辅助放化疗 7 个月，发现左肺上叶小结节 3 个月，右肾囊肿，左肾上腺腺瘤 3 个月，血脂代谢异常 3 个月。青霉素、链霉素类过敏史。否认高血压、心脏病史，否认糖尿病、脑血管病、精神疾病史。否认肝炎史、结核史、疟疾史。否认手术、外伤、输血史，预防接种史不详。其他系统回顾无特殊。

查体

体温：36.6℃，脉搏：70次/分，呼吸：18次/分，血压：116/70mmHg。腹部平坦，腹式呼吸存在，未见胃肠型、蠕动波。全腹无压痛、反跳痛、肌紧张。未触及明显肿物。肝脾肋下未触及，肝、脾区叩痛阴性，肾区叩击痛阴性，移动性浊音（-），肠鸣音4次/分，未闻气过水声及高调金属音。右下腹结肠造瘘口接粪袋，周围皮肤正常无红肿、溃疡。肛查 KC 位：直肠黏膜光滑，未及直肠壁及盆腔肿物。退出指套无血染。双侧锁骨上淋巴结未及肿大。

辅助检查

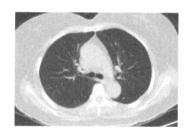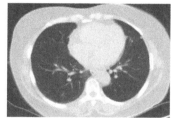

图 29 -1　胸部 CT （2017 年 6 月 23 日）

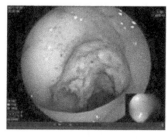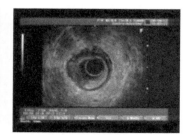

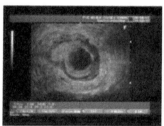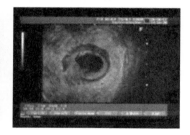

图 29 -2　2017 年 10 月 20 日

笔记

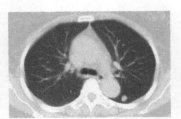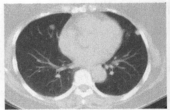

图 29 - 3　胸部 CT（2017 年 11 月 22 日）

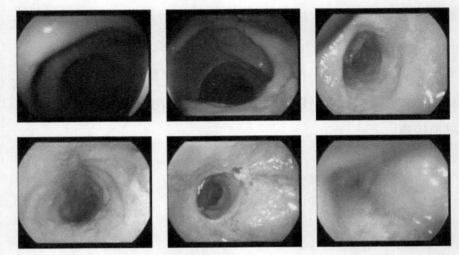

图 29 - 4　2018 年 1 月 25 日

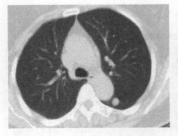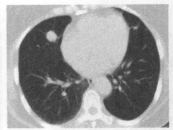

图 29 - 5　胸部 CT（2018 年 1 月 23）与
2017 年 12 月 20 日胸部 CT 扫描比较

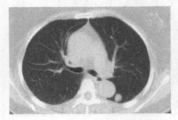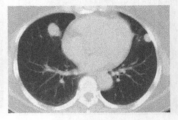

图 29 - 6　胸部 CT（2018 年 4 月 2 日）与
2018 年 1 月 23 日胸部 CT 扫描比较

诊断思路流程图（图 29 - 7）

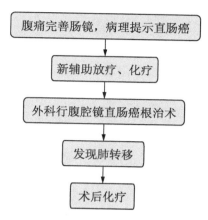

图 29 - 7　诊断思路流程图

诊断

直肠癌，直肠癌根治术、回肠双腔造瘘术后，直肠癌新辅助放化疗，左肺上叶小结节，右肾囊肿，左肾上腺腺瘤，血脂代谢异常。

诊疗经过

2017 年 6 月 22 日于我院肿瘤科完善腹盆腔 CT、核磁、PET - CT - 腹盆腔 CT：①直肠上段管壁不规则增厚，考虑直肠癌（T3）；②盆腔内多发小淋巴结；③右肾囊肿；右肾皮质厚薄不均，请结合临床；④左肾上腺小结节影，考虑腺瘤可能；⑤盆腔内多发钙化灶。腹盆腔核磁：①直肠中上段癌（T3）。②直肠系膜内多发淋巴结，转移不除外。PET - CT：①直肠中段管壁明显增厚，FDG 代谢增高，考虑恶性病变 - 直肠癌；直肠周围脂肪间隙多发小淋巴结影，FDG 轻度增高，淋巴结转移可能，建议进一步明确；双肺多发小结节影，未见 FDG 代谢异常增高，转移可能，建议动态观察；腹膜后（腹主动脉前方）多发小淋巴结影，FDG 代谢增高，建议动态观察。②双肺多发斑片影，未见 FDG 代谢异常增高，陈旧性炎症可能；左肺下叶磨玻璃密度影，未见 FDG 代谢增高，建议动态观察。③右肾下极囊肿。④甲状腺左叶稍低密度影，未见 FDG 代谢增高，请结合甲状腺超声检查。⑤脊柱退行性改变；左侧锁骨中段高密度影，未见 FDG 代谢异常增高，骨岛可能性大，建议动态观察；L1、L4、L5 椎体许莫氏结节。⑥第五脑室形成。⑦余躯干及脑部 PET－CT 检查未见明显异常代谢征象。2017 年 6 月 22 日于我院放疗科行放射治疗，2017 年 6 月 26 日于我院肿瘤科行卡培他滨 1.5g po bid d1～d14 化疗，2017 年 6 月 28 日行奥沙利铂 200mg d1 化疗。2017 年 10 月 16 日就诊于我院普外科，复查腹盆腔核磁示：对比 2017 年 6 月 23 日盆腔 MRI：①直肠癌，较前病灶有所缩小，请结合临床；②直肠系膜内多发淋巴结，转移不除外，较前无显著变化；③子宫颈纳氏囊肿。腹盆腔 CT 示：①直肠管壁增厚，管腔狭窄，符合直肠癌改变；②右肾多发囊肿；③肠系膜上动脉起源于腹腔。2017 年 10 月 23 日于我院普外科行腹腔镜直肠癌根治术（Dixon）＋回肠双腔造瘘。2018 年 1 月 23 日于我院普外科复查腹盆腔 CT：与 2017 年 10 月 18 日腹盆腔 CT 比较：①直肠术后改变，局部未见明确肿块影，右前腹壁造瘘；②右肾多发囊肿，大致如前；③脂肪肝可能，新出现。2018 年 1 月 30 日于我院普外科行"回肠造口还纳术"。

病例分析

　　手术切除是直肠癌目前唯一可行的根治性手段，但实际上，25% 的直肠癌患者就诊时已属中晚期，另外有超过 25% 的患者在第一次手术后仍出现复发或转移。与单纯手术相比，围手术期特别是术前多学科综合治疗能够降低直肠癌术后复发的风险。直肠癌的新辅助化疗是在术前进行的，通过化疗使肿瘤缩小，减少肿瘤及所属淋巴结对周围组织的侵犯，有利于外科完整切除，降低术后复发转移的概率。卡培他滨联合其他化疗药物治疗直肠癌方面已经显示出了较好的疗效。卡培他滨是氟尿嘧啶类药物，口服后能够转化为 5 – Fu，并能够在人体全身产生并维持较高浓度 5 – Fu，可有效控制肿瘤的局部复发或转移。且 XELOX 方案不需要进行深静脉置管，从而减少了静脉置管相关性感染和血栓的发生率。

病例点评

此患者疑难病例讨论依据：此患者最终诊断为直肠恶性肿瘤，属于疑难病例，术后肺部结节进展较快。

诊断疑难理由及亮点：

1. 患者行直肠癌根治术（Dixon）＋回肠双腔造瘘后生活质量明显改善，但患者术前胸部 CT 提示左肺上叶小结节，性质待定，建议动态观察，后患者规律复查胸部 CT 提示肺部结节进展迅速，考虑为转移瘤可能，考虑术前已存在转移，手术必要性有待探讨。

2. 本例术前应用新辅助化疗 1 次可降低直肠癌术后复发的风险。

3. 患者肺部转移瘤进展迅速，可行化疗控制疾病进展。

（马妮娜　化怡纯　整理）

030 结肠癌的化疗联合靶向治疗一例

病历摘要

现病史

患者男性，71 岁。2012 年无明显诱因出现腹痛，呈持续性绞痛，伴阵发加重，停止排气及排便，于同仁医院就诊，考虑为"急性肠梗阻"，遂行手术治疗（具体不详），术后病理提示为"乙状结肠癌"，行 6 次化疗（具体不详），2015 年 5 月患者无明显诱因发现左侧颈部肿物 2 个，直径大小约为 2cm，质硬，活动性较差，就诊于我院普外科门诊，完善颈部淋巴结节超声提示：左侧颈部及锁骨上多发淋巴结肿大，行左侧颈部淋巴结穿刺病理示：可查见恶性细胞，细胞免疫组化示：CK－L（＋），CK－H（＋），CK5/6（散在＋），TTF－1（－），NapsinA（－），TG（－），CDX2（＋），villin（＋），P504S（＋），Ki－67 指数：40%。结论：转移性腺癌，2015 年 7 月 31 日颈部淋巴结 B 超提示左锁骨上窝多发低回声结节，考虑转移癌（图 30－1）。检查所见：左侧锁骨上窝见多发低回声结节，大者约 3.1cm×1.8cm，边界不清，形态不规则。内未见皮髓质结构，可见较丰富血流信号。双颈部及右锁骨上未见异常淋巴结。诊断：左锁骨上窝多发低回声结节，考虑转移癌。颈部淋巴结放疗后，2016 年 2 月 23 日颈部淋巴结 B 超提示左颈部及锁骨上窝多发低回声结节，考虑转移癌，较前次检查略

笔记

缩小（图 30-2）。检查所见：左侧颈部及锁骨上窝见多发低回声结节，大者位于左锁骨上窝，大小约 2.9cm×2.0cm×1.7cm，似为两个互相融合，皮髓质界限不清，边界清，不规则，部分可见较丰富血流信号。右颈部及右锁骨上未见异常淋巴结。诊断：左颈部及锁骨上窝多发低回声结节，考虑转移癌，较前次检查略缩小。爱必妥靶向治疗中完善 2016 年 4 月 19 日颈部 B 超提示左颈部及锁骨上窝异常肿大淋巴结，部分较前略增大（图 30-3）。检查所见：左颈部及锁骨上窝可见多发低回声淋巴结，皮髓质不清，相互融合，较大者位于锁骨上窝，大小约 3.0cm×2.0cm×2.2cm，其内可见血流信号。右颈部及锁骨上窝未见异常肿大淋巴结。诊断：左颈部及锁骨上窝异常肿大淋巴结，部分较前略增大。2016 年 5 月 27 日完善肠镜（图 30-4），后收入我科进一步诊治。

既往史

否认高血压、心脏病史，否认糖尿病、脑血管病、精神疾病史。否认肝炎史、结核史、疟疾史。否认外伤、输血史，否认食物、药物过敏史，预防接种史不详。其他系统回顾无特殊。

查体

体温：36.4℃，脉搏：120 次/分，呼吸：20 次/分，血压：90/60mmHg，身高 174cm，体重 94kg，体表面积 2.08m²，ECOG：2，口唇苍白；胸骨上窝可见长约 4cm 的手术瘢痕。双肺呼吸音粗，未闻及干湿啰音及胸膜摩擦音。心界叩诊不大，心率 110 次/分，律齐，各瓣膜听诊区未闻及病理性杂音，腹部膨隆，下腹正中可见长约 15cm 的手术瘢痕，全腹无压痛、反跳痛及肌紧张，肝脾肋下未触及，全腹未触及明显包块。Murphy's 征阴性，肝、脾肋下未触及，肝区、脾区无叩痛，移动性浊音阳性。肠鸣音 3 次/分，双下肢无水肿。

辅助检查

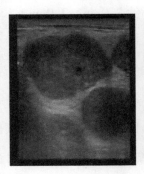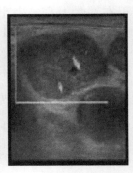

图 30 - 1　2015 年 7 月 31 日　颈部淋巴结 B 超
（xelox 方案化疗中）

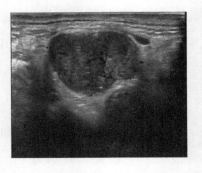

图 30 - 2　2016 年 2 月 23 日　颈部淋巴结 B 超
（颈部淋巴结放疗后）

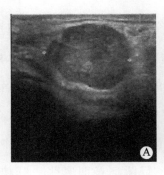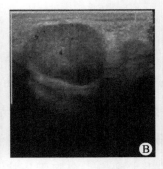

图 30 - 3　2016 年 4 月 19 日　颈部 B 超
（爱必妥靶向治疗中）

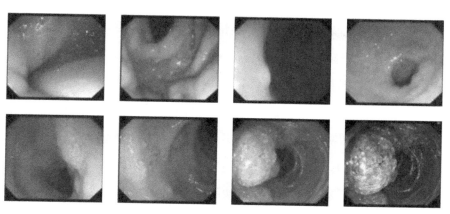

图 30 −4 2016 年 5 月 27 日 肠镜：十二指肠乳头占位（癌?）；
胃息肉（山田Ⅱ型）；息肉 APC 根除术；慢性浅表性胃炎。

诊断思路流程图（图 30 −5）

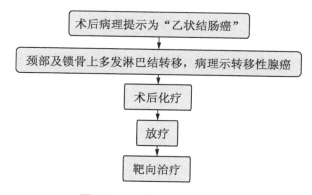

图 30 −5 诊断思路流程图

诊断

结肠恶性肿瘤（cTXN2M1，Ⅳ期），颈部、腹膜淋巴结继发恶性肿瘤，肺继发恶性肿瘤，肾上腺继发恶性肿瘤，结肠癌术后，恶性腹腔积液，肝继发恶性肿瘤，十二指肠乳头占位，恶性恶液质，肺部感染，腹腔感染，重度贫血，低蛋白血症，肝囊肿，胆囊结石，胆囊炎，结肠多发息肉 EMR 术后，胃息肉凝除术后，反流性食管炎，便秘，左侧腹壁疝。

诊疗经过

入我科后查胸部 CT 提示：右肺下叶小结节，右侧斜裂胸膜结节，性质待定，转移不除外；腹部 CT 示：腹膜后增大淋巴结，转移可能。综合考虑诊断为结肠癌、颈部淋巴结转移，肺转移，腹膜淋巴结转移；骨扫描：未见转移征象。评估患者无化疗禁忌，于 2015 年 5 月 30 日、2015 年 6 月 13 日、2015 年 6 月 27 日行 FOLFOX：艾恒 180mg d1 + 氟尿嘧啶 750mg ivgtt d1 + 氟尿嘧啶 4000mg d2 ~ d3 静脉泵入，2015 年 7 月 11 日、2015 年 8 月 5 日、2015 年 8 月 27 日行 XELOX 方案（具体剂量为：奥沙利铂 240mg + 希罗达早餐后 3 片，晚餐后 4 片）。随后行颈部淋巴结放疗，2015 年 11 月放疗结束。2016 年 2 月肺部转移灶增多，评估肿瘤进展。2016 年 3 月 1 日给予伊立替康 340mg + 亚叶酸钙 400mg + 5 – Fu 800mg + 5 – Fu 2400mg 化疗，过程顺利。患者 KRAS 检测为野生型，2016 年 3 月 18 日、2016 年 4 月 2 日给予伊立替康 340mg + 爱必妥 400mg d1、d8 化疗两个周期。2016 年 4 月评估为稳定，2016 年 4 月 12 日、2016 年 4 月 26 日、2016 年 5 月 3 日给予爱必妥 400mg 靶向治疗，过程顺利。入院行胃镜及结肠镜下息肉电凝术，胃镜下见十二指肠占位，病理为黏膜内高级别瘤变 – 上皮高度异型增生、癌变，对症治疗后出院。

病例分析

治疗结直肠癌目前常用的方案有 FOLFIRI（伊立替康 + 亚叶酸钙 + 氟尿嘧啶）、FOLFOX（奥沙利铂 + 亚叶酸钙 + 氟尿嘧啶）、CapeOx（奥沙利铂 + 卡培他滨）等。CRYSTAL 研究表明：西妥昔单抗联合 FOLFIRI 方案组的缓解率明显高于单用 FOLFIRI 治疗组，此外，西妥昔单抗联合 FOLFIRI 方案组的疾病无进展生存时间（PFS）长于单用 FOLFIRI 治疗组，FLIER 研究结果表明，西妥昔单抗联合 FOLFIRI 方案作为二线治疗转移性结直肠癌依然有很好的疗效，客观缓解率（ORR）为 31.7%，疾病控制率（CR + PR + SD）

为 53.3% 。中位 PFS 及 OS 为 7.4 个月及 18.2 个月。且西妥昔单抗仅适用于无突变的 *KRAS* 基因野生型患者，对 *KRAS* 突变患者无效，贝伐珠单抗的疗效不受 *KRAS* 基因突变状态影响。

病例点评

①患者一般情况较差，且发现时已Ⅳ期且伴多发远处转移，于我科行 FOLFOX、XELOX 方案治疗，后行放疗，评估肿瘤进展后更换方案为 FOLFIRI 联合爱必妥，2 个周期后评估病情稳定，考虑方案选取正确有效；②患者 *KRAS* 检测为野生型，西妥昔单抗仅适用于无突变的 *KRAS* 基因野生型患者，对 *KRAS* 突变患者无效。贝伐珠单抗的疗效不受 *KRAS* 基因突变状态影响；③西妥昔单抗联合 FOLFIRI 组与单用 FOLFIRI 方案比较，总的 3、4 级不良反应发生率增加约 15% ，非血液毒性事件 3、4 级不良反应发生率增加约 21% 。与西妥昔单抗使用相关的 3、4 级不良反应事件主要为皮疹，其发生率为 27.5% 。多数患者对不良反应的耐受良好。仍需警惕不良反应的发生。

（马妮娜　化怡纯　整理）

031 结肠癌伴发肠梗阻的治疗一例

病历摘要

现病史

患者女性，54 岁，主因"诊断结肠癌 8 月余"入院。患者于

2016 年 5 月无明显诱因出现下腹部间断绞痛,伴腹胀,进食后加重,排便后可稍减轻,伴里急后重,大便变细,偶有暗红色血便,否认发热、恶心、呕吐等症状,患者未在意,2016 年 10 月 27 日患者腹痛加重,就诊于某医院,行肠镜:乙状结肠新生物性质待定,病理提示"结肠癌"。2016 年 11 月 3 日患者出现下腹部剧烈绞痛,停止排气、排便,就诊于我院急诊,腹盆腔 CT:考虑结肠癌可能,肝、肺、卵巢多发转移可能。行结肠镜置入结肠支架(图 31 - 1),并予禁食、胃肠减压、补液等支持治疗,患者腹痛好转,恢复排气排便,目前已进流食。我院病理会诊肠镜切片:结肠浸润性管状腺癌。现为进一步诊治收入我科。

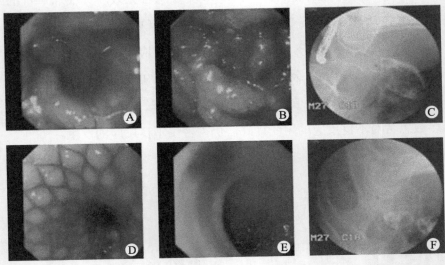

图 31 -1　2016 年 11 日　肠镜下行结肠支架置入术(D:可见网状支架)

既往史

反流性食管炎史 1 年。否认高血压、心脏病史,否认糖尿病、脑血管病、精神疾病史。否认肝炎史、结核史、疟疾史。否认手术、外伤、输血史,否认食物、药物过敏史,预防接种史不详。其他系统回顾无特殊。

查体

体温：36.0℃，脉搏：82次/分，呼吸：18次/分，血压：120/70mmHg，神清，精神可，双肺呼吸音粗，未闻及明显的干湿啰音，未闻及胸膜摩擦音。心界叩诊不大，心率82次/分，律齐，各瓣膜听诊区未闻及病理性杂音，未闻及心包摩擦音。无异常周围血管征。腹平坦，未见胃肠型及蠕动波。腹软，下腹部轻压痛，无反跳痛，无肌紧张，未触及明显包块。Murphy's征阴性，肝、脾肋下未触及。叩诊呈鼓音，肝区、脾区无叩痛，移动性浊音阴性。肠鸣音1次/分，双下肢未见水肿。

辅助检查（2016 年 11 月，我院）

血常规：WBC 6.29 × 10^9/L，GR%：52.2%，HGB：120g/L，PLT：263 × 10^9/L；

生化：ALT：16U/L，ALB：42.7g/L，T – BIL：5.16μmol/L，Cr：52.6μmol/L，K：3.93mmol/L，AMY：44U/L；

凝血：PT（s）10.90s，PT（A）112.90%，APTT 27.10s；

腹盆腔 CT：①乙状结肠肠壁局限性增厚、强化，考虑结肠癌可能，侵犯右侧附件不除外，建议内镜检查明确；②乙状结肠周围系膜多发淋巴结，考虑转移；③肝多发异常结节，转移可能，建议MRI 检查明确或复查；④子宫右后方囊性病变，转移？右卵巢病变？建议复查或进一步检查；⑤右肺散在大小不等结节，性质待定，转移瘤不除外；⑥腹盆腔及双侧腹股沟区多发小的淋巴结，建议随诊；⑦右肾多发囊肿。

肠镜病理：结肠浸润性管状腺癌（图31-2、图31-3）。

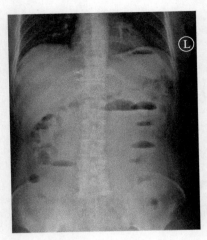

图31-2 2018年3月
外科手术前立位
腹平片提示肠梗阻

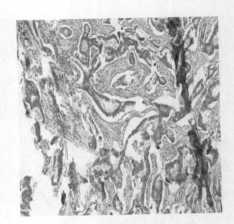

图31-3 2018年3月
外科手术术后病理提示
结肠癌（HE染色，100X）

根据患者的病史、症状、体征、相应的病理检查，诊断思路如下（图31-4）：

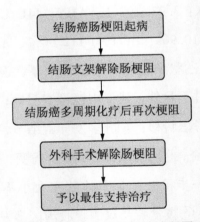

图31-4 患者诊断思路流程图

诊断

结肠恶性肿瘤（cTxNxM1，Ⅳ期）。结肠浸润性管状腺癌。肠梗阻。内镜下结肠支架置入术后。肝转移。反流性食管炎。右肾囊肿。

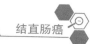

诊疗经过

2016 年 11 月起患者分别于 2016 年 11 月 14 日、2016 年 11 月 29 日、2016 年 12 月 13 日、2016 年 12 月 27 日行 mFOLFOX6（奥沙利铂 135mg + 亚叶酸钙 650mg + 5 – FU 650mg iv. gtt + 5 – FU 3875mg 静脉泵入）化疗 4 个周期，评效为 PR，再次于 2017 年 1 月 10 日，2017 年 2 月 7 日，2017 年 2 月 20 日行 mFOLFOX6 周期化疗 3 个周期，尚未评估。

化疗期间患者排便不畅，腹胀逐渐加重，考虑存在肠梗阻（图 31 – 2），遂于 2017 年 3 月行全麻下行腹探查 + 乙状结肠癌姑息性切除术 + 直肠降结肠端端吻合术 + 肠粘连松解术 + 结肠支架取出术 + 化学药物置入术，肠梗阻症状缓解。

术后病理提示：切除部分直肠（长 14cm，周径 7cm）：距一侧断端 5cm、另一侧断端 6cm 见一溃疡型肿物（3.0cm × 3.0cm × 0.6cm），环绕管壁 2/3。镜检：（直肠）结肠溃疡性中分化腺癌。癌瘤穿透浆膜层，侵犯周围纤维组织。未见明确脉管侵犯。两侧手术断端均未见癌残留。肿瘤出芽分级：G3。肠系膜淋巴结 4/23 枚内见癌转移。病理分期：pT4aN2。免疫组织化学染色：CD31、CD34 及 D2 – 40（–），CK（+），P53（+），Desmin（显示肌层不完整），Ki – 67（指数约 70%），MSH2（+）、MSH6（+）、PMS2（+）、MLH1（+）、结果提示错配修复蛋白无功能缺失。特殊染色：EVG 及 EVG + HE（未见明确脉管侵犯）（图 31 – 3）。

2017 年 4 月 12 日予以患者 mFOLFOX6 化疗方案治疗，但患者输注奥沙利铂化疗时出现全身散在片状红疹伴瘙痒，考虑药物过敏，结合患者近期仍有排便困难、腹胀，无明显恶性、呕吐且行立位腹平片示腹部部分肠管扩张，可见多发气液平，考虑疾病进展，更改方案为 FORFIRI（伊立替康 240mg + 亚叶酸钙 650mg + 5 – FU

650mg iv. gtt + 5 – FU 3250mg 静脉泵入）化疗 4 个周期，再次评效PD，复查腹盆腔 CT 结果示肝内多发低密度影，较前增大数目增多，转移可能性大，遂转入介入科进一步治疗。

病例分析

近几年结肠癌的发病率越来越高，8%～29% 的患者出现肠梗阻，部分患者以急性腹痛就诊，如果治疗不及时可能会导致死亡。结肠梗阻在很大程度上与上胃肠道梗阻不同，由于结肠特有的小角度弯曲的组织结构使得腔内远距离操作难度增加。老年肠梗阻具有发病急、病情变化快、病情重、并发症多如果出现典型肠梗阻表现，肠癌性肠梗阻临床处理会非常棘手，选择处理方法是否正确直接关系患者的预后。目前临床上常用的方法包括结肠支架，肛门置入肠梗阻导管及手术治疗。结肠支架在治疗肠梗阻，减轻肠梗阻引起的炎症反应方面具有良好的疗效。肠支架术作为一种缓解肠梗阻症状的姑息性手术方法。肠梗阻导管置管属于微创疗法，技术操作简单，能有效缓解患者的梗阻症状，安全可靠，免除患者再次手术的痛苦，经肛肠梗阻导管的置入能排出由于梗阻而形成的大量粪便及肠道积气，减轻肠道内部污染。手术治疗是结肠癌肠梗阻重要的治疗手段，右侧结肠癌并发急性梗阻时应尽量争取做右半结肠切除一期吻合术，对于右侧结肠癌局部确已无法切除时，可行末端回肠与横结肠侧侧吻合术（捷径手术）；左侧结肠癌引起的急性梗阻在条件允许时也应尽量行一期切除术。随着操作技术的提高，营养支持治疗和有效抗生素的应用，以及术中充分的结肠灌洗，为结肠癌并梗阻一期切除吻合提供了可靠保障。

病例点评

结肠癌是胃肠道系统的常见肿瘤，中晚期患者由于癌变的组织堵塞肠管，肠管受肿瘤浸润失去扩张能力，以及老年人肠道蠕动缓慢等原因，故常合并有肠梗阻，多表现为慢性低位不完全或完全性肠梗阻，出现腹痛，呕吐，腹胀，排便排气停止等症状。目前临床上常用的方法包括结肠支架，肛门置入肠梗阻导管及手术治疗；该患者先后行结肠镜置入结肠支架及乙状结肠癌姑息性切除术，肠梗阻均得到较好缓解，得以改善临床症状、提高生活质量，并赢得化疗时机。

（李腾　马妮娜　整理）

032　小肠癌多线化疗一例

病历摘要

现病史

患者女性，57 岁，主因"空肠腺癌根治术后 4 年余"入院。患者 4 年前行小肠镜检查明确诊断空肠腺癌，于我院行空肠腺癌根治术，术后自诉间断腹泻，无其他不适。1 个月前于我院体检行胸片检查发现双侧胸腔积液、以左侧为著，患者平素偶咳嗽、咳痰，无发热、畏寒、寒战，无喘憋、呼吸困难，无盗汗、乏力，无恶心呕吐等不适，患者遂于门诊 B 超室完善双侧胸腔积液检查，检查结果示右侧胸腔可见液性无回声区，最宽约 2.6cm，位于肩胛下角线第 8 肋间，距皮肤约 2.0cm，可见漂浮肺叶；左侧胸腔可见液性无回声区，最深约 7.0cm，位于肩胛下角线第 9 肋间，距皮肤约 1.8cm，可见漂浮肺叶，遂于 B 超引导下行左侧胸腔积液穿刺置管引流术，引流出 700ml 黄色浑浊液体，完善胸水生化示 TP 56.5g/L、渗透压 281.5mosm/L，胸水 ADA 536U/L、LDH 8U/L。为求进一步诊治收入我院呼吸科进一步完善检查，胸水涂片示：可见恶性细胞，免疫组化示胸水查见异性细胞，考虑为转移性腺癌。现患者诊断基本明确，为求进一步诊治收入我科。

既往史

高血压病史 6 年，血压最高达 170/90mmHg，平诉口服依力平，血压控制于 130/80mmHg。否认冠心病、糖尿病、脑血管病病史。否认慢性支气管炎、支气管哮喘病史。否认乙肝、结核等传染病病史。21 年前因子宫多发肌瘤行子宫切除术，11 年前因胆囊息肉行胆囊切除术，4 年前行小肠癌切除术。否认其他手术史、外伤及输血史。否认食物、药物过敏史。

查体

体温：36.5℃，脉搏：72次/分，呼吸：18次/分，血压：120/70mmHg，神清、状可，皮肤巩膜无黄疸、紫绀。全身浅表淋巴结未及肿大。无颈静脉怒张。双肺呼吸音低，未闻及明显干湿啰音及胸膜摩擦音。心率 72 次/分，律齐，未及杂音。腹软，无压痛、反跳痛和肌紧张，肝脾肋下未及，移动性浊音阴性，肠鸣音 4 次/分，双下肢可见静脉曲张，轻度水肿。

辅助检查

血常规（2015 年 4 月 16 日，我院）：WBC 5.59×10^9/L，GR 75.3%，HB 157g/L，PLT 247×10^9/L。

胸片（2015 年 4 月 16 日，我院）：双侧胸腔积液，左侧为著伴，左肺膨胀不全可能，左肺炎不除外，建议复查；右肺中野可疑结节，建议复查。B 超（2015 年 4 月 16 日，我院）：右侧胸腔可见液性无回声区，最宽约 2.6cm，位于肩胛下角线第 8 肋间，距皮肤约 2.0cm，可见漂浮肺叶；左侧胸腔可见液性无回声区，最深约 7.0cm，位于肩胛下角线第 9 肋间，距皮肤约 1.8cm，可见漂浮肺叶。

肿瘤标志物（2015 年 4 月 16 日，我院）：CA153 43.8U/ml；CA 19 – 9 36.55U/ml、CA 12 – 5 439.8U/ml，糖链抗原 CA724 8.13U/ml。肿瘤标志物（2015 年 4 月 23 日，我院）：示 CA 12 – 5 435.80U/ml、CA153 42.10U/ml、NSE 34.06ng/ml、CYF211 10.51ng/ml、余未见异常。

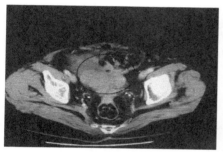

图 32 – 1　mFOLFOX6 联合贝伐
单抗化疗间期评效疾病稳定

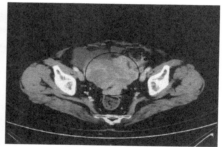

图 32 – 2　mFOLFOX6 联合贝伐
单抗化疗 6 个周期后评效疾病进展

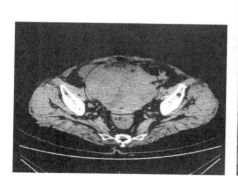

图 32 – 3　紫杉醇 + 顺铂化疗
6 个周期后评效疾病进展

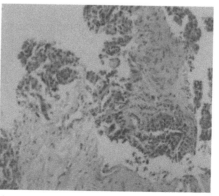

图 32 – 4　附件肿物穿刺病理
（HE 染色，100 ×）

笔记

207

气管镜（2015 年 4 月 23 日，我院）：未见细菌。胸水涂片（2015 年 4 月 24 日，我院）：可见恶性细胞。免疫组化：腺癌。

根据患者的病史、症状、体征、相应的病理检查，诊断思路如下（图 32 - 5）：

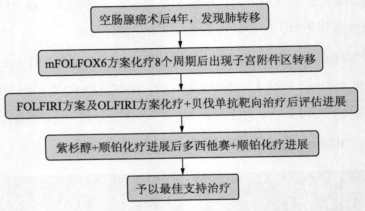

图 32 - 5　患者诊断思路流程图

诊断

空肠恶性肿瘤（Ⅳ期）。空肠腺癌术后。肺转移癌。恶性胸腔积液。高血压Ⅱ级（低危组）。子宫切除术后。胆囊切除术后。

诊疗经过

2015 年 4 月至 2015 年 8 月行给予 mFOLFOX6 方案化疗 8 个周期（奥沙利铂 135mg + 同奥 600mg + 氟尿嘧啶 625mg + 氟尿嘧啶 2500mg 静脉泵入）。2015 年 9 月复查盆腔核磁提示：双侧附件区见多发混杂信号肿块，最大者位于右侧，病变大小约 5.0cm × 4.1cm × 5.2cm（图 32 - 1）。

2015 年 9 月 11 日、9 月 26 日、10 月 11 日、10 月 28 日、11 月 12 日、11 月 27 日给予 FOLFIRI 方案化疗 6 个周期（伊立替康 200mg d1 + 同奥 320mg d1 ~ d2 + 氟尿嘧啶 625mg d1 ~ d2 + 氟尿嘧啶 1875mg 静脉泵入）。2015 年 12 月复查腹盆腔 CT 提示：双侧附件区

可见软组织密度灶，较大者位于右侧，实性部分大小约 5.5cm × 4.4cm，较前增大，考虑转移可能。2016 年 2 月 1 日至 2016 年 7 月 20 日予以 FOLFIRI 方案化疗 + 贝伐单抗靶向治疗（伊立替康 200mg d1 + 同奥 320mg d1 ~ d2 + 氟尿嘧啶 625mg d1 ~ d2 + 氟尿嘧啶 1875mg 静脉泵入 + 贝伐单抗 300mg）行 12 个周期。2016 年 9 月复查腹盆腔 CT 提示：阴道上方见不规则软组织肿块，范围约为 9.6cm × 6.5cm（图 32 - 2）。2016 年 10 月至 2016 年 11 月行 FORFIRI 方案化疗 3 个周期，后 B 超下卵巢肿物穿刺病理回报：（盆腔占位组织）穿刺纤维组织 2 小条，其中 1 条内见腺癌浸润，免疫组化：CK（ + ），CK20（ － ），CDX2（ － ）。免疫表型未能证实肠道来源（亦不能排除肠道来源)(图 32 - 4)。2016 年 12 月完善腹盆腔 CT 提示：阴道上方见不规则软组织肿块，范围约为 9.6cm × 7.3cm，考虑疾病进展，于 2016 年 12 月至 2017 年 3 月行紫杉醇 + 顺铂化疗 6 个周期（紫杉醇 30mg、210mgd1 + 顺铂 30mg d1、40mg d2 ~ d3），2017 年 4 月复查腹盆腔 CT 提示。阴道上方见不规则软组织肿块，范围约为 9.1cm × 6.3cm，大致同前。2017 年 6 月腹盆腔 CT 复查阴道上方见不规则软组织肿块，范围约为 13cm × 11cm，较前增大（图 32 - 3），遂 2017 年 6 月至 2017 年 9 月行多西他赛 + 顺铂化疗 4 个周期（多西他赛 100mg，顺铂 40mg d1，30mg d2、d3），后因患者一般状况差不能耐受化疗遂转至当地医院行支持治疗。

病例分析

　　小肠癌在消化道肿瘤中较少见，但却是小肠恶性肿瘤中最常见的一种病理类型，其预后较差，总体 5 年生存率不足 30%，Ⅳ期患者的 5 年生存率不足 5%。尽管小肠癌较消化道其他部位恶性肿瘤的发

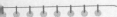

病率明显低，但是据西方国家统计，近年来其发病率在逐年增高，尤其是男性发生率明显增加。由于小肠癌临床表现缺乏特异性及解剖位置较深，其早期诊断较为困难，多数患者就诊时已是不可手术的局部晚期或出现了远处转移，而在接受了根治性手术治疗的患者，术后出现局部复发或远处转移的比例仍然很高。目前有关小肠癌的具体病因尚未明确；部分学者认为，小肠癌的发生可能与腹腔疾病、克罗恩病或遗传性疾病有关。小肠癌的化疗常借鉴大肠癌或胃癌的化疗方案。

🔳 病例点评

该患者为小肠癌，术后多发转移，主要转移部位以附件为主，且病理不能明确附件区肿物来源，在治疗上多次行 FOLFIRI，mFOLFOX6 及化疗联合贝伐单抗等方案均有一定疗效但在 6 ~ 8 周均出现疾病进展，借鉴大肠癌多线治疗失败后，借鉴胃癌化疗方案采用紫衫醇联合顺铂仍有一定疗效，一定程度延长了患者的生存期。

（李腾　马妮娜　整理）

033　FOLFOX 联合 VEGFR 抑制剂新辅助治疗结直肠癌一例

📋 病历摘要

现病史

患者 2017 年 6 月发现大便带粉红色血性黏液，每 1 ~ 2 日排便一次，为不成形黄色软便，每次大便均有前述黏液，附着于粪便表面，无明显腹痛、腹胀、腹泻及里急后重等，自觉大便中粉红色黏液有增多趋势，2017 年 9 月就诊外院，查电子肠镜检查报告（北京丰台某医院，2017 年 9 月 1 日）：肠道准备差，肠腔内大量粪便，肠镜仅达横结肠中段；进镜 13～18cm 处，可见肿物，环肠腔，表面溃疡、糜烂、渗血，肠腔狭窄，肿物边界不清，组织硬，易出血，取病理 4 块。余所见结肠黏膜未见异常。病理诊断报告（北京某医学检验实验室，2017 年 9 月 2 日）：病变符合低分化腺癌。PET－CT（2017 年 9 月 14 日，我院）：直乙交界处管壁增厚、肠腔狭窄，浆膜面毛糙，FDG 代谢明显增高，延迟显像代谢持续增高，考虑恶性病变——结肠癌；病变周围脂肪间隙、左侧髂总动脉旁多发肿大淋巴结，FDG 代谢增高，考虑多发淋巴结转移。右侧上颌窦外侧壁结节样骨性凸起，未见 FDG 代谢增高，考虑骨瘤；甲状腺右叶稍低密度影，未见 FDG 代谢异常增高。余躯干及脑部 PET－CT 检查未见明显异常代谢征象，建议动态观察。于 2017 年 09 月 19 日、2017 年 10 月 3 日、2017 年 10 月 21 日、2017 年 11 月 8 日行 FOLFOX6＋贝伐珠单抗方案治疗共 4 个周期，具体用量为：奥沙利铂 140mg＋5－FU 680mg＋亚叶酸钙 680mg＋5－FU 4000mg（静脉泵入）＋贝伐珠单抗 300mg 静滴。2017 年 12 月 22 日患者于我院全麻下行腹腔镜下直肠癌根治术（Dixon）＋乙状结肠－直肠吻合术＋回肠双腔造口术。术后病理：（直肠）结肠黏膜下见少量癌细胞巢（标记处）。癌瘤侵至黏膜下层，周围较多淋巴细胞浸润。脉管可见明确侵犯。两侧手术断端及另送吻合口近端、远端均未见癌残留。肠系膜淋巴结 15 枚未见癌转移，淋巴结内伴纤维组织增生及灶性钙化。术后继续辅助化疗。

既往史

诊断反流性食管炎 10 月余。

查体

体温：36.4℃，脉搏：66 次/分，呼吸：18 次/分，血压：124/80mmHg，ECOG：1。神清，颈软无抵抗，双肺呼吸音粗，未闻及明显干湿性啰音，未闻及胸膜摩擦音。心率 66 次/分，心律齐，各瓣膜听诊区未闻及额外心音及心包摩擦音。腹软，全腹无压痛、反跳痛及肌紧张，肝脾未触及。胆囊区无压痛，Murphy's 氏征阴性。肠鸣音正常 3 次/min，双下肢未见明显可凹性水肿。

辅助检查

电子肠镜检查报告（2017 年 9 月 1 日，北京丰台某医院）：肠道准备差，肠腔内大量粪便，肠镜仅达横结肠中段；进镜 13～18cm 处，可见肿物，环肠腔，表面溃疡、糜烂、渗血，肠腔狭窄，肿物边界不清，组织硬，易出血，取病理 4 块。余所见结肠黏膜未见异常。

电子肠镜检查报告（2017 年 12 月 13 日，我院）：全结肠未见明显异常（图 33-1）。

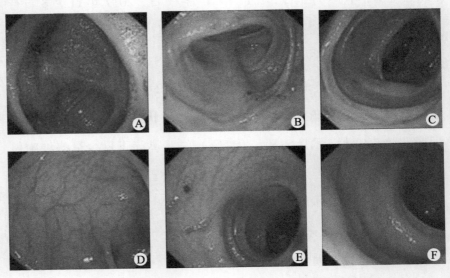

图 33-1 2017 年 12 月 电子肠镜（新辅助治疗后）

腹腔增强 CT（2017 年 9 月，我院）：直乙交界区肠壁不规则增厚，边缘毛糙，肠腔狭窄，范围长约 5.5cm，增强扫描增厚肠壁呈明显强化；病灶周围、病灶上方及盆壁见多发淋巴结，最高达左侧髂血管分叉处，短径约 1.1cm。直乙交界区癌伴淋巴结广泛转移（图 33 – 2）。

腹腔增强 CT（2017 年 11 月，我院）：直乙交界区肠壁略增厚、僵硬，范围长约 5.5cm；病灶周围、病灶上方及盆壁见多发淋巴结，较大者短径约 0.7cm。直乙交界区肠壁增厚较前明显减轻，淋巴结较前减少、减小（图 33 – 3）。

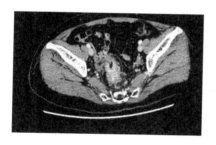
图 33 –2　2017 年 9 月
腹盆 CT（新辅助治疗前）

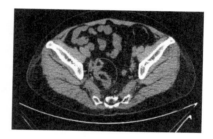
图 33 –3　2017 年 11 月
腹盆 CT（新辅助治疗后）

诊断思路

患者于 2017 年 6 月主因便中带血，就诊外院，查电子肠镜检查报告（北京丰台某医院，2017 年 9 月 1 日）：肠道准备差，肠腔内大量粪便，肠镜仅达横结肠中段；进镜 13 ~ 18cm 处，可见肿物，环肠腔，表面溃疡、糜烂、渗血，肠腔狭窄，肿物边界不清，组织硬，易出血，取病理 4 块。余所见结肠年膜未见异常。病理诊断报告（北京某医学检验实验室，2017 年 9 月 2 日）：病变符合低分化腺癌。PET – CT（2017 年 9 月 14 日，我院）：直乙交界处管壁增厚、肠腔狭窄，浆膜面毛糙，FDG 代谢明显增高，考虑结肠癌；病变周围脂肪间隙、左侧髂总动脉旁多发肿大淋巴结，FDG 代谢增高,考虑多发淋巴结转移。经 6 个周期术前新辅助化疗后。于 2017 年 12 月 22 日患者于我院全麻下行腹腔镜下直肠癌根治术(Dixon)+ 乙状结肠 + 直肠吻合术 + 回肠双腔造口术。术后病理:(直肠)结肠黏膜下见少量癌细胞巢(标记处)。癌瘤侵至黏膜下层,周围较多淋巴细胞浸润。脉管侵犯,两侧手术断端及另送吻合口近端、远端均未见癌残留。肠系膜淋巴结 15 枚未见癌转移,淋巴结内伴纤维组织增生及灶性钙化。结合患者影像学及术后病理结果,诊断结肠恶性肿瘤 pT2N1M0 Ⅲ期,淋巴结转移。

诊断思路流程图(图 33 - 4)

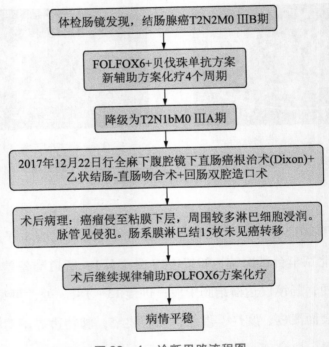

图 33 -4 诊断思路流程图

诊断

结肠恶性肿瘤 pT2N1M0,Ⅲ期。多发淋巴结继发恶性肿瘤。反流性食管炎。

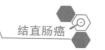

诊疗经过

患者 2017 年 9 月就诊外院，查电子肠镜检查报告（北京丰台某医院，2017 年 9 月 1 日）：进镜 13～18cm 处，可见肿物。病理诊断报告（北京某医学检验实验室，2017 年 9 月 2 日）：病变符合低分化腺癌。PET - CT（2017 年 9 月 14 日，我院）：直乙交界处管壁局限性增厚，肠腔狭窄，最厚处约 1.3cm，累及长度约 5.7cm，FDG 摄取明显增高。病变周围脂肪间隙内见多发淋巴结，FDG 摄取增高。腹盆 CT（2017 年 9 月 14 日，我院）：直乙交界区肠壁不规则增厚，肠腔狭窄，范围长约 5.5cm，增强扫描增厚肠壁呈明显强化；病灶周围、病灶上方及盆壁见多发淋巴结。请普通外科会诊，考虑患者为直乙交界癌局部晚期，不除外骶前转移，T2N2M0 ⅢB 期，建议先行 4 个周期化疗降期。于 2017 年 9 月 19 日至 2017 年 11 月 8 日行 FOLFOX6 + 贝伐珠单抗方案治疗共 4 个周期，具体用量为：奥沙利铂 140mg + 5 - FU 680mg + 亚叶酸钙 680mg + 5 - FU 4000mg（静脉泵入）+ 贝伐珠单抗 300mg。PET - CT（2017 年 12 月 15 日，我院）：直乙交界处管壁局限性稍增厚，肠腔未见狭窄，最厚处约 0.6cm，FDG 摄取轻度增高。直肠系膜脂肪间隙内见多发小淋巴结，较大者短径约 0.8cm，未见异常 FDG 摄取增高。直乙交界区恶性肿瘤治疗后状态，与 2017 年 9 月 13 日 PET - CT 比较：直乙交界处肠壁轻度增厚，FDG 代谢轻度增高，病变较前体积、范围减小，代谢明显减低，考虑治疗后改变；直肠系膜、左侧髂总动脉旁多发小淋巴结，较前减少、体积变小，FDG 代谢减低，考虑治疗后改变。腹盆 CT（2017 年 11 月 22 日，我院）：直乙交界区肠壁略增厚、僵硬，范围长约 5.5cm；病灶周围、病灶上方及盆壁见多发淋巴结，较大者短径约 0.7cm。2017 年 12 月 13 日复查电子肠镜检查示：全结肠黏膜未见明显异常。考虑新辅助治疗有效，降级为

T2N1bM0 ⅢA 期，获得手术机会，于 2017 年 12 月 22 日行全麻下行腹腔镜下直肠癌根治术（Dixon）+ 乙状结肠 - 直肠吻合术 + 回肠双腔造口术。术后病理：（直肠）结肠黏膜下见少量癌细胞巢（标记处）。癌瘤侵至黏膜下层。脉管见侵犯。两侧手术断端及另送吻合口近端、远端均未见癌残留。肠系膜淋巴结 15 枚未见癌转移。术后继续规律辅助 FOLFOX6 方案化疗，奥沙利铂 140mg + 5 - Fu 680mg + 亚叶酸钙 680mg + 5 - Fu 4000mg，共 6 个周期。

病例分析

    新辅助化疗不但使手术易于切除，更可将不可切除的变为可切除，显著地提高了肿瘤局部的治疗效果。且通过全身化疗使已存在有周身亚临床转移灶得以控制的情况下，患者的生存率也有改善。本病例中患者乙直交界瘤，原发病灶浸润深可疑骶前转移，伴多发淋巴结转移，经新辅助化疗后原发灶浸润程度明显减轻，降低临床分期，保证了后期肿瘤的完整切除。对于中低位直肠的患者，新辅助化疗能使更多的得到保肛机会。与术后辅助化疗相比，采用新辅助化疗可观。察到化疗前后肿瘤的大小、病理学及生物学指标的变化。直观了解到具体肿瘤对所给的化疗药物、方案是否敏感、有效。对某些化疗药物不敏感的，可及时调整。更换有效化疗药物，为制定高效化疗方案提供可信依据，以最大可能地提高化疗效果。本例患者手术病理提示已存在脉管浸润，考虑存已存在微小转移可能。从理论上讲，对尚无临床征象的微转移（亚临床转移），尽早积极全身治疗，遏制其发展显然对提高远期疗效具有重要价值。因此，就本例患者而言以全身化疗为抗肿瘤治疗第一步治疗较手术后才开始化疗更为合理。手术后需继续化疗抗肿瘤治疗。

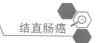

病例点评

　　本病例患者通过新辅助化疗使患者从 T2N2M0 ⅢB 期降至 T2N1bM0 ⅢA 期获得的手术切除机会；患者术后病理提示脉管侵犯，脉管侵犯可致微小转移，若直接手术，推迟化疗等全身治疗机会，可进一步导致转移病灶生成。实施新辅助化疗，提前了化疗时间，全身用药可抑制早期微小转移的形成，使患者进一步获益。

（林海珊　王婧　整理）

034. CEA 升高伴肝转移的结直肠癌单药治疗一例

病历摘要

现病史

　　患者 2017 年 7 月 8 日于社区医院体检查肿瘤标志物发现 CEA 升高，为 270.30ng/ml，尿微量白蛋白 503.00mg/L。此前患者无明显腹痛腹胀，无腹泻、里急后重感及大便变细，无便血、便后滴血及黑便，无排便习惯改变，无恶心、呕吐，无发热、乏力、盗汗，有尿频及夜尿增多，2017 年 7 月 12 日肿瘤标志物 CEA 477.60ng/ml。2017 年 7 月 28 日肿瘤标志物 CEA 475.80ng/ml，尿酸 474.0μmol/L，肌酐 214.5μmol/L，尿检查显示尿微量白蛋白升高，血肌酐升高，CEA 呈持续上升趋势，为进一步诊治收入院。

既往史

10 年前行脂肪瘤切除术，过程顺利。6 年前行疝修补术，过程顺利。高血压病 10 年，血压最高 230/110mmHg，服用拜新同、阿司匹林、安博维、贝他乐克、立普妥，血压控制在（140～150）/（90～100）mmHg，肾功能不全 1 年，自服 α‐酮酸，别嘌呤降尿酸，血脂异常 1 年余，服用立普妥降血脂。鼻尖部点状突起 3 年余，于我院行鼻部肿物切除术，术后病理提示：皮肤基底细胞癌（直径 0.2cm），切缘干净；有吸烟史 30 余年，20 支/天，有饮酒史 30 余年，啤酒 1 瓶/天。父母已逝，父亲死于结肠癌。

查体

身高：185cm，体重：93kg，体表面积：2.17cm²，ECOG：1分。心肺腹未见明显异常。

辅助检查

1. 病理检查

电子胃镜（2017 年 8 月 17 日，图 34－1A）：慢性浅表性胃炎。

电子结肠镜（2017 年 8 月 17 日，图 34－1B）：回盲部息肉（恶变不除外）、结肠多发息肉（山田Ⅱ型）。

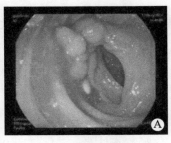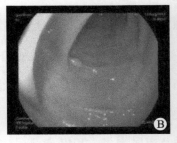

注：A：降结肠；B：回盲部

图 34－1 结肠镜

病理（2017 年 8 月 22 日，图 34 – 2）：（降结肠）粟粒大结肠黏膜组织 1 块，呈低级别管状腺瘤。（回盲部）粟粒大结肠黏膜组织 4 块，呈低级别绒毛管状腺瘤，灶性呈高级别绒毛管状腺瘤。

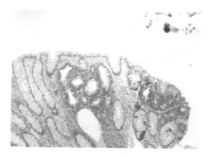

图 34 – 2　结肠病理 H – E 染色，放大 100×

2. 影像学检查

（1）PET – CT（2017 年 8 月 9 日，图 34 – 3、图 34 – 4）：①肝内多发低密度影，FDG 摄取显著增高；乙状结肠管壁增厚，FDG 代谢增高；回盲部 FDG 代谢增高，同机 CT 示局部管壁稍增厚；直肠下段管壁增厚，FDG 代谢增高；综上，考虑肝多发转移，原发灶为胃肠道来源可能性大，建议完善胃肠镜，主要针对乙状结肠、回盲部、直肠下段（考虑乙状结肠肿瘤可能性大）。②腹主动脉旁多发小淋巴结，未见异常 FDG 代谢增高。③多发腔隙性脑梗塞，部分伴脑软化灶形成；脑白质脱髓鞘改变。④左肺尖多发肺大泡；左肺上叶尖后段索条及钙化灶，考虑陈旧病变；左肺下叶后基底段少许胸膜下线，轻度间质性病变可能。⑤胃底管壁略增厚，FDG 弥漫性代谢增高，首先考虑为胃壁充盈欠佳相关，请结合胃镜检查；肝左叶低密度影，FDG 代谢呈缺损表现，考虑肝囊肿胆囊颈结石可能；双肾多发低密度影，FDG 代谢呈缺损表现，考虑肾多发囊肿；⑥脊柱退行性改变；L5、S1 椎体骨质增生。⑦余躯干及脑部 PET – CT 检查未见明显异常代谢征象。

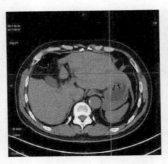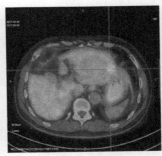

图34-3　2017年8月9日　肝脏PET-CT

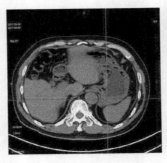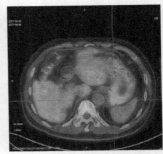

图34-4　2017年8月9日　结肠PET-CT

（2）腹部CT平扫（2017年8月9日，图34-5）：①肝内多发低密度影，性质待定，建议MR增强扫描进一步明确；②肝S4囊肿；③双肾多发囊肿；④胆囊壁点状钙化；⑤脾大；⑥前列腺增大、钙化；⑦升结肠多发憩室。

（3）腹部MRI平扫（2017年8月18日，图34-6）：①肝内多发类圆形异常信号影，性质待定，建议MR增强扫检查；②肝S2小囊肿可能；③双肾多发囊肿可能；④脾大。

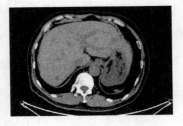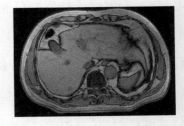

图34-5　2017年8月9日　　　　图34-6　2017年8月18日
　　　　腹部CT　　　　　　　　　　　肝脏MRI

笔记

（4）头颅核磁（2017年8月9日）：①双侧基底节区多发腔梗软化灶。②脑白质脱髓鞘改变。

（5）胸部CT平扫（2017年8月9日）：①左肺尖多发肺大泡；左肺上叶尖后段索条及钙化灶，为陈旧病变；②左肺下叶基底段胸膜下弧线影，考虑轻度间质改变；③心包少量积液。

（6）泌尿系＋前列腺超声：双肾弥漫性病变，请结合实验室检查，双肾多发囊肿，右肾较大者直径约4.0cm，左肾较大者直径约1.8cm，前列腺增大（4.4cm×3.6cm×3.4cm）。

诊断思路（图34－7）

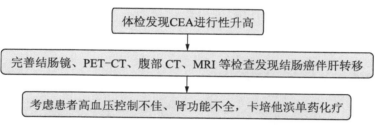

图34－7　诊断思路流程图

诊断

结肠癌（cTisN0M1，Ⅳ期）。肝转移癌。慢性浅表性胃炎。高血压（3级，极高危）。高血压肾损害。慢性肾功能不全（CKD4期）。高尿酸血症。双肾多发囊肿。血脂异常。疝修补术后。脂肪瘤切除术后。前列腺增生。腔隙性脑梗塞。鼻基底细胞癌。

诊疗经过

患者入院前及入院后的CEA水平升高且呈短期内持续上升趋势，不除外结肠癌的可能。患者入院后相关检查，积极寻找原发病灶。相关辅助检查未发现原发病灶，腹部CT、MRI及PET－CT提示肝脏多发占位，肝多发转移可能，建议患者行肝脏穿刺行病理检查，B超提示病灶距离大血管较近，穿刺未果。再次行结肠镜检查：回盲部占位（恶性不除外）、结肠多发息肉（山田Ⅰ型）、结肠多发憩室病理（图34－8、图34－9）。（回盲部）针尖－粟粒大结肠粘膜组织6块，至少为粘膜内癌，病变取材表浅，不除外深部更严重病变。

综合考虑患者诊断：结肠癌（cTisN0M1，Ⅳ期），肝脏占位（转移癌可能性大），慢性浅表性胃炎，高血压3级（极高危），慢性肾功能不全（CKD4期），高血压肾损害，高尿酸血症，双肾多发囊肿，血脂异常，疝修补术后，脂肪瘤切除术后，前列腺增生，腔隙性脑梗塞，鼻基底细胞癌考虑患者既往慢性肾功能不全（CKD4期），药物代谢过程中出现肾功能损害不良反应，予以患者卡培他滨（希罗达）1.5g bid（吃14天，停7天）。

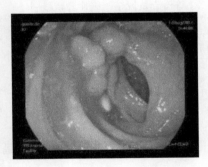

图34－8　2017年8月29日
结肠镜回盲部

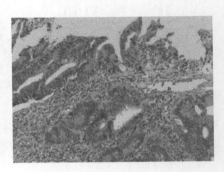

图34－9　2017年9月7日
结肠病理H－E染色　放大100×

病例分析

CEA作为一种肿瘤相关抗原，在1965年最先由Gold和Freedman从结肠癌和胚胎组织中提取。CEA升高常见于大肠癌、胰腺癌、胃癌、乳腺癌、甲状腺髓样癌、肝癌、肺癌、卵巢癌、泌尿系肿瘤等。以往把CEA作为早期诊断结肠癌和直肠癌的特异性标志物，目前临床中针对具有相关症状同时伴随 CEA 明显升高的患者，应高度怀疑结直肠癌，需完善内镜检查及病理排除诊断。该患者以"体检时 CEA 升高，且持续增高"为首发特点就诊。完善内镜检查提示结肠癌，同时 CT、PET－CT 均提示肝脏多发转移，因病灶部位，暂未取得肝脏病理，故"结肠癌、肝脏继发恶性肿瘤"诊断明确。既往初治的结直肠癌患者可以选择 FOLFOX 或 FOLFIRI 方案，其有效率科分别达到 56% 与 54%，且两方案可互为一、二线。NCCN 指南曾指出，对于不能耐受多药联合化疗的患者可用单药化疗，同时卡培他滨与 5－FU 等效。该患者既往有高血压（3 级，极高危）、慢性肾功能不全（CKD4 期）等疾病，药物相关的不良反应如高血压、肾毒性、蛋白尿等较没有基础疾病的患者风险更高。针对患者既往及现病情况，予以卡培他滨 1.5g bid（口服 d1～d14，停药 d15～d21）化疗方案，目前 RESIST1.1 评估疾病疗效为 PR。

病例点评

NCCN 指南提出"不能耐受强烈化疗的 mCRC 患者，一线化疗可以选择联合或单药方案。同时研究表明希罗达（卡培他滨）较 5－FU/LV 可以有更高的有效率、更高的依从性、更低的不良反应。该患者合并肾功能不全，联合化疗可能会增加肾脏负担，故该患者选择卡培他滨化疗为最优选择，目前肿瘤控制稳定，肾功能未出现恶化。

（王婧　尚昆　整理）

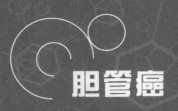

胆管癌

035　胆管癌的综合治疗一例

📋 **病历摘要**

现病史

患者男，76岁，2016年6月无明显诱因出现右上腹疼痛，为间断绞痛，向后背部放射，伴巩膜轻度黄染，不伴皮肤瘙痒，无发热、恶心、呕吐，无腹胀、尿色改变等，大便黄色成形。就诊于当地社区医院，未予特殊治疗。2017年2月腹痛间断发作较前加重，无明显诱因出现小便颜色加深呈茶色，就诊于当地医院，行腹部

CT 增强及 MRI 检查示：胆总管占位性病变，2017 年 2 月 21 日患者就诊于我院普外科门诊，以"梗阻性黄疸原因待查"收住院，查腹部 CT 平扫示胆总管上段截断，其以上肝内外胆管扩张，胆管癌可能大。于 2017 年 2 月 27 日在全麻下行剖腹探查 + 胰十二指肠切除术，手术顺利，术后病理示：胆总管中 - 高分化腺癌。2017 年 4 月 5 日患者就诊于我科化疗，具体化疗方案为：奥沙利铂 180mg d1、卡倍他滨 1.5g bid d1 ~ d14。患者出院后出现乏力等不适，且鉴于患者高龄，化疗方案调整为奥沙利铂联合雷替曲塞，遂于 2017 年 4 月 28 日、2017 年 5 月 22 日、2017 年 6 月 14 日、2017 年 7 月 6 日、2017 年 8 月 2 日、2017 年 8 月 24 日行奥沙利铂 180mg 联合雷替曲塞 5.4mg 化疗。2017 年 11 月 27 日评估病情稳定，2018 年 3 月 12 日评估病情，考虑肝转移、胃 - 空肠吻合口处转移不除外，遂于 2018 年 3 月 16 日、2018 年 4 月 10 日、2018 年 5 月 3 日予健择 1400mg d1、d8 联合雷替曲塞 4mg 方案化疗，患者回当地继续予健择联合雷替曲塞原方案化疗 3 个周期，过程顺利。患者近期精神、饮食、睡眠尚可，二便正常，体重无明显改变。

既往史

高血压病史 5 年余，血压最高达 180/80mmHg，平素血压波动在 130/80mmHg，未服用降压药物；自诉血糖增高病史 9 月余，间断服用二甲双胍治疗，效果不佳；半年前发现心房颤动，未行治疗；10 余年前因左下肢静脉曲张行手术治疗；9 余年前因右眼底出血行人工晶体置换术。否认脑血管病、精神疾病史。否认肝炎史、结核史、疟疾史。否认其他手术史、外伤、输血史，否认食物、药物过敏史，预防接种史不详。其他系统回顾无特殊。

查体

体温：36.4℃，脉搏：78次/分，呼吸：18次/分，血压：131/

82mmHg。神志清，精神可神清状可，双肺呼吸音粗，未及干湿性啰音，心率78次/分，律不齐，未及杂音及额外心音，腹软，无压痛、反跳痛、肌紧张，未触及包块。肝脾未触及。胆囊区无压痛。肠鸣音正常。双下肢无水肿。

辅助检查

影像学检查

2017年2月27日我院腹盆腔CT提示肝总管下段与胆总管上段交界处结节灶并上游胆系扩张，考虑胆管癌（图35-1）。2017年11月28日术后于我院复查腹盆腔CT提示胆管癌术后，胰十二指肠部分切术后改变，无显著变化（图35-2）。2018年3月12日我院复查腹腔MRI发现肝脏多发转移（图35-3）。

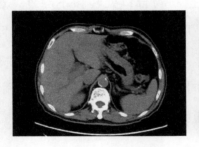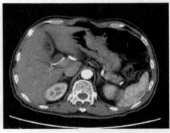

图35-1　肝总管下段与胆总管上段交界处结节灶并上游胆系扩张，
考虑胆管癌（术前，2017年2月27日）

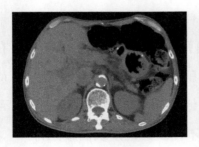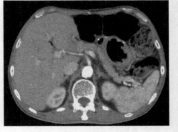

图35-2　胆管癌术后，胰十二指肠部分切术后改变
（2017年11月28日）

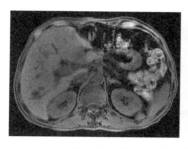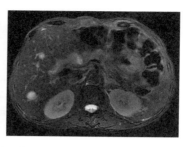

图 35 – 3　肝脏新发病灶（2018 年 3 月 12 日）

病理检查

我院胰十二指肠切除术后胆总管病理：胆总管中 – 高分化腺癌。癌瘤侵透胆总管壁肌层达外膜，肿物邻近的胆囊管上皮高度异型增生、部分达原位癌改变，未侵犯十二指肠。胰腺组织内未见癌，胃断端、十二指肠断端、胰腺断端均未见癌残留（图 35 – 4）。

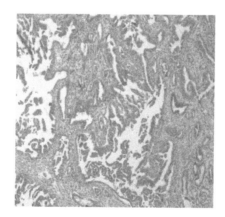

图 35 – 4　胰十二指肠切除术后胆总管病理，
胆总管中 – 高分化腺癌（HE 染色，100 ×）

诊断思路

根据患者病史、查体及实验室、病理检查，考虑患者诊断思路如下（图 35 – 5）：

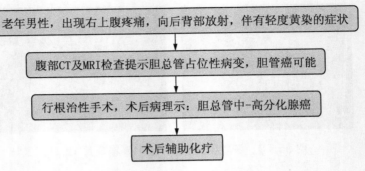

图 35 -5　诊断思路流程图

诊断

胆总管中高分化腺癌（Ⅳ期）。肝转移。高血压 3 级（极高危）。2 型糖尿病。持续性心房颤动。右胫前动脉中远段重度狭窄。左下肢静脉曲张术后。

诊疗经过

2017 年 2 月 27 日在我院全麻下行剖腹探查 + 胰十二指肠切除术，手术顺利，术后病理示：胆总管中 - 高分化腺癌。2017 年 4 月 5 日给予化疗，具体化疗方案为：奥沙利铂 180mg d1、卡倍他滨 1.5g bid d1 ~ d14。患者出院后出现乏力等不适，且鉴于患者高龄，化疗方案调整为奥沙利铂联合雷替曲塞，遂于 2017 年 4 月 28 日、2017 年 5 月 22 日、2017 年 6 月 14 日、2017 年 7 月 6 日、2017 年 8 月 2 日、2017 年 8 月 24 日行奥沙利铂 180mg 联合雷替曲塞 5.4mg 化疗 6 个周期。2017 年 11 月 27 日评估病情稳定，2018 年 3 月 12 日评估病情，考虑肝转移、胃 - 空肠吻合口处转移不除外，遂于 2018 年 3 月 16 日、2018 年 4 月 10 日、2018 年 5 月 3 日予健择 1400mg d1、d8 联合雷替曲塞 4mg 方案化疗 3 个周期，患者回当地继续予健择联合雷替曲塞原方案化疗 3 个周期。

病例分析

治疗难点及注意事项： 患者肝外胆管细胞癌，属于肝癌的一种细胞学分型，术后可给予化疗。患者出院后出现乏力等不适，且鉴于患者高龄，化疗方案调整为奥沙利铂联合雷替曲塞，患者为胆总管中高分化腺癌，临床上可应用铂类联合氟尿嘧啶类药物，可选用新一代铂类如奥沙利铂及新一代氟尿嘧啶类似物雷替曲塞。

病例点评

患者为胆总管中高分化腺癌，临床上可应用铂类联合氟尿嘧啶类药物，氟尿嘧啶属于广谱抗肿瘤药物，主要用于消化道肿瘤，但临床不良反应较重，主要是消化道不良反应如恶心、呕吐或食欲减退。雷替曲塞为新一代氟尿嘧啶类似物，国内进行的一项多中心、随机双盲、阳性药物平行对照试验显示，雷替曲塞导致的恶心、呕吐的发生率明显降低，且多项临床疗效对比分析显示雷替曲塞联合奥沙利铂方案治疗晚期结直肠癌的疗效等同于氟尿嘧啶/亚叶酸钙联合奥沙利铂。鉴于本例中患者高龄，更易出现胃肠道毒性，因此考虑应用雷替曲塞，保证抗肿瘤疗效的同时减少相关化疗毒副反应。

（王婧　郑希希　整理）

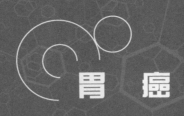

胃 癌

036 晚期胃癌减瘤术后的综合治疗一例

病历摘要

现病史

患者女，64 岁。2012 年自觉饭后腹胀、腹痛，柏油样便，伴头晕，乏力，胃镜提示胃癌。于 2012 年 3 月 8 日接受远端胃大部切除术（R2，D1，毕 I），术后病理：胃体，胃窦小弯侧低分化腺癌（pT4bN2M0，Ⅲc 期），术后给予 FOLFOX4 方案化疗 11 个周期及口服希罗达 1 个周期，期间复查未见肿瘤复发。未规律复查。2014

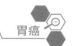
年 4 月 21 日因反酸、烧心、腹部不适、纳差伴阴道出血 1 周入院，复查示盆腔内新发囊性占位，最大径为 16.1cm×12.5cm，考虑转移瘤，评估病情为 PD。

既往史

发现反流性食管炎 3 年余，未系统诊治。否认高血压、心脏病病史，否认糖尿病、脑血管病、精神疾病病史，否认肝炎、结核、疟疾等传染性疾病，否认外伤史及输血史，否认食物及药物过敏史。预防接种史不详。其他系统回顾无特殊。

查体

体温：36.3℃，脉搏：60 次/分，呼吸：18 次/分，血压：95/65mmHg。神志清，全身皮肤及巩膜黄染，腹部平坦，中上腹可见一长约 10cm 手术瘢痕。未见胃肠型及蠕动波。腹软，中下腹部有压痛，无反跳痛，无肌紧张，未触及肿块。Murphy's 征阴性，肝、脾肋下未触及。腹部叩诊呈鼓音，肝区、脾区无叩痛，移动性浊音阴性。肠鸣音 4 次/分，未闻及振水音。

辅助检查

胸部 CT（2014 年 4 月 24 日）：①双肺多发小结节，部分小结节为新发，性质待定，建议动态观察除外转移。②右上叶条索影较前片新发，炎性病灶？陈旧病灶？其余肺内病变无明显变化。

腹盆部 CT（2014 年 4 月 24 日）：①盆腔内囊性占位，横断面最大径线约 16.1cm×12.5cm，较 2012 年 11 月 14 日片为新发，结合病史，考虑转移瘤可能。②胃残端胃壁增厚，较前增厚明显。③脾脏低密度灶，与前片比略有缩小。

胸部 CT（2014 年 7 月 8 日）：与 2014 年 4 月 23 日片比较，右肺上叶磨玻璃密度灶及小结节灶略缩小、密度减低，余肺内病变变化不明显。两侧腋窝、肺门区及纵隔内小淋巴结。主动脉硬化表现。甲状腺峡部钙化灶。部分胸椎体高密度灶及低密度影，与前片比较无明显变化。胃部线状高密度线、脾脏内低密度灶，较前片无显著变化。

腹盆部 CT（2014 年 7 月 8 日）：①盆腔内囊性占位，横断面最大径线约 19.29cm×14.73cm，较 2014 年 4 月 22 日片增大，转移瘤可能大。②胃残端胃壁增厚，较前似略明显。③脾脏低密度灶，与前片比无显著变化。④肝 S6 段动脉期小片状低密度灶。⑤胆囊内片状稍高密度灶，较前为新出现，胆汁淤积？⑥肝内胆管及胰管略扩张。

腹盆部 CT（2015 年 1 月 9 日）：①盆腔内囊实性占位，横断面最大径线约 11.6cm×9.6cm，较 2014 年 11 月 4 日片体积变小。②余病变与前片比无显著变化。

腹盆部 CT（2015 年 11 月 9 日）：①盆腔内囊实性占位，横断面最大径线约 17.6cm×13.4cm，较 2015 年 6 月 4 日片体积模型增大；②胃术后改变，吻合口较前未见明显增厚；③脾脏低密度灶，与前片比无显著变化；④前片肝 S6 段动脉期小片状低密度灶，本次检查未见显示；⑤肝内胆管及胰管略扩张，较前未见明显变化。

腹盆部 CT（2016 年 5 月 24 日，图 36-1A）：胃恶性肿瘤术后，与 2016 年 3 月 23 日片比较：①腹盆腔巨大不均质多房囊性占位，范围约 19.6cm×12.0cm×30.0cm，较前增大；②胃术后状态，吻合口未见明显增厚，大致同前；③肝内胆管轻度扩张，大致同前；④脾脏低密度灶，同前。

腹盆部 CT（2016 年 7 月 5 日，图 36-1B）：与 2016 年 5 月 24 日片腹盆部 CT 对比：①腹盆腔巨大不均质多房囊性肿块，21.6cm×16.0cm×33.0cm，较前增大；②胃术后状态，吻合口未见明显增厚，大致同前；③脾脏低密度灶，同前；④少量腹水，新出现。

腹盆部 CT（2017 年 2 月 22 日，图 36－1D）：与 2016 年 12 月 7 日片腹盆部 CT 对比：①胃术后状态，腹盆腔肿块切除术后改变，术区未见异常强化肿物，大致同前；②左右肝管汇合处结节，大小约 1.2cm×1.5cm，高度警惕恶性，致其上游胆管扩张；③脾脏低密度灶，脉管源性病变可能，大致同前；④脐疝。

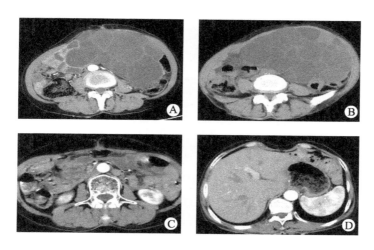

注：A、B：盆腔内囊性占位；C：姑息减瘤手术术后；D：肝转移癌

图 36－1　腹盆部 CT

腹盆部 CT（2017 年 5 月 2 日）：①左右肝管汇合处软组织信号影，致上游肝内胆管梗阻性扩张，肿瘤性病变可能性大；②胰头饱满，可疑肿块影，并与胆管病变关系欠清；③脾内异常信号；④腹膜后多发淋巴结。

胃镜（2017 年 5 月 8 日）：镜下所见：食管距门齿 25～38cm 可见条片状充血糜烂，部分融合，小于 75%，食管及胃腔可见较多成形胃内容物，无法抽吸影响观察，贲门开闭自然，齿状线欠清晰；胃大部切除术后改变，残胃黏膜粗糙充血，吻合口黏膜粗糙，管腔狭窄，无法进镜，于吻合口取活检两块。超声所见：肝内胆管，明显扩张，肝门部及腹腔干及分支周围可见大小不一的低回声结节影，大小 1.82cm × 2.92cm ~ 2.23cm × 2.40cm，内部回声不均匀，结节部分融合，包绕血管。胰腺头部可见一处 3.96cm × 5.66cm 低回声占位病变，内部回声不均匀。因吻合口管腔狭窄，无法进镜，未能获得过多超声信息。诊断：胰腺头部低回声占位：考虑癌；肝门部多发低回声结节：考虑融合肿大淋巴结；肝内胆管扩张。

诊断思路流程图（图 36 - 2）

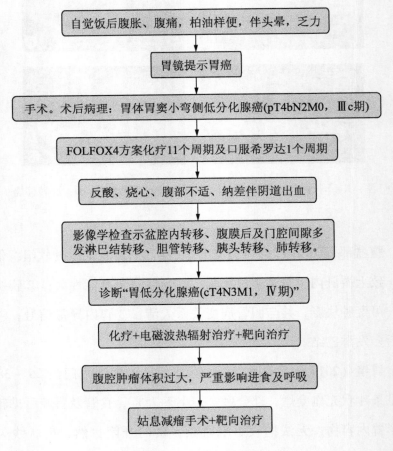

图 36 - 2　诊断思路流程图

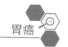
诊断

胃低分化腺癌（cT4N3M1，Ⅳ期）。胆管继发恶性肿瘤。胰腺继发恶性肿瘤。肺继发恶性肿瘤。盆腔继发恶性肿瘤。肝功异常。梗阻性黄疸。反流性食管炎。

诊疗经过

2014 年 4 月 26 日至 2014 年 6 月 18 日予 FOLFIRI 方案 4 个周期，后复查盆腔内囊性占位 19.29cm×14.73cm（增大 20%），评估疗效为 PD。2014 年 7 月 11 日至 2014 年 12 月 16 日予多西他赛＋顺铂方案化疗 6 个周期，配合电磁波热辐射治疗。后随访复查盆腔内囊性占位 11.6cm×9.6cm（减小 40%）。此后未规律复查。2015 年 11 月 9 日患者因腹胀复查腹盆部 CT 示盆腔内囊性占位 17.6cm×13.4cm（增大 52%），肿瘤标志物：CA 19－9 42.46U/ml，CYF211 7.07ng/ml，考虑为 PD。2015 年 11 月 28 日至 2016 年 1 月 16 日予患者 4 个周期 FOLFOX4 化疗，复查：腹盆部 CT 示盆腔内囊性占位 19.6cm×12.0cm×30.0cm（较前增大 70%）（图 36－1A），肿瘤标志物：CA 19－9 96.7U/ml。考虑疾病进展，给予口服阿帕替尼 500mg qd。2016 年 7 月 5 日复查腹盆部 CT 示盆腔内囊性占位 21.6cm×16.0cm×33.0cm（图 36－1B）。患者腹胀，严重影响进食及呼吸，考虑患者腹腔肿瘤体积过大，2016 年 7 月 27 日于外院行姑息减瘤手术，术后继续服用阿帕替尼 500mg qd。期间复查胸腹部 CT 未见新发病灶（图 36－1C），病情稳定，生活质量良好。2017 年 2 月 20 日因黄疸复查腹部 CT：左右肝管汇合处，大小约 1.2cm×1.5cm，考虑肝转移癌（图 36－1D）。2017 年 5 月 3 日肿瘤标志物：CA 19－9 237.12U/ml，CYF211 2.55ng/ml，CEA 41.98ng/ml。复查胃镜示：胰头低回声占位，考虑癌；肺门部多发低回声结节；考虑融合肿大淋巴结；肝内胆管扩张。予姑息对症支持治疗，后随访患者进展死亡（OS 5 年，姑息术后 PFS 8 个月）。

病例分析

1. 晚期胃癌的五年生存率 <1%。姑息化疗提高了患者的生存获益和生活质量。晚期胃癌的标准化疗药物，包括氟尿嘧啶、铂类、紫杉醇、伊立替康等。NCCN 指南推荐一线治疗使用两种细胞毒药物，二线治疗应根据先前的治疗及病情调整用药。一项三期临床试验得出，含伊立替康的方案组的 mPFS 为 90 天，含奥沙利铂的组的 mPFS 为 73 天，含紫杉醇的组的 mPFS 为 105 天。不同组间无显著差异。该患者一线应用 FOLFOX4 方案进展后，二线应用 FOLFIRI 方案化疗，有效率 40%，OS 为 11 个月。此方案有效率较多西他赛 + 顺铂相似，可联合氟尿嘧啶，OS 为 12.5 个月，PFS 为 7.4 个月。三线可应用化疗联合靶向治疗。

2. 随访复查 CT 可见肿瘤大小没有明显缩小，查体腹部肿物较前增大，但手术可见肿物内坏死，囊腔形成，肿瘤负荷减小，说明化疗联合阿帕替尼治疗有效。评估药物疗效不应仅依据病灶大小，还需关注病灶内部结构发生的改变。

3. 患者后期腹腔肿瘤较大，严重影响生活质量，有行姑息减瘤手术指征。研究表明减瘤手术联合化疗，比单独化疗的 OS 更长（19 个月 *vs.* 9 个月）。手术既改善了患者生存质量，也为后续靶向治疗减轻肿瘤负荷。术后获得 PFS 8 个月。提示我们晚期胃癌必要时需要多学科讨论治疗。

病例点评

雷莫芦单抗和阿帕替尼均能与 VEGFR－2 特异性结合，并阻断下游血管生成信号通路，从而抑制肿瘤血管生成的血管生成抑制剂。研究表明二线应用雷莫芦单抗单药较安慰剂相比，可延长进展期胃癌（advanled gastric carcinoma，AGC）患者的 OS（从1.3个月提高到2.1个月）和 PFS（从3.8个月提高到5.2个月），联合紫杉醇较安慰剂联合紫杉醇，可延长 AGC 患者的 OS（从7.4个月提高到9.6个月）和 PFS（从2.9个月提高到4.4个月）。雷莫芦单抗已获批用于晚期胃癌二线治疗，但在国内并未上市。而相较于雷莫芦单抗，国内自主研发的阿帕替尼具有多靶点的特点：高度选择性竞争细胞内 *VEGFR－2* 的 APT 结合位点，另外还以 *PDGFRβ*、*C－KIT*、*RET* 基因和 *C－SRC* 基因为靶点阻断下游的信号转导，从而发挥抗肿瘤组织血管新生的作用。阿帕替尼联合化疗，在三线治疗中 mOS（6.5个月 *vs.* 4.7个月）。在二线治疗Ⅱ期临床试验中，使用阿帕替尼联合多西他赛可延长 AGC 患者 PFS（从2.2个月提高到3.5个月），且不良反应可控。该患者三线序贯应用阿帕替尼治疗，获得 PFS 8 个月。

（俞静　范怡畅　整理）

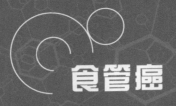

食管癌

037 食管癌靶向治疗一例

病历摘要

现病史

患者男性，54 岁，主因"确诊食管癌 3 年余。"入院。患者 3 年半前无明显诱因出现进食后哽噎感，遂于当地医院完善胃镜检查提示食管癌表现，病理结果示食管黏膜鳞癌，3 年前于当地医院行经左胸行食管癌根治术，术后病理示食管浸润溃疡型中分化鳞癌，侵及全层，双切缘净，食管癌淋巴结见癌转移，胃小弯淋巴结见癌

笔记

转移，胃左淋巴结与大网膜为脂肪组织，术后予预防感染、化痰、营养支持等对症治疗，术后恢复可，哽噎感较前明显缓解，无反酸、烧心，无恶心、呕吐，遂就诊于我院，于2014年9月4日开始行8个周期FOLFOX方案化疗，化疗后食欲较差。2017年3月7日查胸部CT示"食管癌术后"改变，左侧胸腔胃，左肺下叶慢性炎症，左侧胸膜局部增厚，较2016年8月29日变化不著，右上纵隔淋巴结肿大，右肺新发散在结节，考虑转移瘤可能性大，中腹部局部脂肪密度增高，脂膜炎可能，较前变化不著，左肾下叶小囊性灶。此次为进一步治疗，收入我科。

既往史

反流性食管炎10月余，否认高血压、心脏病史，否认糖尿病、脑血管病、精神疾病史。否认肝炎史、结核史、疟疾史。手术如前所述，无输血史。

查体

体温：36.3℃，脉搏：78次/分，呼吸：18次/分，血压：110/60mmHg。神清，精神可，浅表淋巴结无触及肿大，双肺呼吸音粗，未闻及干湿啰音，心律齐，心界不大，各瓣膜听诊区未闻及病理性杂音，未闻及心包摩擦音。腹平坦，未见胃形，未见肠形，未见胃肠蠕动波，左上腹可见约20cm的手术瘢痕，愈合良好，无压痛反跳痛，Murphy's征阴性，脾脏未触及，肾脏未触及，各输尿管压痛点无压痛，肝区叩击痛阴性，脾区叩击痛阴性，双侧肾区无叩痛，移动性浊音阴性，听诊肠鸣音正常，双下肢无水肿。

辅助检查

术后病理（2014年8月9日，徐州市中心医院）：食道浸润溃疡型中分化鳞癌，侵及全层，双切缘净，食道旁淋巴结转移

（2/6），胃小弯淋巴结见癌转移（4/5），胃左淋巴结与大网膜为脂肪组织。

胸部 CT + 增强（2014 年 11 月 15 日，本院）食管术后改变，左侧第 6、第 7 肋走行不连续，请结合临床。左肺实变索条及磨玻璃密度，肺组织膨胀不全可能，部分炎症不除外，请结合临床建议复查。双肺气肿。纵隔、双腋窝、腹主动脉左侧多发淋巴结，请结合临床。左肾窦高密度灶，结石不除外。

腹部 CT + 增强（2014 年 11 月 17 日，本院）食管癌术后，左侧胸腔胃，请结合临床。双肾囊肿可能，左肾小结石不除外。

头颅 MRI（2017 年 3 月 7 日，徐州市某医院）：本次 MR 检查，颅内未见明确灶性病变，请随访/增强检查。

胸部 CT（2017 年 3 月 7 日，徐州市某医院）："食管癌术后"改变，左侧胸腔胃，左肺下叶慢性炎症，左侧胸膜局部增厚，较 2016 年 8 月 29 日变化不著，右上纵隔淋巴结肿大，右肺新发散在结节，考虑转移瘤可能性大，中腹部局部脂肪密度增高，脂膜炎可能，较前变化不著，左肾下叶小囊性灶。

胃镜（2017 年 3 月 9 日，徐州市某医院）：食管炎，吻合口炎，残胃炎。

骨 ECT（2017 年 3 月 7 日，徐州市某医院）：第 11 胸椎代谢活跃，与既往结果一致，无变化。

入院诊断

食管癌（T4N3M1，Ⅳ期）。肺转移。反流性食管炎。吻合口炎。残胃炎。肺气肿。肾结石。肾囊肿。

根据患者的病史、症状、体征、相应的病理检查，诊断思路如下（图 37 - 1）：

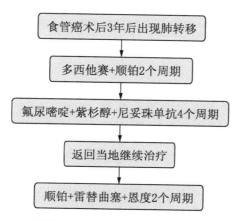

图 37 -1　患者诊断思路流程图

诊疗经过

于 2017 年 6 月 21 日，2017 年 7 月 10 日行顺铂 130mg d1 + 雷替曲塞 4mg d1 + 恩度 15mg d1 ~ d14 方案治疗 2 个周期，评效 PD（图 37 -2），更改方案为氟尿嘧啶注射液 1500mg d1 ~ d4 + 紫杉醇 270mg d1 + 尼妥珠单抗 400mg d1、d8、d15 治疗，于 2017 年 8 月 2 日，2017 年 8 月 25 日治疗 2 个周期，评效为 PR（图 37 - 3），2017 年 9 月 15 日和 2017 年 10 月 6 日再次行上述方案治疗 2 周期，评效 PD，2017 年 11 月 6 日和 2017 年 11 月 27 日更改方案为多西他赛 120mg d1 + 顺铂 40mg d1 ~ d3 治疗 2 个周期，后患者返回当地继续治疗。

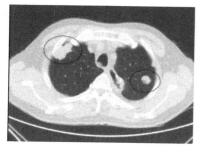

图 37 -2　尼妥珠单抗 + 紫杉醇 + 5 -Fu 治疗前

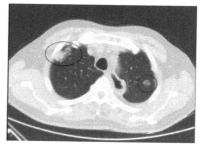

图 37 -3　尼妥珠单抗 + 紫杉醇 + 5 -Fu 治疗 2 个周期后

病例分析

食管癌是人类最常见的恶性肿瘤之一，其发生率和病死率居第4位。顺铂联合氟尿嘧啶方案是目前治疗食管癌的标准方案。氟尿嘧啶为基础的治疗方案，由于毒性持续存在等问题，迫切需要其他的替代物。而雷替曲塞有其独特的作用机制，它属于细胞毒抗癌药物，通过抑制胸腺嘧啶合成酶（TS）起作用；还能通过还原型叶酸甲氨蝶呤细胞膜载体被细胞主动摄取，进入细胞后能快速完全地被叶酸基聚谷氨酸盐合成酶代谢为一系列多聚谷氨酸类化合物。这些多聚谷氨酸类化合物是比雷替曲塞更强的 TS 抑制剂，从而抑制细胞的 DNA 合成，并且能在细胞内潴留，血浆消除半衰期长，达到长时间发挥细胞毒作用。此外，食管癌组织中 *EGFR* 的阳性率为50%~70%，其过度表达及联合过度表达与局部浸润、淋巴结转移及预后相关，可对放疗产生抵抗作用。尼妥珠单抗是重组人源化抗表皮生长因子受体单克隆抗体，具有高选择性和半衰期长等特点，能竞争性抑制内源性配体和 EGFR 的结合，抑制酪氨酸激酶的激活，阻断 EGFR 介导的下游信号通路，从而抑制肿瘤细胞增生，促进肿瘤细胞凋亡，研究表明妥珠单抗可有效地提高食管癌患者的有效率、1 年生存率、3 年生存率和 1 年无进展生存率，且未见明显药物不良反应，是一种安全、有效的靶向治疗药物。

病例点评

食管癌是我国常见恶性肿瘤之一，居恶性肿瘤发病率第 6 位、死亡率第 4 位，内科治疗方案有限。近年来新型药物的出现为晚期食管癌的治疗提供了新的选择。目前雷替曲塞及尼妥珠单抗在对老年食管癌患者治疗的有效性及安全性尚未充分报道，治疗方案及预后评价亦不统一。此例患者为食管癌术后复发，先后予以雷替曲塞联合恩度及尼妥珠单抗＋紫杉醇＋5－Fu治疗，均有一定疗效，为这一类患者的治疗提供了一定的经验参考。

（李腾　马妮娜　整理）

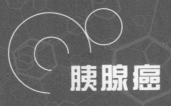

胰腺癌

038 晚期胰腺癌的三药联合化疗获得部分缓解一例

病历摘要

现病史

患者男，62岁，1年余前发现胰腺占位，2017年5月10日于我院消化科行超声内镜胰腺穿刺活检，病理回报：（淋巴结）可见淋巴细胞及增生改变的上皮细胞。（胰腺颈部）血性背景中可见凋亡坏死细胞及小灶异型上皮细胞伴退变，为癌细胞。考虑诊断胰腺癌明确。

既往史

既往反流性食管炎、糜烂性胃炎、失眠症病史。否认高血压、心脏病史，否认糖尿病、脑血管病、精神疾病史。否认肝炎史、结核史、疟疾史。否认手术、外伤、输血史，舒普深皮试阳性，否认食物过敏史，预防接种史不详。其他系统回顾无特殊。

查体

体温：36.4℃，脉搏：75 次/分，呼吸：18 次/分，血压：120/70mmHg。腹部平坦，未见胃肠型及蠕动波。腹软，剑突下轻压痛，无反跳痛，肌紧张，余腹正常，未触及明显包块。Murphy's 阴性，肝、脾肋下未触及。叩诊呈鼓音，肝区、脾区无叩痛，移动性浊音阴性。肠鸣音 3 次/分，未闻及振水音。

辅助检查

2017 年 4 月 24 日腹部 CT 提示胰颈体部肿块，大小约 3.2cm × 2.6cm 的不规则囊实性病灶（图 38 – 1）。GP 方案（健择 1.7g + 顺铂 120mg）化疗 3 个周期，评估病情进展（图 38 – 2）。FOLFIRINOX 方案化疗，2018 年 3 月 14 日评估病情稳定（图 38 – 3）。

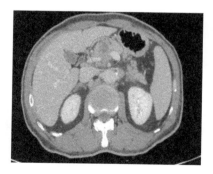

图 38 – 1　2017 年 4 月 24 日腹部 CT 提示胰颈体部肿块，大小约 3.2cm ×2.6cm 的不规则囊实性病灶

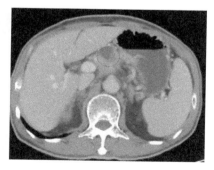

图 38 – 2　GP 方案（健择 1.7g + 顺铂 120mg）化疗 3 个周期，评估病情进展，肿块大小约 4.2cm ×4.3cm

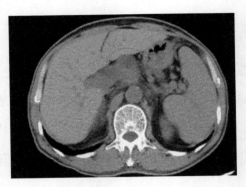

图 38 −3　FOLFIRINOX 方案化疗，2018 年 3 月 14 日评估
病情稳定，肿块大小约 4.2cm×3.6cm

诊断思路流程图（图 38 −4）

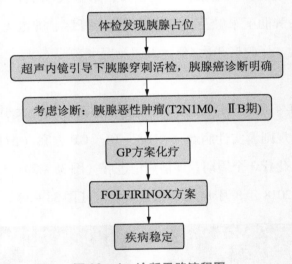

图 38 −4　诊断思路流程图

诊断

胰腺恶性肿瘤（T2N1M0，ⅡB 期）。淋巴结继发恶性肿瘤。反流性食管炎。糜烂性胃炎。失眠症。

诊疗经过（图 38 −4）

2017 年 5 月 17 日到 2017 年 6 月 16 日行化疗，方案为：GP 方案（健择 1.7g + 顺铂 120mg）化疗 3 个周期，评估病情进展。更换化疗方案：2017年7月11日到2017年7月28日予奥沙利铂120mg d1 + 伊立替康240mg d1 + 同奥600mg d1 + 氟尿嘧啶600mg d1 + 氟尿嘧啶1975mg 5ml/h化疗2个周期，疼痛明显缓解，于2017年8月11日到2018年4月13日行化疗，方案为奥沙利铂120mg d1 + 伊立替康240mg d1 + 同奥600mg d1 + 氟尿嘧啶600mg d1 + 氟尿嘧啶改3750mg 5ml/h泵入，化疗后评估病情稳定。

病例分析

此患者初诊时已为胰腺癌晚期，一线化疗方案选用GP方案（健择1.7g + 顺铂120mg）3个周期后病情进展，有一项ACCORD11研究，纳入342例体能状态评分良好（PS 0或1分）且血清总胆红素水平小于正常值上限1.5倍的初治晚期胰腺癌患者，随机分配至GEM单药组和FOLFIRINOX组。与GEM单药相比，FOLFIRINOX方案的客观缓解率（32% vs. 9%）、无进展生存期（6.4个月 vs. 3.3个月）和总生存期（11.1个月 vs. 6.8个月），均有显著改善。此患者体能状态较好，选用FOLFIRINOX化疗后评估病情稳定，且未发生Ⅲ～Ⅳ级不良反应。此患者为62岁男性，无基础心肺疾患，应用FOLFIRINOX方案后PFS已达到10个月。此患者确诊胰腺癌依靠超声内镜引导下胰腺穿刺活检，可以用较高频率以最近距离对胰腺组织进行扫描，并引导细针穿刺抽吸细胞学检查，因为此种方式更能直接、快速地获取胰腺组织以明确诊断。较传统经皮穿刺吸取细胞学检查有明显优势，且穿刺风险明显减小。美国NCCN胰腺癌指南推荐FOLFIRINOX为用于一般情况较好（KPS 90～100分）、没有黄疸的晚期胰腺癌的Ⅰ类推荐。但FOLFIRINOX的治疗相关血液系统、消化系统及神经系统不良反应

笔记

也较为严重，对患者体能状态要求较高。

📋 病例点评

　　此患者确诊胰腺癌依靠超声内镜引导下胰腺穿刺活检，可以用较高频率以最近距离对胰腺组织进行扫描，并引导细针穿刺抽吸细胞学检查，因为此种方式更能直接、快速地获取胰腺组织以明确诊断。较传统经皮穿刺吸取细胞学检查有明显优势，且穿刺风险明显减小。美国 NCCN 胰腺癌指南推荐 FOLFIRINOX 为用于一般情况较好（KPS 90～100 分）、没有黄疸的晚期胰腺癌的 I 类推荐。但FOLFIRINOX 的治疗相关血液系统、消化系统及神经系统不良反应也较为严重，对患者体能状态要求较高。

（俞静　陈兆鑫　整理）

前列腺癌

039　前列腺癌骨转移综合治疗一例

病历摘要

现病史

　　患者男性，50 岁，2015 年无明显诱因出现会阴部持续性胀痛，以夜间为重，持续 1 天，后出现尿频、尿急、排尿困难症状，无肉眼血尿，无尿痛，就诊于某医院，诊断为"前列腺炎"，给予消炎治疗，自诉症状有所缓解。后患者间断会阴部胀痛发作 2 次，2015 年 11 月 4 日行超声检查示：前列腺体积 5.4cm × 5.7cm × 3.7cm，形态饱满，被膜完整，内腺前后径约 3.0cm，实质回声不均，呈结节样改变，内外腺交界处可见多发斑线状强回声，后伴声影，外腺实质回声欠均，可见多发腺管扩张，最宽约 0.1cm。肿瘤标志物检查示：前列腺特异性抗原（PSA）18.75ng/ml，游离前列腺特异性抗原（FPSA）2.53ng/ml。后就诊于我院泌尿外科，于 2016 年 1 月 13 日行直肠超声引导下经会阴前列腺穿刺术，术后病理示：穿刺之前列腺组织 24 条，其中 15 条（第 1、第 2、第 3、第 4、第 6、第 8、第 9、第 11、第 12、第 17、第 18、第 19、第 20、第 23、第 24 条）腺癌浸润，Gleason 分级 5 + 4 = 9 分。同时发现骨转移。

既往史

高血压病史 3 年，血压最高 140/95mmHg，曾口服缬沙坦及氨氯地平降压治疗，胃溃疡病史。否认冠心病、脑血管病、肾病等病史，否认肝炎、结核等传染病史，否认毒物及放射物质接触史，有输血史，无药物及食物过敏史。

查体

体温：36.0℃，呼吸：16 次/分，脉搏：80 次/分，血压：120/80mmHg。神清，精神可，巩膜无黄染。全身浅表淋巴结未触及肿大。胸廓对称，双肺叩诊呈清音，双肺呼吸音粗，未闻及干湿啰音。心率 80 次/分，律齐，各瓣膜听诊区未闻及病理性杂音及心包摩擦音。腹部平坦，未见腹壁静脉曲张及胃肠型、蠕动波，全腹无压痛，无反跳痛及肌紧张，麦氏点无压痛，肝脾肋下未及，肝脾区无叩痛，移动性浊音阴性，肠鸣音 4 次/分。双下肢无水肿。

辅助检查

1. 实验室检查

血常规：WBC 7.11 × 10^9/L，RBC 3.93 × 10^{12}/L，HGB 107g/L，PLT 198 × 10^9/L。生化：D - BIL 9.06μmol/L，LDH 724U/L。凝血

功能：PLA 72.20%，Fig 9.95g/L，FDP 33.60mg/L；D - Dmer 9.20mg/L。肿瘤标志物：CA 19 - 9 < 0.80U/ml，CA 12 - 5 33.50U/ml，NSE 20.32ng/ml，CEA 2.68ng/ml，CYF 211 2.29ng/ml，PZO - GRP 38.35pg/ml，AFP 1.00ng/ml，TPSA 24.28ng/ml，FPSA 4.64ng/ml。T（酶免法）：22.27ng/dl。尿常规：红细胞 33/μl。便常规 + 潜血未见明显异常。

2. 影像学检查

腹盆腔 CT 检查（2017 年 7 月 9 日，图 39 - 1）：①前列腺术后改变，请结合临床；②片中所见骨质内多发高密度影，较前片未见显著变化，转移？请结合骨扫描检查；③右侧骶骨局部骨质破坏，并软组织肿块，考虑转移？建议复查；轻度脂肪肝；④肝脏低密度灶，较前片明显，请结合临床，必要时增强扫描进一步明确性质。

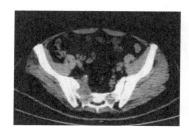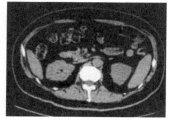

图 39 - 1　腹盆腔 CT 检查（2017 年 7 月 9 日）

胸部 CT 平扫 + 增强（2017 年 7 月 11 日，图 39 - 2）：①左肺多发结节，结合病史，考虑转移瘤可能大，请结合临床建议复查；②右上叶前段磨玻璃结节，建议复查；右肺下叶少许炎症可能；③纵隔及左侧肺门、双侧锁骨上窝及胸廓入口处淋巴结肿大，不除外转移，请结合临床复查；④双肺部分小支气管扩张；双侧胸膜局限性增厚；⑤多发骨转移，请结合临床必要时骨扫描检查。

笔记

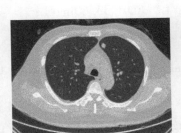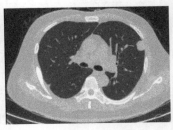

图 39－2　胸部 CT 平扫＋增强（2017 年 7 月 11 日）

　　腹部 CT 检查（2017 年 8 月 23 日，图 39－3）：与 2017 年 7 月 11 日腹盆部 CT 比较：①前列腺术后改变，同前；②考虑膀胱内造影剂充填；③腹膜后及盆腔多发淋巴结，部分较前略增大，建议随访复查；④多发骨转移，较前进展；⑤肝多发囊肿，大致同前；肝 S5、S6 轻度强化小结节，大致同前，建议观察或 MRI 检查。

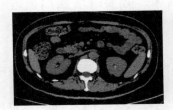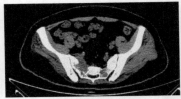

图 39－3　腹部 CT 检查（2017 年 8 月 23 日）

　　胸部 CT 平扫＋增强（2017 年 8 月 23 日，图 39－4）：①左肺多发结节，较前部分病灶略有减小；②原右上叶前段磨玻璃结节，此次未见明确显示；右肺下叶少许炎症可能，较前变化不明显；③纵隔及左侧肺门、双侧锁骨上窝及胸廓入口处淋巴结轻度肿大，

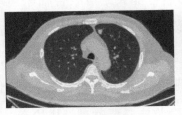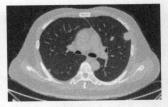

图 39－4　胸部 CT 平扫＋增强（2017 年 8 月 23 日）

较前变化不明显；④双肺部分小支气管扩张；双侧胸膜局限性增厚，大致同前；⑤胸椎椎体内多发高密度影及低密度骨质破坏区，较前范围增大；肋骨所见无显著变化。

腹盆部增强 CT（2018 年 2 月 26，图 39 - 5）：2017 年 8 月 23 日腹盆部 CT 比较：前列腺术后改变，同前；腹膜后及盆腔多发淋巴结，部分较前略减小，建议随访复查；多发骨转移，部分较前减轻；骶骨右侧软组织密度灶较前明显减小；肝多发囊肿，大致同前；肝 S5、S6 轻度强化小结节，大致同前，建议观察或 MRI 检查；

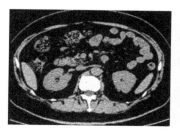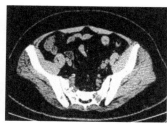

图 39 - 5　腹盆部增强 CT（2018 年 2 月 26 日）

胸部 CT（2018 年 2 月 26 日，图 39 - 6）：与 2017 年 8 月 23 日胸部 CT 相比较，①左肺多发结节，较前略有增大；②弥漫骨质破坏，符合骨转移改变；③余大致同前。

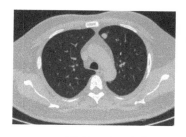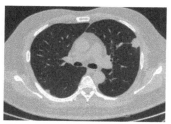

图 39 - 6　胸部 CT（2018 年 2 月 26 日）

诊断

前列腺癌（cTXNXM1，Ⅳ期）。骨继发恶性肿瘤。肺继发恶性肿瘤。

诊断思路流程图（图 39 – 7）

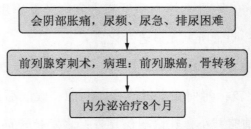

图 39 – 7　诊断思路流程图

诊疗经过

患者 2016 年 1 月 13 日行直肠超声引导下经会阴前列腺穿刺术，术后病理示：腺癌浸润。同时发现骨转移。于我院泌尿外科门诊予醋酸亮丙瑞林（抑那通）联合比卡鲁胺（康士得）50mg qd 内分泌治疗 1 年余。2017 年 3 月患者腰背部疼痛较前加重，伴右侧下肢放射痛右侧足部麻木感，就诊于我院骨科，考虑前列腺癌多发骨转移、腰 5 椎体病理性骨折、马尾神经损伤诊断明确，有手术指征，于 2017 年 4 月 14 日行腰椎后路减压，骨水泥钉固定（L4、5 ~ S1），病椎成形（L5），肿瘤部分刮除术。术后病理示：（腰 5 椎板）骨组织，骨髓腔内纤维组织增生，并见少许造血组织。（腰 4、腰 5 关节突）骨组织间见癌浸润，细胞团簇状排列，偶见腺腔形成。免疫组化染色：PSA（＋），CK7（－），CK20（－），CK（＋）。结合病史符合前列腺腺癌转移。（腰 5 椎体内容物）骨组织，骨髓腔内纤维组织增生，并见少许造血组织，其间见少许异型细胞，考虑为癌浸润。于 2017 年 4 月 21 日联合麻醉下行经会阴前列腺粒子置入术，过程顺利。2017 年 6 月患者再次出现右侧臀部及右下肢疼痛，伴有右下肢明显麻木感，同时逐渐出现右上肢酸痛，右手及腕部麻木感，持物无力，于我院骨科行 MRI 检查示：腰椎术后改变；胸 12 ~ 腰 5 椎体及部分附件、骶骨、双侧髂骨多发结节状异常信号影，腰 5 右侧神经根可疑受累。颈椎核磁示：颈胸椎骨质内多发异常信号，考虑转移瘤；C3 - 4、C4 - 5、C5 - 6 椎间盘突出。无法进一步手术治疗，予博宁抑制骨质破坏治疗。2017 年 7 月患者就诊于我科，完善胸腹部 CT（图 39 - 1、图 39 - 2），诊断：前列腺癌，多发骨转移，肺转移。于 2017 年 7 月 12 日至 11 月 4 日予患者多西他赛 120mg d1 + 泼尼松 5mg bid d1 ~ d21 方案化疗 6 个周期。期间 2017 年 7 月 26 日、9 月 1 日、10 月 6 日于香港某中心行镭 - 223 抗癌药物治疗。化疗期间每月应用唑来膦酸抑制骨质破坏治疗。此后继续应用内分泌治疗，定期复查。患者于 2018 年 2 月 26 日行腹盆部增强 CT（图 39 - 5）、胸部增强 CT（图 39 - 6）检查。颅脑增强 MR 无明显异常。骨扫描：全身多发骨转移，较 2016 年 1 月 13 日片病灶减少，代谢减低，继续动态观察；双踝关节骨代谢异常灶，考虑良性病变。考虑到患者肺部转移病灶进一步进展，于 2018 年 3 月 19 日至 2018 年 4 月 13 日行 2 个周期多西他赛 120mg + 卡铂 600mg 方案化疗。患者于 2018 年 2 月 26 日再次前往香港行镭 - 223 抗癌药物治疗。

病例分析

　　该患者于我科治疗时经检查明确诊断为前列腺癌、骨转移、肺转移，患者骨转移出现压迫症状，已于骨科行手术治疗，前列腺肿瘤已行前列腺粒子置入术。一项大型多中心随机对照研究（CHAARTED 研究）结果显示，多西他赛可推迟进展至去势抵抗性前列腺癌（castration-resistant prostate cancer，CRPC）的时间（20.2 个月 vs. 11.7 个月）和延长临床无进展生存时间（33 个月 vs. 19 个月），使高转移负荷组死亡风险降低 39%。入院后给予多西他赛联合泼

笔记

255

尼松（DP）方案化疗，患者治疗有效果，复查肺内病灶有缩小。骨转移治疗方面，唑来膦酸通过抑制破骨细胞的活化和功能从而阻断病理性骨溶解。镭-233能够发射高能仅射线，促使骨转移部位的肿瘤细胞双链DNA断裂。镭-233的3~4级血液学毒性发生率较低（中性粒细胞减少为3%，血小板减少症为6%，贫血为13%）。一项三期临床试验结果证实，相对于安慰剂组，每4周1次共6个周期的镭-233治疗能将总生存时间延长3.6个月。该患者同时应用这两种方式治疗后复查骨扫描病灶较前减少。患者2018年3月复查提示肺内病灶略增大，患者已结束化疗半年以上，可继续应用多西他赛为主的方案治疗，予多西他赛联合卡铂治疗。

🩺 病例点评

此患者确诊为晚期前列腺癌，进展期肿瘤标准治疗方法，包括抗雄激素治疗、手术去势治疗等。采用雄激素完全阻断治疗可获得良好的效果，客观有效率为80%~85%。明显骨痛伴骨转移的患者可应用放射性核素内照射、间歇性外照射等方法，在对骨痛进行缓解的同时，起到预防病理性骨折的效果。另外，靶向治疗药物为目前晚期前列腺癌治疗的新的研究方向。醋酸阿比特龙是一种口服的高亲和力、高选择性CYP17抑制剂，其作用机制在于不可逆抑制雄性激素合成途径的细胞色素P450 17A1（CYP17A1），也被成为17α-羟化酶/C17、20-裂解酶。该酶催化孕烯醇酮和孕烯醇酮为DHEA和雄烯二酮，在肾上腺、睾丸和前列腺合成雄激素的过程中起着关键作用，可以最大程度阻断内源性雄激素合成。作为一种新型的内分泌治疗药物，其联合泼尼松适用于转移性激素抵抗型前列腺癌（metastatic castration – resistantprostate cancer，mCRPC）的治疗，可显著增加之前接受或未接受多西他赛化疗患者的总体生存期。阿比特龙治疗化疗失败的 mCRPC 患者的临床证据来自 COU – AA – 301 研究。与单纯泼尼松治疗相比，阿比特龙联合泼尼松治疗能够降低死亡风险 26%，延长总生存时间 3.6 个月，PSA 进展的风险降低 37%，疾病影像学进展风险降低 34%，PSA 应答率提高 24%。COU – AA – 3001 试验数据显示对于接受阿比特龙联合泼尼松化疗失败后的 mCRPC 患者死亡风险较单纯泼尼松治疗降低了 40%，PSA 进展风险降低了 49%，同时显著延缓疼痛强度进展（7.4 个月与 4.7 个月，$P = 0.0088$），延缓骨相关事件的发生（25.0 个月与 20.3 个月，$P = 0.0001$），疲乏症状、生活质量改善显著。该患者化疗后继续内分泌治疗可以考虑应用阿比特龙。

（罗心宇　李琴　整理）

040　前列腺癌的术后内分泌治疗一例

病历摘要

现病史

患者 2017 年 5 月于当地医院体检行腹部超声发现腹部包块，当时无特殊不适症状，未进一步诊治。后逐渐触及左侧腹部包块，大小约 5cm × 5cm，压之疼痛，质硬、不活动，伴尿痛、尿频，无明显尿急，无腹胀、腹痛、排便习惯改变等不适，未进一步诊治。

9 个月前（2017 年 7 月初）自行触及左侧锁骨上包块，质硬、不活动、无压痛，逐渐增大至 4cm×4cm，无疼痛、发热等不适。就诊于我科，完善腹盆部增强 CT：腹盆腔及双侧腹股沟区多发肿大淋巴结，前列腺增大，双侧肾盂及输尿管上段积水，新出现；膀胱明显充盈。行左锁骨上淋巴结活检（2017 年 7 月 31 日我院）：（左锁骨上淋巴结）穿刺组织内见异型上皮样细胞团。免疫组化：CK（+）、PSA（+）、P504S（+）、P63（-）、34βE12（-）、CDX-2（-）、TTF-1（-）、NapsinA（-）、Tg（-）、KI-67 阳性约 20%。诊断：（左锁骨上淋巴结）转移性腺癌，结合免疫组化，符合前列腺来源。考虑诊断"前列腺癌，淋巴结继发恶性肿瘤"。7 个月前于我院泌尿外科 CSEA 麻醉下行经尿道前列腺电切术+经会阴前列腺穿刺术（2017 年 9 月 4 日），手术顺利，术后恢复好，排尿顺畅，术后病理提示前列腺腺癌。患者近 7 个月每月 1 次行诺雷德缓释植入剂 1 支治疗前列腺癌，并口服康士得片 50mg tid 辅助治疗。现为进一步治疗入院。患者近期精神可，饮食睡眠可，大便未见明显异常，偶有尿频、尿痛等，曾诊断为"泌尿系感染"，口服"左氧氟沙星片"症状可缓解，平素口服"保列治、马沙尼片"，体重近期无明显变化。

既往史

血压升高近 10 年，最高达 160/95mmHg，未规律服药，自述平时血压 130/80mmHg。

查体

神志清楚，言语流利。左侧锁骨上可触及一大小约 2cm×2cm 肿物，质硬、不活动、无压痛，表面无红肿、瘘道，余浅表淋巴结未及明显肿大。心脏、肺部查体未见明显异常。腹软，左中腹、左下腹可触及质硬包块，边界不清，轻压痛，无反跳痛和肌紧张，

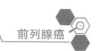
Murphy's 征阴性，肝、脾、肋下未触及。叩诊呈鼓音，肝区、脾区无叩痛，移动性浊音阴性。肠鸣音 4 次/分，未闻及振水音。左下肢可凹性水肿。

辅助检查

（1）腹盆增强 CT（2017 年 7 月 18 日，图 40 - 1）：①腹盆腔及双侧腹股沟区多发增大淋巴结，考虑恶性，淋巴瘤？转移？②肝脏及左肾多发囊肿可能；③前列腺增大；④胸腰骶椎椎体多发高密度影，退变所致？⑤双肺多发微结节，建议胸部 CT 进一步检查。

（2）腹股沟淋巴结 B 超（2017 年 7 月 24 日）：双腹股沟区多发淋巴结。

（3）颈部淋巴结 B 超（2017 年 7 月 25 日）：左锁骨上区异常肿大淋巴结，建议超声引导下穿刺活检。

（4）胸部增强 CT（2017 年 7 月 26 日）：①两肺散在小结节，部分已钙化，考虑慢性炎症性病变；②双肺索条病灶，右肺中叶支气管扩张，支气管管壁增厚，考虑炎症；③纵隔及肺门多发小淋巴结。

（5）颈部增强 CT（2017 年 7 月 26 日）：颈部多发增大淋巴结，请结合临床定性；右侧甲状腺内钙化，请结合 B 超检查。

（6）腹盆核磁（2017 年 7 月 26 日）：①左侧腹股沟区肿块影，膀胱旁团状异常信号，请结合腹部检查；②双侧精囊形态不规则，建议随访；③前列腺增生（PI - RADS2）；④前列腺外周带慢性炎症（PI - RADS2）。

（7）腹盆部增强 CT（2017 年 7 月 28 日）：与 2017 年 7 月 14 日腹盆腔 CT 对比：①腹盆腔及双侧腹股沟区多发肿大淋巴结，较前未见显著变化；②肝脏及左肾多发囊肿可能，大致同前；③前列腺增大，较前稍缩小；④双侧肾盂及输尿管上段积水，新出现；膀胱明显充盈，请结合临床排除尿储留；⑤胸腰骶椎椎体多发高密度影，大致同前；⑥结肠内内容物较多及气体，以右半结肠明显，轻度扩张；⑦双下肺多发小结节。

（8）左锁骨上淋巴结活检（2017年7月31日）：（左锁骨上淋巴结）穿刺组织内见异型上皮样细胞团。免疫组化：CK（+）、PSA（+）、P504S（+）、P63（-）、34βE12（-）、CDX-2（-）、TTF-1（-）、NapsinA（-）、Tg（-）、KI-67阳性约20%。诊断：（左锁骨上淋巴结）转移性腺癌，结合免疫组化，符合前列腺来源。

（9）前列腺穿刺病理（2017年9月13日，我院）：穿刺前列腺组织12条，12条内见腺癌浸润。Gleason分级5+4=9分。免疫组化（-1～-12）：P504s部分（+），P63（-），34βE12（-）。

（10）经尿道前列腺电切术+经会阴前列腺穿刺术后病理（2017年9月8日，我院）：（前列腺电切组织）前列腺组织（一堆，直径5cm），其内可见小腺泡增生，腺泡排列密集，基底细胞结构不清，考虑为腺癌浸润。

（11）全身骨扫描（2017年11月27）：①全身多发骨转移，建议核医学科行^{89}Sr治疗；②双侧肘关节及左侧踝关节骨代谢增高影，考虑良性病变；③余部诸骨未见明显成骨性骨转移征象。

（12）胸部增强CT（2017年11月27日）：与2017年7月15日胸部CT相比：①双肺多发小结节，较前片数量减少；②左侧斜裂胸膜下小结节，部分钙化，较前未见显著变化；③双肺索条病灶，较前未见明显变化；④双侧胸膜局部呈结节样增厚，较前片未见显著变化；⑤纵隔及肺门多发淋巴结，较前无显著变化；⑥胸椎及肋骨多发高密度灶，考虑转移可能大。

（13）腹盆腔部增强CT（2017年11月28日，图40-2）：与

2017 年 7 月 28 日腹盆腔 CT 对比：①原前列腺增大，明显缩小；腹盆腔、腹膜后间隙及左侧髂部血管旁多发淋巴结影，较前明显变小；胸腰骶椎椎体多发高密度影，较前密度增高；②肝脏及左肾多发囊肿可能，大致同前；③双下肺多发小结节。

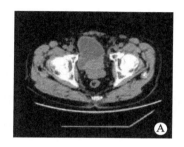 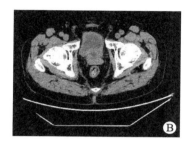

图 40 - 1　2017 年 7 月 18 日　　　　图 40 - 2　2017 年 11 月 28 日
腹盆增强 CT　　　　　　　　　　腹盆腔部 CT

诊断思路流程图（图 40 - 3）

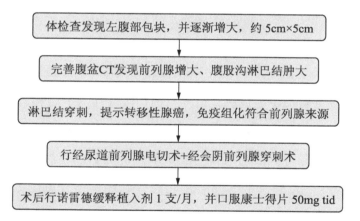

体检查发现左腹部包块，并逐渐增大，约 5cm×5cm

完善腹盆CT发现前列腺增大、腹股沟淋巴结肿大

淋巴结穿刺，提示转移性腺癌，免疫组化符合前列腺来源

行经尿道前列腺电切术+经会阴前列腺穿刺术

术后行诺雷德缓释植入剂 1 支/月，并口服康士得片 50mg tid

图 40 - 3　诊断思路流程图

诊断

前列腺恶性肿瘤（T2N1M1，Ⅳ期）。前列腺电切术 + 前列腺穿刺术后。淋巴结继发恶性肿瘤。骨继发恶性肿瘤。高血压 2 级。肝脏囊肿。左肾囊肿。前列腺增大。

诊疗经过（见图 40 - 2）

2017 年 5 月因腹部包块、左锁骨上包块行左锁骨上淋巴结活检：（左锁骨上淋巴结）转移性腺癌，结合免疫组化，符合前列腺来源。考虑诊断"前列腺癌，淋巴结继发恶性肿瘤"。2017 年 9 月于我院泌尿外科 CSEA 麻醉下行经尿道前列腺电切术 + 经会阴前列腺穿刺术，术后病理提示前列腺腺癌。

患者自 2017 年 9 月每月 1 次行诺雷得缓释植入剂 3.6mg ih 治疗前列腺癌，唑来磷酸 4mg iv. gtt 治疗骨转移，并口服康士得片 50mg tid 辅助治疗。

病例分析

患者因自行发现左侧腹部包块，左锁骨上包块就诊于我院，查体可及左侧锁骨上可触及一大小约 2cm × 2cm 肿物，质硬、不活动、无压痛，表面无红肿、瘘道，余浅表淋巴结未及明显肿大。左中腹、左下腹可触及质硬包块，边界不清，轻压痛。余心肺腹（－）。完善腹盆部增强 CT：腹盆腔及双侧腹股沟区多发肿大淋巴结，前列腺增大，双侧肾盂及输尿管上段积水；膀胱明显充盈。左锁骨上淋巴结活检：（左锁骨上淋巴结）转移性腺癌，结合免疫组化，符合前列腺来源。考虑诊断"前列腺癌，淋巴结继发恶性肿瘤"。7 个月前于我院泌尿外科 CSEA 麻醉下行经尿道前列腺电切术 + 经会阴前列腺穿刺术（2017 年 9 月 4 日），术后病理提示前列腺腺癌。患者近 7 个月来每月 1 次行诺雷得缓释植入剂 3.6mg ih 治疗前列腺癌，唑来磷酸 4mg iv. gtt 治疗骨转移，并口服康士得片 50mg tid 辅助治疗。目前考虑淋巴结继发恶性肿瘤较前明显缩小，病情部分缓解。

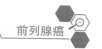

病例点评

　　患者自行发现腹部包块，未予重视，随后出现左锁骨上包块，进一步就诊完善检查后考虑前列腺恶性肿瘤，多发淋巴结转移，骨转移。行经尿道前列腺电切术＋经会阴前列腺穿刺术，术后病理提示腺癌。患者自确诊以来规律接受诺雷得缓释植入剂3.6mg治疗前列腺癌，唑来磷酸4mg治疗骨转移，并口服康士得片50mg tid辅助治疗，影像学评估患者病情部分缓解，考虑治疗有效。患者发现肿瘤早期未予重视，未及时就诊，明确病情后行手术＋激素治疗，病情得到缓解，达到改善生活质量，延长生存期之目的。

（王婧　尚昆　整理）

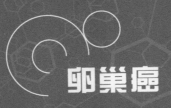

04.1 原发灶未明的恶性腹腔积液治疗一例

📋 病历摘要

现病史

2017 年 6 月出现纳差、腹胀伴腹痛，腹围进行性增大，无腹泻、黑便，无皮肤黄染，无发热、咳嗽，无恶心、呕吐等不适，无胸闷、气短，就诊于某中医院，饮食汤药 11 天，未见缓解。后就诊于某医院，腹部 B 超发现大量腹腔积液。2017 年 7 月 10 日进一步就诊于我院，完善全身检查。腹部 CT 示：①腹腔及盆腔积液，大网膜增厚，考虑肿瘤转移；②胃壁局部增厚，必要时内镜检查；③双侧附件区密度不均匀；④直肠术后状态，残端软组织密度影；⑤腹腔及腹膜后间隙可见多发小淋巴结；⑥肝左叶小囊肿；⑦双肺内实变影，考虑膨胀不全。PET－CT（头＋躯干）示：①腹膜后腹主动脉旁、右侧盆壁、双侧腹股沟多发淋巴结，FDG 代谢增高；大网膜弥漫性增厚伴多发索条、小结节，FDG 代谢增高；少量胸腔积液，大量腹盆腔积液；综合上述表现，考虑恶性肿瘤全身多发淋巴结转移、腹膜转移可能性大。②右侧锁骨下区、纵隔、右侧内乳区、右侧心膈角区淋巴结，FDG 代谢增高，淋巴结转移不除外，建议动态观察。③双肺多发索条及片状实变病，未见 FDG 代谢增高，考虑压迫性肺组织膨胀不全，双侧胸膜局限性增厚。④肝 S2 囊肿。⑤直肠术后改变术区未见异常软组织密度影及 FDG 代谢增高灶。⑥子宫及双侧附件区可疑 FDG 代谢增高，同机 CT 未见明确异常密度影，建议结合妇科超声进一步检查。⑦脊柱退行性改变。⑧余躯干及脑部 PET－CT 未见明显异常代谢征象。妇科经阴彩超检查示：子宫肌瘤，腹盆腔积液，期间间断放腹水 3000ml，腹水涂片：可见大量异型细胞团，考虑为恶性肿瘤，倾向为腺癌。

既往史

高血压病史 10 年，血压最高 150/90mmHg，规律服用缬沙坦、氨氯地平降压；7 年前"直肠脱垂"行直肠部分切除术；高脂血症 5 年，服用阿托伐他汀降血脂。3 年前行乳腺结节摘除术，术后病理诊断良性。右上肢静脉血栓病史 3 月余。

查体

身高：158cm，体重：70kg，体表面积：1.72m²，ECOG：1。腹膨隆，腹软，轻压痛，无反跳痛、肌紧张，未触及明显包块。

Murphy's 征阴性，肝、脾肋下未触及。叩诊呈鼓音，肝区、脾区无叩痛，移动性浊音阳性。肠鸣音 3 次/分，可闻及振水音。双下肢无水肿。

辅助检查

1. 病理检查

（1）腹水涂片病理（2017 年 7 月 12 日，图 41 –1A）：可见大量异型细胞团，考虑为恶性肿瘤，倾向为腺癌。

（2）淋巴结病理（2017 年 7 月 24 日，图 41 –1B）：（右侧腹股沟淋巴结）灰白色条形软组织 2 条，长 1.8～2.0cm，直径 0.1cm。穿刺组织内，恶性肿瘤细胞浸润。免疫组化：CK（7＋）、CK（20－）、P63（－）、TTF –1（－）、ER（个别＋）、PR（＋）、CA 12 –5（＋）、CDX –2（－）、Caretinin（－）、D2 –40（－）、VIM（－）。诊断：（右侧腹股沟淋巴结）结合形态及免疫组化，符合转移性腺癌，建议重点检查女性生殖系统。

（3）腹水免疫组化（2017 年 7 月 24 日，图 41 –1C）：CK –L（＋），CEA（－），TTF –1（－），CDX2（－），Villin（－），ER（－），CA 12 –5（＋），WT –1（＋），calretinin（－），D2 –40（±），Ki –67 指数 60%。结论：（腹水）恶性上皮性肿瘤，结合形态及免疫表型倾向为腺癌，建议重点检查女性生殖系统。

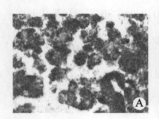 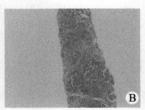 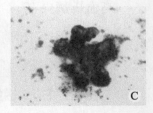

注：A：初诊腹水；B：淋巴结；C：腹水补充

图 41 –1　病理图片　H –E 染色，放大 100×

2. 影像学检查

（1）经阴B超（2017年7月13日，图41-2）：下腹腔见游离液性暗区，深约9.1cm，诊断：腹腔积液。

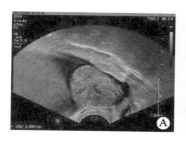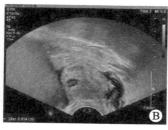

图41-2　2017年7月13日　经阴B超

（2）腹CT（2017年7月10日，图41-3A）：①腹腔及盆腔积液，大网膜增厚，考虑肿瘤转移；②腹腔及腹膜后间隙可见多发小淋巴结，最大短径0.78cm。

（3）腹CT（2017年9月6日，图41-3B）：①原腹腔积液较前消失，盆腔积液较前明显减少；②腹腔及腹膜后间隙多发小淋巴结，较前数目减少、直径变小，最大短径0.4cm。

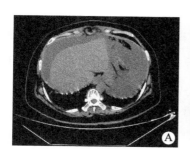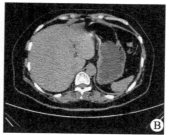

图41-3　腹部CT

（4）胃镜及病理提示：慢性浅表性胃炎。

诊断思路流程图（图 41 – 4）

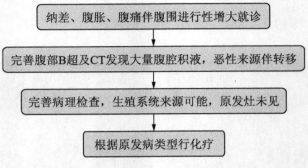

图 41 – 4　诊断思路流程图

诊断

恶性腹腔积液（女性生殖系统可能）。淋巴结继发恶性肿瘤。腹膜继发恶性肿瘤。高血压（1 级高危）。右上肢静脉血栓。高脂血症。直肠部分切除术后。乳腺结节摘除术后。

诊疗经过（表 41 – 1）

入院后积极寻找原发病灶，考虑为生殖系统来源的、原发灶不明的恶性腹腔积液，予以多西他赛 + 顺铂化疗。随访至今，病情稳定，肿瘤标志物正常范围。

表 41 –1　2017 年 7 月 10 日至 2018 年 3 月 28 日随诊及治疗经过

日期	化疗方案/评估	RECIST
2017 年 7 月 10 日	腹 CT：1. 腹腔及盆腔积液，大网膜增厚，考虑肿瘤转移；2. 腹腔及腹膜后间隙多发小淋巴结，最大短径 0.78cm。	
2017 年 7 月 25 日	DP 化疗方案（多西他赛 120mg d1 + 顺铂 90mg d1）。	
2017 年 8 月 16 日	DP 化疗方案（多西他赛 120mg d1 + 顺铂 90mg d1）。	
2017 年 9 月 6 日	腹 CT：1. 原腹腔积液较前消失，盆腔积液较前明显减少；2. 腹腔及腹膜后间隙多发小淋巴结，较前数目减少、直径变小，最大短径 0.4cm。 胸 CT：右肺上叶小结节，大致同前。	PR

笔记

表 41 - 1　2017 年 7 月 10 日至 2018 年 3 月 28 日随诊及治疗经过（续）

日期	化疗方案/评估	RECIST
2017 年 9 月 12 日	DP 化疗方案（多西亚赛 120mg d1 + 顺铂 30mg d1、d2、d3）。	
2017 年 10 月 3 日	DP 化疗方案（多西亚赛 120mg d1 + 顺铂 30mg d1、d2、d3）。	
2017 年 10 月 24 日	腹 CT：腹腔及腹膜后间隙多发小淋巴结，大致同前。 胸 CT：右肺上叶小结节，大致同前。	PR
2017 年 11 月 2 日	DP 化疗方案（多西亚赛 120mg d1 + 顺铂 30mg d1、d2、d3）。	
2017 年 11 月 23 日	DP 化疗方案（多西亚赛 120mg d1 + 顺铂 30mg d1、d2、d3）。	
2017 年 12 月 29 日	腹 CT：腹腔及腹膜后间隙多发小淋巴结，大致同前。 胸 CT：右肺上叶小结节，大致同前。	PR
2018 年 3 月 28 日	腹 CT：腹腔及腹膜后间隙多发小淋巴结，较前略增大，最大短径 0.7cm。 胸 CT：右肺上叶小结节，大致同前。	SD

病例分析

　　正常状态下，人体腹腔内有少量液体（一般少于 50ml），对肠道蠕动起润滑作用。任何病理状态下导致腹腔内液体量增加，超过 200ml 时称为腹腔积液（ascites）。腹腔积液是多种疾病的表现，多数患者以"腹胀、腹围急剧增大、内脏器官受压所致的相关症状"就诊。产生腹腔积液的病因很多，比较常见的有心血管病、肝脏病、腹膜病、肾脏病、营养障碍病、结缔组织疾病、恶性肿瘤腹腔转移等。对于"腹水原因待查"的患者，需明确腹水的性质（漏

笔记

出性、渗出性、血性）及病因。该患者以腹胀就诊，腹部 B 超提示大量腹腔积液，腹水病理可见腺癌细胞，生殖系统来源，故"恶性腹腔积液"诊断明确。恶性腹水多见于恶性淋巴瘤、消化道恶性肿瘤（胃癌、结直肠癌）、生殖系统恶性肿瘤（卵巢癌）、膀胱癌、乳腺癌、小细胞肺癌等，另有部分恶性腹腔积液原发灶未明。针对恶性腹腔积液目前推荐的治疗包括：①积极的全身对症支持治疗；②针对恶性肿瘤的全身化疗或腹腔局部治疗，即化疗药腹腔灌注治疗单独或辅以局部热疗。人体正常细胞可以耐受 47℃持续 1 小时，而肿瘤细胞 43℃持续 1 小时会发生不可逆损伤，热疗通过这种温度差达到杀死肿瘤细胞不损伤正常细胞的作用。针对不同来源的恶性腹腔积液可选择具体药物行全身化疗或局部治疗。

病例点评

①该患者恶性腹腔积液诊断明确，病理结果提示腺癌，生殖系统来源。针对女性生殖系统肿瘤同时伴有恶性腹腔积液多见于卵巢癌，但患者既往及随诊过程中始终未见原发病灶，针对原发病灶不明的恶性腹腔积液可以直接根据病理类型行全身化疗或局部治疗。该患者选择"DP"方案行全身治疗，疗效评估为 PR，取得良好获益。②对于高度怀疑生殖系统来源的恶性肿瘤，虽然原发灶未明，仍需继续随诊生殖系统影像学检查（如经阴彩超）追踪原发病灶。

（王婧　尚昆　整理）

04.2 远处转移伴复发卵巢癌化疗联合靶向治疗一例

病历摘要

现病史

患者 2017 年 3 月无明显诱因出现下腹部隐痛，无腹胀，无恶心、呕吐，无寒战、发热，间断发作，症状不重，可耐受，未予特殊处理。后自觉左锁骨上可触及一约 2cm×2cm 肿物，遂就诊于北京某医院行超声检查提示左锁骨上淋巴结肿大，未予特殊处理。后于某医院行超声引导下左锁骨上淋巴结穿刺活检，病理示：见少许淋巴组织，其内见肿瘤细胞呈巢团状、腺样排列，伴有纤维组织增生，符合转移性癌，低分化腺癌可能性大（北京大学肿瘤医院病理科会诊报告提示：转移性低分化腺癌，考虑为女性生殖系统浆液性癌转移）；行 PET – CT 检查提示：左侧附件区肿块影，葡萄糖代谢明显增高；左侧颈部、纵隔、腹膜后、盆腔内多发肿大淋巴结，代谢明显增高；综合分析，考虑为左侧附件区恶性病变伴淋巴结转移可能性大；双肺门区代谢增高影，考虑为非特异性摄取所致。2017 年 5 月 15 日至 2017 年 12 月 13 日于我院普通外科行 6 个周期"紫素 + 卡铂"化疗，化疗前及化疗后予止吐等对症治疗。化疗过程中评估肿瘤控制可。2018 年 1 月患者出现左下腹疼痛加重，门诊复查腹部 CT 示：腹膜后间隙、腹腔、双侧髂血管旁及双侧腹股沟多发淋巴结，较前明显增大，考虑转移；盆腔积液，较前稍增多；双侧附件改变，较前增大，左侧可见实性肿物，考虑复发，请结合临床及妇科超声；盆腔、后腹膜部分增厚，盆腔及部分腹腔脂肪间隙密度增高，部分较前加重，转移不除外；乙状结肠局部肠壁增厚，不除外受累。考虑肿瘤进展，于2018年3月1日始艾坦口服抗肿瘤血管治疗，于2018年3月27日、2018年4月21日行多西他赛110mg + 阿帕替尼0.25g qd po 2个周期治疗。2018年4月18日行胃镜所见：食管黏膜光滑，呈粉红色，未见糜烂、溃疡及静脉曲张；贲门开闭自然，齿状线清楚。胃底、胃体黏膜光滑，蠕动好，色红，于胃窦、胃体部见散在点状红斑。胃窦后壁可见一0.3cm广基息肉，活检1块，组织软，弹性好。分泌物不多，幽门圆，开放好，幽门黏膜光滑，未见充血水肿。球腔无畸形，未见溃疡，降段无异常。诊断：慢性浅表性胃炎，胃窦息肉（山田Ⅰ型）。肠镜所见：钩拉法循腔进镜30cm至乙状结肠，进镜顺利。距肛门26~30cm乙状结肠见隆起性病变，表面不平，伴充血，浅溃疡形成。累及管腔全周，内镜不能通过，活检4块，组织韧，弹性差。病理诊断：乙状结肠病变（恶性），粟粒大结肠黏膜组织4块，其中2块恶性上皮性肿瘤细胞巢浸润。

既往史

有高血压病史10年余，血压最高160/100mmHg，规律服药拜新同5mg qd，血压控制良好；自述曾行子宫手术（具体不详）；近日于院外行抗炎治疗时出现头孢类抗生素过敏。2017年4月外院胃镜检查考虑"慢性浅表性胃炎伴糜烂"。

查体

体温：36.1℃，脉搏：72次/分，呼吸：18次/分，血压：144/96mmHg，ECOG：1，左侧锁骨上可触及一肿大淋巴结，大小约

2cm×2cm，质硬，活动度差，余全身浅表淋巴结未触及肿大，下腹略膨隆，未见胃肠形及蠕动波，无腹壁静脉曲张，腹软，下腹有压痛，无反跳痛及无肌紧张。无液波震颤与振水声，肝脾肋下未触及，胆囊未触及，Murphy's 征阴性，叩诊鼓音，无肝肾区叩痛，无移动性浊音，肠鸣音 3 次／分，无气过水声及血管杂音。

辅助检查

1. 病理检查

（1）左锁骨上淋巴结穿刺活检（2017 年 3 月，外院）病理示：见少许淋巴组织，其内见肿瘤细胞呈巢团状、腺样排列，伴有纤维组织增生，符合转移性癌，低分化腺癌可能性大（北京大学肿瘤医院病理科会诊报告提示：转移性低分化腺癌，考虑为女性生殖系统浆液性癌转移）。

（2）肠镜活检病理（2018 年 4 月，我院）提示：（乙状结肠）粟粒大结肠黏膜组织 4 块，其中 2 块恶性上皮性肿瘤细胞巢浸润（图 42 - 1）。

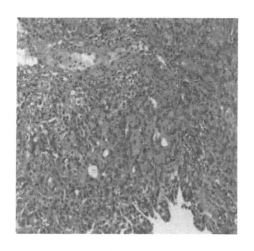

注：H－E 染色，放大 100 ×

图 42 - 1　2018 年 4 月结肠镜示结肠恶性上皮性肿瘤

2. 实验室检查

（1）肿瘤标志物变化趋势 2017 年 5 月 15 日至 2017 年 12 月 13 日化疗过程中，CA 12 - 5 控制在较低水平，2018 年 2 月急剧升高，考虑肿瘤进展可能。

（2）血色素变化趋势 2017 年 7 月出现血色素下降，最低低至 69g/L，予蔗糖铁 200mg ivgtt 治疗 4 天联合益比奥 1 万 U ih 治疗 20 天。升血治疗后，2017 年 9 月复查血常规示：血色素升至 120g/L，血色素 > 100g/L 持续至 2017 年 10 月后，再次下降，最低降至 60g/L。于 2018 年 2 月始予阿帕替尼口服抗肿瘤血管治疗 40 天后，复查血常规，Hb 升至 100g/L。

3. 影像学检查

（1）腹部 CT（2018 年 2 月，我院）提示：与 2017 年 6 月 30 日腹盆腔 CT 对比：双侧附件可疑肿物，大致同前，性质待定，请结合老片对比或结合妇科超声；盆腔少量积液，大致同前；盆腔部分腹膜略增厚，盆腔及部分腹腔脂肪间隙密度增高，同前，转移不除外；乙状结肠近端肠壁增厚，同前，请结合镜检（图 42 - 2）。

（2）腹部 CT（2018 年 2 月，我院）提示：与 2018 年 1 月 9 日腹部及 2017 年 10 月 23 日腹盆 CT 对比：双侧附件改变，较前增大，左侧可见实性肿物，考虑复发；盆腔、后腹膜部分增厚，盆腔及部分腹腔脂肪间隙密度增高，部分较前加重，转移不除外；乙状结肠局部肠壁增厚，不除外受累（图 42 - 3）。

（3）结肠镜（2018 年 4 月，我院）：距肛门 26 ~ 30cm 乙状结肠见隆起样病变，表面不平，伴出血、浅溃疡形成。累及管腔全周，结肠镜不能通过，活检 4 块，组织韧，弹性差。诊断：乙状结肠病变（恶性）（图 42 - 4）。

笔记

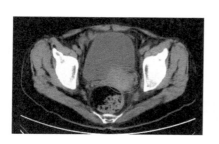 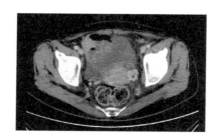

图 42 -2　2017 年 9 月　　　　图 42 -3　2018 年 2 月
盆腔 CT 示病灶　　　　　　盆腔 CT 示病灶侵及结肠

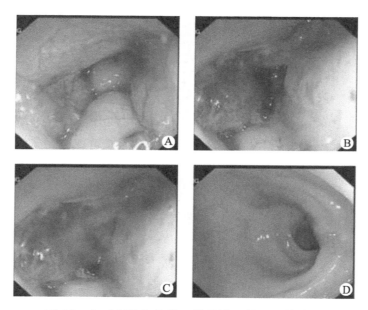

图 42 -4　2018 年 5 月　结肠镜示结肠恶性肿瘤

诊断思路

2017 年 3 月发现左锁骨上可触及一约 2cm×2cm 肿物，后于外院行超声引导下左锁骨上淋巴结穿刺活检，病理示：见少许淋巴组织，其内见肿瘤细胞呈巢团状、腺样排列，伴有纤维组织增生，符合转移性癌，低分化腺癌可能性大（北京大学肿瘤医院病理科会诊报告提示：转移性低分化腺癌，考虑为女性生殖系统浆液性癌转移）；行 PET - CT 检查提示：左侧附件区肿块影，葡萄糖代谢明显增高；左侧颈部、纵隔、腹膜后、盆腔内多发肿大淋巴结，代谢明显增高；综合分析，考虑为左侧附件区恶性病变伴淋巴结转移可能性大。结合影像学及病理结果，考虑诊断为左侧卵巢恶性肿瘤，浆液性癌，伴颈部、纵隔、腹膜后、盆腔多发淋巴结转移。

诊断思路流程图（图42-5）

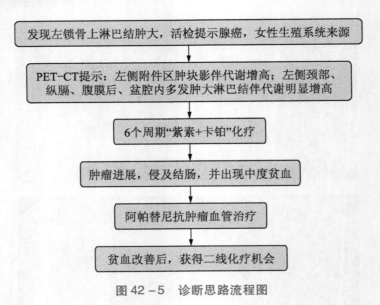

图42-5　诊断思路流程图

诊断

卵巢恶性肿瘤（T4N3M0，Ⅲ期）。多发淋巴结继发恶性肿瘤。乙状结肠继发恶性肿瘤。高血压2级（高危）。慢性浅表性胃炎伴糜烂。

诊疗经过

患者于2017年3月因发现左颈部淋巴结肿大，行穿刺活检病理提示生殖细胞浆液癌转移，结合PET-CT结果诊断左侧卵巢恶性肿瘤（T4N3M0 Ⅲ期），就诊于我院普通外科于2017年5月15日至2017年12月13日行6个周期"紫素＋卡铂"化疗。化疗过程中评估肿瘤进展情况为 SD。2017 年 7 月化疗中出现血色素下降，最低低至 69g/L，予蔗糖铁 200mg ivgtt 治疗 4 天联合益比奥 1 万 U ih 治疗 20 天升血治疗后，2017 年 9 月复查血常规示：血色素升至 120g/L，血色素＞100g/L 持续至 2017 年 10 月后，再次下降，2018 年 1 月复查血常规示：血色素低至 60g/L，复查腹部 CT 示：腹膜后间隙、腹腔、双侧髂血管旁及双侧腹股沟多发淋巴结，较前明显增大，考虑转移；双侧附件改变，较前增大，左侧可见实性肿物，考虑：乙状结肠局部肠壁增厚，不除外受累。考虑化疗后半年内进展，遂转诊肿瘤内科进一步治疗，由于血色素过低，无化疗机会，于 2018 年 2 月始口服阿帕替尼抗肿瘤血管治疗，28 天后，复查血常规，Hb 升至 79g/L。获得化疗机会，于 2018 年 3 月 27 日行多西他赛 110mg + 阿帕替尼 0.25g qd po 治疗。

病例分析

患者卵巢恶性肿瘤，影像学提示侵及结肠，粪 OB 提示弱阳性，予益比奥或输血治疗，均不能有效改善贫血，考虑失血引起贫血。结合肿瘤新生血管的特点：①失控性：肿瘤新生血管出现迅速，生长快，并呈持续性，10%～20% 的肿瘤血管内皮细胞始终处于 DNA 合成状态，这种持续的血管生成是由肿瘤组织血管生成生长因子（VEGFR）持续高水平释放造成的；②不成熟性：不规则、窦状壁薄、断裂、碎片或缺乏，内皮细胞超微结构中管样小体明显增多，细胞之间连接松散。部分毛细血管壁缺乏内皮细胞。很少进化为成熟的小动脉或小静脉，不具有收缩功能，不受神经体液调节。对正常血管有活性的物质对该血管不起作用（乙酰胆碱、血管紧张素 Ⅱ、温度）；③血管异常生长：肿瘤不同区域的血管有不同的形态，

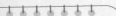

反映了肿瘤生长不同时间内微血管变化状态与癌细胞生长、增殖不均匀有关，新生的 Cap 网直接进入肿瘤中央，呈树枝向外分支，随肿瘤长大血管不断地向外延伸，并与外围 Cap 网相连。④肿瘤中血供和血流速度不同：肿瘤中有细胞丰富区、边缘区、半坏死区和坏死区，各区血供不尽相同，伴坏死区与坏死区血流明显减少、减慢；非坏死区血流速度可以快于正常组织，大肿瘤血流速度的均值低于小肿瘤，在大肿瘤内血管内皮细胞的营养供给少，肿瘤中实际增加的效应血管管径小，血流慢；⑤癌细胞更新速度快于内皮细胞发生乏氧性坏死：在肿瘤周围内皮细胞增殖指数为 2.2%，肿瘤细胞增生指数为 7.3%，同样小鼠细胞 22 小时更新一代，血管内皮细胞的增殖是 50 小时更新一代。瘤细胞无氧酵解产生大量氢离子，使肿瘤中存在这不同程度的低营养、低 pH 值、低氧的三低细胞群。肿瘤微环境较肿瘤生长表现出低效和相对不足，肿瘤组织特别中心部位常常因为缺血、缺氧而坏死。⑥血管内皮细胞的异质性：异质性是其突出的生物学特性，主要表现在内皮细胞的结构、功能，抗原成分与代谢特点上，在某些器官的肿瘤中，其血管内皮细胞仍保留着该器官的抗原性，说明内皮细胞表面抗原来源的部位可能在肿瘤转移时的选择性粘附、体液因子的区域性释放中发挥作用或由这些肿瘤细胞演化为内皮细胞。⑦拟血管生成：血管生成拟态特点为：肿瘤细胞通过自身变形和重塑产生血管样通道，通道内无内皮细胞衬覆，通道外基底 PAS 染色为阳性。

本患者就诊时因重度贫血不适合化疗，其后阿帕替尼靶向治疗后，贫血情况显著改善，重新获得了化疗机会，增加了患者的治疗信心，有助于改善患者预后。

笔记

病例点评

结合本病例特点，考虑肿瘤血管的不成熟性是导致慢性出血引起血色素低的重要原因。VEGF 与 VEGFR－2 相结合通过激活 RAS－RAF－MEK－ERK 和 PI3K 激酶途径，使转录因子激活或降解其mRNA 使蛋白失活，从而抑制其活性。阿帕替尼为对 VEGFR－2 有高度的选择性，在阻断肿瘤血管生成的同时减少了不成熟血管导致的出血。改善了患者贫血的情况，为患者争取了化疗机会。

（林海珊　王婧　整理）

头颈部恶性肿瘤

04.3　鼻窦癌的综合治疗一例

📋 病历摘要

现病史

患者男性，38 岁，2013 年无明显诱因出现鼻塞，伴流涕，偶有涕中带血，鼻痒，嗅觉减退，右眼肿胀，溢泪，无头晕、头痛等不适，未特殊诊治，2018 年 1 月上述症状加重，伴鼻窦肿物突出显著，就诊于河北某医院，查鼻窦 CT（2018 年 1 月 27 日）示：全组副鼻窦软组织密度影伴局部骨质破坏。鼻窦 MR（2018 年 2 月

1日）：双侧额窦、筛窦、右额叶及右眼眶肿物，考虑恶性肿瘤；患者 2018 年 2 月 2 日全麻下行鼻内镜下鼻腔鼻窦鼻颅底肿物切除术＋鼻窦开放术＋鼻颅底重建术，病理：（鼻腔鼻窦鼻颅底肿物、颅内肿物）大小约 6cm×4cm×2cm 和 2cm×2cm×1cm，均为中分化鳞状细胞癌，未见肯定脉管内癌栓；送检颅内安全缘可见癌累及。综上考虑诊断"鼻腔鼻窦鼻颅底中分化鳞状细胞癌"。

既往史

体健。否认高血压、心脏病史，否认糖尿病、脑血管病、精神疾病病史。否认肝炎史、结核史、疟疾史。否认外伤、输血史，否认食物、药物过敏史，预防接种史不详。其他系统回顾无特殊。

查体

体温：36.6℃，脉搏：80 次/分，呼吸：18 次/分，血压：120/80mmHg。神清语利，双侧眼内眦鼻旁窦处各有 1 个肿物，呈球形突起，大小约 3cm×3cm，伴表面破溃，部分结痂，伴红肿热痛。胸廓对称，双肺呼吸音清，未闻及干、湿性啰音。心率 80 次/分，律齐，未闻及额外心音，各瓣膜听诊区未闻及心脏杂音，未闻及心包摩擦音。腹壁柔软，无压痛、反跳痛、肌紧张，未触及包块。肝脾未触及。胆囊区无压痛，移动性浊音阴性，肠鸣音正常，双下肢重度可凹性水肿。

辅助检查

PET－CT（2018 年 4 月 4 日，图 43－1）：鼻窦颅底肿瘤切除术后状态：①全组鼻窦、鼻多发骨质缺损，请结合手术记录；鼻窦、鼻腔、鼻咽多发软组织肿物，FDG 代谢明显增高，考虑鼻窦癌，侵及颅内（双侧额叶）、眼眶、右侧内直肌受累可能；右侧肩胛骨软组织密度灶，骨质不连续、外形膨胀，FDG 代谢明显增高，考虑骨转移；双侧颈部多发小淋巴结，左侧Ⅱ区者 FDG 代谢增高，考虑转移不除外，建议密切随诊观察；②左侧顶骨局部骨质不连续、向颅内凹陷，未见 FDG 代谢增高，考虑陈旧骨折可能；左顶部颅板下积液，左顶叶脑实质密度减低，FDG 代谢呈缺损表现，考虑硬膜下积液可能，请结合病史；双侧侧脑室不对称稍增宽，建议 MRI 进一步检查；③左肺上叶尖后段磨玻璃密度影，FDG 代谢轻度增高，考虑炎性病变可能，建议动态观察；纵隔多发小淋巴结，部分 FDG 代谢轻度增高，考虑炎性反应性增生可能，建议动态观察；肺气囊形成；④左侧第 3、第 4 肋局部形态欠规则，肋间骨性结构连接，未见异常 FDG 代谢增高，考虑发育异常可能；脊柱退行性改变；⑤余躯干及脑部 PET－CT 检查未见明显异常代谢征象，建议动态观察。

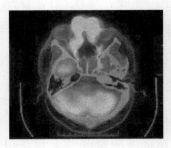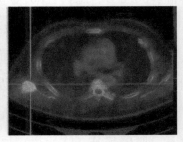

图 43－1　PET－CT（2018 年 4 月 4 日）

鼻窦核磁（2018 年 4 月 8 日，图 43－2）：①鼻部术后状态，术区边缘、鼻背、双侧眼眶、双额叶、蝶窦内异常信号，请结合临床；②双侧颈部多发小淋巴结，请结合临床；③左侧颞叶及顶枕叶交界区软化灶；④双额窦、蝶窦、部分筛房及上颌窦内炎性改变；⑤左侧乳突炎性改变。

鼻窦核磁（2018 年 5 月 10 日，图 43－3）与 2018 年 4 月 8 日片对比：①鼻部术后状态，术区边缘、鼻背、双侧眼眶、双额叶、蝶窦内异常信号，较前范围减小；②双侧颈部多发小淋巴结，部分较前减小；③左侧颞叶及顶枕叶交界区脑脊液信号灶，邻近左侧脑室颞角、枕角扩大，同前；④双额窦、蝶窦、筛窦及上颌窦内炎性改变，大致同前；⑤左侧乳突炎性改变，较前范围减小。

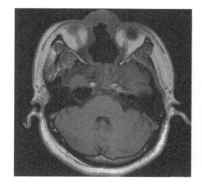 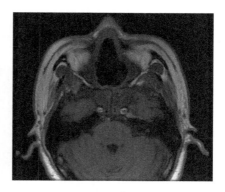

图 43 - 2　鼻窦核磁　　　　　　　图 43 - 3　鼻窦核磁
（2018 年 4 月 8 日）　　　　　　（2018 年 5 月 10 日）

右肩部位超声（2018 年 6 月 5 日，图 43 - 4）右肩部未见明确占位及异常血流信号。

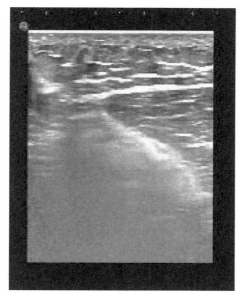

图 43 - 4　右肩部位超声（2018 年 6 月 5 日）

鼻窦核磁（2018 年 6 月 5 日，图 43 - 5）与 2018 年 5 月 10 日片对比：①鼻部术后状态，术区边缘、鼻背、双侧眼眶、双额叶、蝶窦内异常信号，范围较前略减少；②双侧颈部多发小淋巴结，大致同前；③左侧颞叶及顶枕叶交界区脑脊液信号灶，邻近左侧脑室颞角、枕角扩大，大致同前。

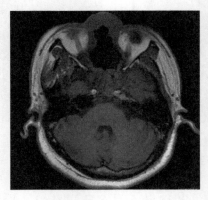

图 43 - 5　鼻窦核磁（2018 年 6 月 5 日）

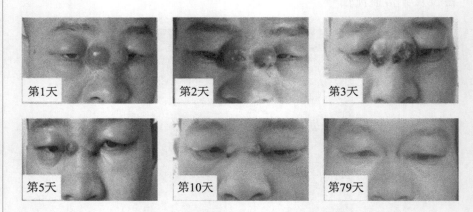

图 43 - 6　阿帕替尼联合替吉奥治疗后患者鼻窦肿物逐渐缩小

诊断

鼻腔鼻窦鼻颅底中分化鳞状细胞癌（T4N2M1，Ⅳ期）。鼻腔鼻窦鼻颅底肿物切除术后。鼻窦癌颅内转移。鼻窦癌骨转移。鼻窦癌淋巴结转移（颈部）。鼻窦癌表面破溃合并感染。

诊断思路流程图（图 43 – 7）

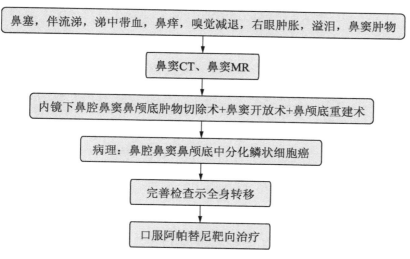

图 43 – 7　诊断思路流程图

诊疗经过

患者 2018 年 2 月 2 日经全麻下行鼻内镜下鼻腔鼻窦鼻颅底肿物切除术 + 鼻窦开放术 + 鼻颅底重建术，活检取病理，诊断"鼻腔鼻窦鼻颅底中分化鳞状细胞癌"。完善全身骨扫描检查，存在骨转移及淋巴结转移，考虑为疾病已发展至晚期。患者于 2018 年 4 月 3 日住院完善 PET – CT、鼻窦核磁（图 43 – 1、图 43 – 2）等检查，予拜复乐 + 万迅 + 甲硝唑联合抗感染治疗，2018 年 5 月 7 日请耳鼻喉科、神经外科、影像科、放疗科会诊，决定暂不行手术治疗，予拉氧头孢抗感染、甘露醇降颅压、络活喜控制血压等治疗，同时复查鼻窦核磁（图 43 – 3），考虑存在全身转移，于 2018 年 5 月 10 日起口服阿帕替尼 250mg qd 靶向治疗。评估病情平稳（图 43 – 4 ～ 图 43 – 6）。

病例分析

1. 血管生成是肿瘤恶性生长的关键因素，持续血管生成与肿瘤

285

发生、发展和转移密切相关。抗血管生成是肿瘤治疗的重要方法，VEGF/VEGFR 是血管生成的重要通路，抗 VEGF/VEGFR 主要药物包括：抗 VEGF 抗体（贝伐珠单抗）、抗 VEGFR 抗体（雷莫卢单抗），以及 VEGFR2 小分子酪氨酸激酶抑制剂（阿帕替尼）等。

2. Ⅲ期临床研究已证实阿帕替尼应用在二线治疗失败的晚期胃癌患者，OS 和 PFS 都有获益，阿帕替尼组与安慰剂组比较有显著性差异（总生存 OS 6.5 个月对 4.7 个月，PFS 2.6 个月对 1.8 个月），阿帕替尼已获 CFDA 批准用于三线或三线以上晚期胃腺癌或胃 - 食管结合部腺癌。阿帕替尼治疗二线治疗失败的晚期肠癌Ⅱ期临床研究显示：500mg 阿帕替尼组的 PFS 3.0 个月，OS 达 8.8 个月。阿帕替尼治疗晚期肝癌Ⅱ期临床研究显示：750mg 阿帕替尼组的 PFS 3.5 个月，OS 达 9.0 个月。阿帕替尼在非小细胞肺癌，三阴性乳腺癌等肿瘤亦取得较好的疗效。

3. 此患者鼻窦癌Ⅳ期诊断明确，局部多发转移，侵及范围较大，请全院大会诊后，耳鼻喉科、脑外科、放疗科均因治疗风险大，不能根治，并发症多而放弃。因传统化疗疗效不确定，化疗毒副反应可能引发严重并发症，暂不考虑化疗。因肿瘤病灶血供丰富，我们首次尝试利用小剂量抗血管生成抑制剂阿帕替尼联合替吉奥治疗，该方案取得较好疗效，应用方便，且副作用可控。关于阿帕替尼在头颈部肿瘤应用报道较少，疗效需要进一步临床观察。关于阿帕替尼的副作用，如出血、高血压、蛋白尿、手足综合征、血液学毒性等亦需要密切监测。

病例点评

手术、放疗和化疗是头颈部鳞癌的传统治疗手段，但在一定程度上也会造成头颈器官及功能损害和患者生活质量的下降。随着手术技术的发展如功能保全性手术、微创手术等的发展，头颈部鳞癌患者治疗后的生活质量已有相当的改善。近年来分子生物学的发展，靶向药物与放疗、化疗的综合治疗在器官功能保留和提高患者生活质量方面也取得了一定的疗效。阿帕替尼是一种小分子的抗血管生成剂，可选择性抑制 VEGFR－2 的酪氨酸激酶。为了在控制肿瘤的同时最大程度保全患者的生理功能和生活质，在治疗前应全面评估患者的一般状况、肿瘤部位、TNM 分期、病理类型，权衡各治疗手段的利弊，同时还应综合考虑患者的个人意愿、依从性、治疗支出（时间和费用）等，最终选择适合该患者的治疗手段。

（罗心宇　李琴　整理）

044. 下咽恶性肿瘤的放疗、化疗联合治疗一例

病历摘要

现病史

患者男性，57 岁。2017 年 2 月无意间触及右颈部一包块，约 2cm×3cm，略硬，活动差，2017 年 3 月 29 日就诊于我院行颈部 B 超示"右颈部多发低回声结节，最大者位于Ⅲ区，大小约 3.8cm×1.4cm"，后行颈部肿物穿刺结果示"可见实性癌巢浸润"。行电子胃镜活检后诊断：食管癌，慢性浅表性胃炎。2017 年 8 月 7 日颈部

CT，见图 44 - 1。①右侧胸锁乳突肌后方颈动脉间隙转移恶性肿瘤，范围较前增大，密度减低，转移可能，请结合临床；②双侧颌下、颏下、左侧颈动脉鞘多发小淋巴结，大致同前；③双侧杓会厌皱襞、室带增厚，建议进一步检查；④甲状腺右叶低密度影，大致同前，建议进一步检查。2017 年 8 月 8 日于耳鼻喉科行右根治性颈清扫术，术后病理：（右侧颈清扫组织）淋巴结 20/32 枚内见癌转移。2017 年 8 月 24 日颈部 CT，见图 44 - 2。与 2017 年 7 月 12 日颈部 CT 比较：①右颈部术后，右颈部皮下脂肪间隙密度增高，术区结构紊乱，其内多发软组织密度，请结合临床检查除外肿瘤复发；②双侧颌下、颏下、左侧颈动脉鞘多发淋巴结，部分增大，考虑转移；③鼻咽右侧壁软组织增厚，右侧腭扁桃体增大，口咽右前壁增厚，较前新发，双侧杓会厌皱襞、室带增厚，大致同前，请结合临床检查；④甲状腺右叶低密度影，大致同前；⑤胸骨右侧局部骨质密度减低，前次未扫及，请结合临床其他检查明确。2017 年 9 月 1 日于我院胸外科全麻下行右侧开胸探查，食管癌切除，食管 - 胃端侧弓下吻合术。术后病理：食管中 - 高分化鳞状细胞癌。癌瘤侵犯黏膜固有层及黏膜肌层，小灶侵犯黏膜下层（免疫组化切片显示）。2017 年 10 月发现颈部淋巴结肿大，见图 44 - 3，①右侧腮腺深部可见结节影，考虑肿瘤复发，请结合临床；②口咽右侧壁可见占位性病变，较前有变化，考虑恶性病变，累及右侧声带，左侧声带可疑受累；③颈部淋巴结增大，多个淋巴结增大并融合，淋巴结转移瘤可能，病变较前明显，建议 PET - CT 检查。（食管癌切除，食管 - 胃端侧弓下吻合术后，行化疗前）就诊于我科门诊，为进一步诊治入院。

既往史

3 个月前于我院行右侧根治性颈清扫术，2 个月前于我院胸外科行食管癌根治术，半个月前我院肿瘤科行化疗。高血压病史 4 年，服用坎地沙坦，1 片／日，规律服药，血压控制正常，否认糖尿病、脑血管病、精神疾病史。否认肝炎史、结核史、疟疾史。否认外伤、输血史，否认食物、药物过敏史，预防接种史不详。其他系统回顾无特殊。

查体

体温：36.9℃，脉搏：81 次／分，呼吸：16 次／分，血压：120／80mmHg，颈静脉无怒张，颈动脉无异常搏动。胸廓对称无畸形；呼吸均匀、运动协调，双侧触觉语颤正常，无胸膜摩擦感；双肺叩诊清音；双肺未闻及异常呼吸音及胸膜摩擦音；心前区平坦；心尖区无抬举性搏动，无震颤及心包摩擦感；心相对浊音界无扩大；心率 81 次／分，律齐，各瓣膜区未闻及病理性杂音、心包摩擦音。腹平无畸形；腹软无压痛、反跳痛、肌紧张，未触及包块，肝、肾、脾未触及肿大；腹部鼓音，振水音、移动性浊音阴性；肠鸣音 4 次／分，未闻及血管性杂音，舌根淋巴增生，会厌充血，无肿胀，声门窥不清，右侧梨状窝可见肿物，表面覆盖白膜，会厌谷未见明显新生物。颈部外观无畸形，右侧转头受限。静脉无怒张，动脉无异常搏动；右侧颈部多区可触及多个淋巴结，最大者约 3cm×4cm，质硬，活动度不佳，左侧Ⅲ区可触及一淋巴结，大小约 2cm×2cm，质硬，活动度不佳，压痛（－），皮温正常，未闻及异常血管杂音。

辅助检查

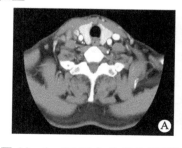 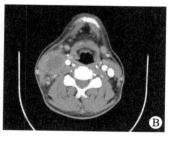

图 44－1　2017 年 8 月 7 日颈部 CT（右根治性颈清扫术）A 与
2017 年 7 月 12 日颈部 CT B 比较

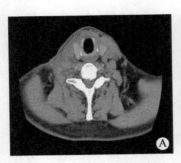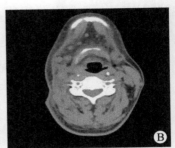

图 44 - 2　2017 年 8 月 24 日　颈部 CT（右根治性颈清扫术后）

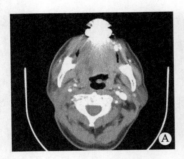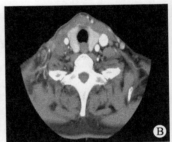

图 44 - 3　2017 年 10 月 18 日颈部 CT 对比
2017 年 8 月 24 日颈部 CT 检查

诊断思路流程图（图 44 - 4）

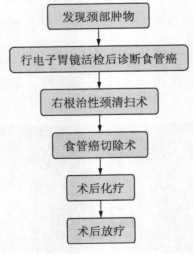

图 44 - 4　诊断思路流程图

诊断

下咽恶性肿瘤（T2N2cM0），食管恶性肿瘤术后，右侧颈部淋巴结根治性清扫术后，右侧开胸探查＋食管癌切除＋食管－胃端侧弓下吻合术后，骨转移，高血压病。

诊疗经过

2017 年 10 月发现颈部淋巴结肿大，就诊于我科，于 2017 年 10 月 17 日予氟尿嘧啶 1250mg d1～d5＋顺铂 40mg d1～d3 方案化疗，过程顺利。2017 年 11 月 7 日行 PET－CT 结果显示：对比 2017 年 4 月 11 日本院 PET－CT：喉咽右后壁软组织肿块，FDG 代谢明显增高，累及右侧声门及杓会厌皱襞，右侧梨状窝消失，较前新发，考虑恶性病变；颈部（双侧Ⅰ～Ⅴ、Ⅵ区、右侧腮腺内）及右侧锁骨上区多发肿大淋巴结及软组织灶，FDG 代谢明显增高，较前增多、增大，考虑多发转移；右侧第 6 后肋局部及其周围软组织 FDG 代谢增高，局部骨皮质及周围软组织略增厚，较前新发，考虑转移；纵隔（2R、3a、4R、4L、6、7、8 区）多发淋巴结，FDG 摄取未见明显增高，部分较前略增大，考虑转移可能。于 2017 年 11 月 13 日行氟尿嘧啶 1250mg＋顺铂 40mg＋紫杉醇 90mg 方案化疗。于 2017 年 11 月 21 日予紫杉醇 90mg d1＋尼托珠单抗 d1 方案化疗，后患者行下咽部肿物局部放疗，2017 年 12 月 5 日为行放疗增敏予注射用甘氨双唑钠 1.25g d1、d3、d5 静滴，行顺铂 60mg 静滴。

病例分析

下咽癌是喉部及下咽部最常见的恶性肿瘤，占头颈部恶性肿瘤的 3%～5%，具有早期临床表现不典型、易发生颈部淋巴结转移，第二原发食管癌发生率高等特点，预后很差。进展期下咽癌手术治疗的致残率较高，严重影响患者的生存质量。放疗是非手术治疗中延长生存期的主要手段，传统的外部放疗能够提高患者的生存期，

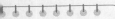
但放射范围较大。强调放疗可以使放射剂量更精确地集中于肿瘤部位，避免损伤周围正常的机体组织，并能够获得靶区剂量的优化。靶向药物与放疗、化疗的联合也使局部晚期下咽癌患者的生存期及生活质量得到进一步提高。对于局部晚期头颈肿瘤患者，放疗联合西妥昔单抗靶向治疗与单纯放疗相比，5 年生存率有显著的提高。有研究对 442 例复发性或转移性头颈部鳞状细胞癌患者进行Ⅲ期随机试验，所有患者随机接受了 PF 方案（DDP + Fudr/5 - Fu）联合西妥昔单抗的治疗。结果显示，PF 联合西妥昔单抗方案能够提高肿瘤的缓解率，并且显著延长患者的中位总生存时间；除了皮疹和输液相关反应以外，西妥昔单抗的加入并没有显著增加化疗的其他毒性。尼妥珠单抗是在西妥昔单抗基础上开发的新一代抗 EGFR 单克隆抗体，人源化程度达 95%，其选择性高、半衰期长及生物利用度高，能实现，提高肿瘤细胞对反射的敏感性，从而起到增敏的作用，而且不良反应发生率较低，能提高放化疗对肿瘤的疗效。

⊞ 病例点评

此患者疑难病例讨论依据：此患者最后确诊为下咽恶性肿瘤，属于疑难病例，其确诊时间长。

诊断疑难理由及亮点：

①患者术后行氟尿嘧啶 + 顺铂 + 紫杉醇方案化疗，后予紫杉醇联合尼托珠单抗方案化疗，后患者行下咽部肿物局部放疗，予希美纳增敏、顺铂同步化疗，疗效有待评估；②头颈部肿瘤对放疗敏感，有研究显示靶向药物联合放疗比单纯放疗效果好，尼妥珠单抗可对反射有增敏效果，从而提高对放疗、化疗的疗效。

（马妮娜　化怡纯　整理）

045 喉癌新辅助治疗一例

病历摘要

现病史

患者男性，49 岁，主因"发现舌根癌 3 年"入院。患者自诉 2015 年 11 月无明显诱因出现声音嘶哑，持续数日后自行好转，自觉与嗓音休息无明显关联，声嘶症状反复出现，无反酸、偶有咽干、无吞咽异物感、无吞咽疼痛、无咳嗽、无痰中带血等症状，无鼻堵、无涕中带血、无耳闷堵感、无饮水呛咳等症状。曾到当地医院耳鼻喉门诊就诊，行电子喉镜检查，未见明显异常。近一周来，患者自行发现其左侧颈部包块，无颈部疼痛感，遂当地医院就诊，建议患者行进一步检查，遂来就诊于我院耳鼻喉科，外院电子喉镜示：会厌谷肿物。甲状腺颈部淋巴结超声：甲状腺未见占位，双颈部多发结节，考虑异常肿大淋巴结，不除外恶性，较大者建议穿刺活检；颈部 CT 平扫 + 增强：右侧会厌谷恶性肿块，累及匙状软骨、对侧会厌谷，右侧甲状软骨受累可能；食道造影：双侧喉谷不规则充盈缺损，以右侧明显，恶性病变不除外，请结合临床及镜检。五官 CT 平扫 + 增强：1. 考虑下咽癌（T2N2cMx）可能，请结合临床；2. 双侧扁桃体肿大，请结合临床；3. 双侧颈动脉鞘旁、颌下间隙、颈后间隙多发肿大淋巴结，考虑淋巴结转移（图 45 - 1）。鼻咽部肿物病理：（鼻咽部）被覆呼吸上皮之黏膜组织（2 块，0.6cm×0.5cm×0.3cm、0.8cm×0.4cm×0.3cm），呈慢性炎，间质内见大量淋巴细胞浸润。（会厌谷）被覆鳞状上皮之黏膜组织（2块，0.5cm×0.3cm×0.3cm、1.0cm×0.6cm×0.4cm），部分上皮高度异型增生、癌变，小灶可疑浸润间质。颈部淋巴结病理：（左颈结节）可查见肿瘤细胞，待免疫组化进一步报告。2016年4月13日细胞块免疫组化补充报告：CK7（－），CK5/6（＋），P63（＋），P40（＋），TTF－1（－），P16（－），EBER（－），Ki－67指数70%。结论：（左颈结节）转移性鳞状细胞癌（图45－2）。

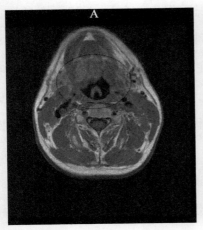

图45－1　咽部肿瘤术前
放疗、化疗前

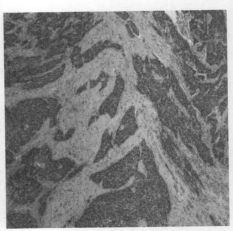

图45－2　部淋巴结病理
（HE染色，100×）

既往史

否认高血压、心脏病史，否认糖尿病、脑血管病、精神疾病史。否认肝炎史、结核史、疟疾史。否认手术、外伤、输血史，否认食物、药物过敏史，预防接种史不详。其他系统回顾无特殊。

体格检查

体温：36.2℃，呼吸：18次/分，脉搏：73次/分，血压：110/70mmHg，喉部：会厌光滑无红肿，双侧会厌谷可见新生物隆起，表面不平，表面可见分泌物附着。双侧声带未窥及。咽慢性充血，双侧前后弓光滑，咽后壁黏膜慢性充血，淋巴滤泡增生。左侧颈部 Ⅱ 区可及肿大淋巴结，质地硬、活动差，大小约 4cm×7cm×2cm，右侧颈部 Ⅴ 区可及肿大淋巴结，质地硬、活动差，大小约 2cm×1cm×1cm。口唇红润，颈软，双肺呼吸音粗，未闻及干、湿性啰音及哮鸣音。心界不大，心率 73 次/分，律齐。各瓣膜区未闻及病理性杂音，腹平软，无压痛及反跳痛。双下肢无水肿。

辅助检查

甲状腺颈部淋巴结超声（2016 年 4 月 8 日，本院）：甲状腺未见占位，双颈部多发结节，考虑异常肿大淋巴结，不除外恶性，较大者建议穿刺活检。

食道造影（2016 年 4 月 8 日，本院）：双侧喉谷不规则充盈缺损，以右侧明显，恶性病变不除外，请结合临床及镜检。

五官 CT 平扫＋增强（2016 年 4 月 11 日，本院）：①考虑下咽癌（T2N2cMx）可能，请结合临床；②双侧扁桃体肿大，请结合临床。③双侧颈动脉鞘旁、颌下间隙、颈后间隙多发肿大淋巴结，考虑淋巴结转移。

诊断

下咽恶性肿瘤（T2N2cMx，Ⅱ 期）。

颈部淋巴结继发恶性肿瘤。

根据患者的病史、症状、体征、相应的病理检查，诊断思路如下（图 45 - 3）。

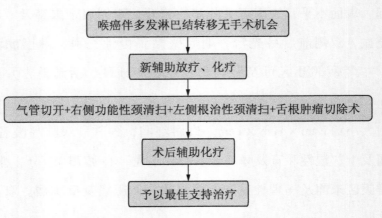

图 45 - 3　患者诊断思路流程图

诊疗经过

　　患者于 2016 年 4 月起行术前放疗、化疗（化疗方案紫杉醇 270mg + 顺铂 130mg）。放疗、化疗后再次评估考虑可以行手术切除（图 45 - 4），遂 2016 年 7 月 12 日全麻下行气管切开 + 右侧功能性颈清扫 + 左侧根治性颈清扫 + 舌根肿瘤切除术，术后予以术后辅助化疗，于 2016 年 9 月及 2016 年 10 月行紫杉醇 270mg + 顺铂 90mg 化疗 2 个周期，评估 PD，后于 2017 年 11 月及 2017 年 12 月予以顺

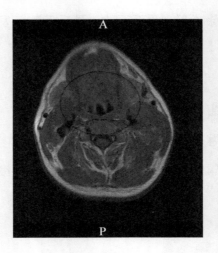

图 45 - 4　下咽部肿瘤术前放疗、化疗后

铂 50mg d1，35mg d2~d3，5-FU 1300mg d1，1000mg d4；多西他赛 80mg d5 化疗 2 个周期，评效 PD，后予以顺铂 40mg d1~d3 + 吉西他滨 1600mg d1 化疗 2 个周期，评效 PD，出现脑转移，后患者停止化疗行头颅放疗。

病例分析

下咽癌是头颈部常见的恶性肿瘤之一，治疗的最终目的是为了提高患者生存率和改善患者生活质量。下咽恶性肿瘤占头颈部恶性肿瘤的 5% 左右。下咽鳞癌原发于梨状窝者占 70%；其次是环后区，占 15%~20%；最后是下咽后壁区，占 10%~15%。下咽癌的治疗包括单纯放疗、单纯化疗、单纯手术或与放疗、化疗手术相结合的综合治疗；以手术治疗为主的综合治疗仍是下咽癌的首选治疗手段。下咽癌解剖结构特殊，发病隐匿，暴露困难，生物学特性恶劣，易发生淋巴结转移，约 50% 的患者初次就诊时已出现颈部淋巴结转移。由于症状出现晚，黏膜下扩散明显，因此，就诊时往往已是晚期（Ⅲ期和Ⅳ期），常常伴有局部或远处转移，从而预后不良。早期下咽癌可以单纯放疗，其局部控制率和生存率与下咽部分切除术相似旧。然而对于晚期下咽癌，单纯放疗与根治性手术加辅助性放疗相比，前者难以获得满意的疗效，其局部控制率和生存率不及后者。单纯放疗的 5 年生存率为 12.7%~13.9%。而根治性手术加术后放疗的 5 年生存率为 25%~60%。而且，大剂量放疗后的挽救性手术的效果差，术后并发症发生率高，特别是咽瘘的发生率高。有学者研究了头颈肿瘤的新辅助化疗，探讨新辅助化疗是否能够提高手术和化疗的效果。有作者认为单纯化疗或化疗结合放疗的局部控制率和无瘤生存率与外科手术治疗相似，而言语和吞咽功能优于手术治疗。同步放疗、化疗也取得了良好的效果，其 5 年生存率达 30.7%。

📋 病例点评

下咽癌在临床上并不多见，其预后差的主要原因为：位置隐蔽，症状出现较晚；局部呈侵袭性生长并沿黏膜下浸润扩散；易发生淋巴结转移；也可发生远处转移。手术加放疗、化疗的综合疗法是下咽癌的主要治疗方式，此例患者肿瘤发现时因颈部包块与周围血管包饶紧密，手术风险较大，遂予以新辅助放疗、化疗 + 手术 + 辅助放疗、化疗的治疗方案，病灶缩小后为患者赢得手术机会，为患者长期生存提供可能。

（李腾　马妮娜　整理）

脑部恶性肿瘤

046 脑胶质母细胞瘤术后放疗后复发一例

病历摘要

现病史

患者女性，55 岁，2016 年 5 月初因"头晕、恶心半月，加重 4 天"来我院就诊，行头颅 MRI 检查，提示"右侧颅内占位性病变"，为进一步诊治，于 2016 年 5 月 13 日以"颅内占位"收入我院神经外科。入院后完善各项检查，头颅 MRI 示：①右侧颞叶多发异常信号，高级别胶质瘤可能性大；②大脑镰下疝，右侧颞叶沟回疝；③副鼻窦炎。于 2016 年 5 月 17 日行全麻下颅内占位切除术 + 去骨瓣减压术（右），病理回报：（颅内肿物）胶质母细胞瘤（WHO Ⅳ 级）。术后复查头部 MRI 提示：①右侧颞叶及右侧额颞部局部脑膜多发异常强化，右侧额部少量硬膜下积血，右侧额颞部皮下血肿，考虑均系术后改变，请结合临床及随诊复查。②双侧上颌窦炎症，并囊肿，与 2016 年 5 月 12 日片比较未见明显变化。故于 2016 年 6 月 15 日至 2016 年 7 月 26 日行放疗，6MV - X 术区大野 DT 54Gy/30F/42 天；小野 DT 60Gy/30F/42 天；术后影像异常强化区 DT 64.2Gy/30F/42 天。同时口服替莫唑胺至 2017 年 9 月，期间定期复查头颅影像片未见异常。患者于 2017 年 12 月复查头颅 MR 提示：①右侧颞岛叶、海马旁回异常信号：考虑胶质瘤术后、放疗后改变（与老片相比，颞叶、海马旁回病灶范围稍扩大）。②副鼻窦炎症。于 2018 年 1 月至外院行 PET - CT 提示：^{18}F - FDG + ^{11}C - MET 脑显像示：右侧颞叶术后改变，右侧颞枕叶深部、术区边缘多发混杂低密度区，葡萄糖代谢及蛋氨酸代谢均异常增高，考虑为肿瘤复发可能性大。我院复查头颅 MR：与 2016 年 5 月 30 日 MRI 比较：①右侧颞叶肿瘤性病变切除术后复查，右侧术区局部 DWI 上稍高信号，考虑肿瘤复发可能，请结合临床；②双侧上颌窦炎症，并囊肿，大致同前。神经外科考虑患者无再次手术机会，故转我科行局部放疗。目前患者一般情况可，精神食纳可，二便可，睡眠可，无头晕，头疼。

既往史

高血压病史 5 年余，口服降压零号治疗，血压控制不理想。否认心脏病、糖尿病、脑血管病、精神疾病病史。否认肝炎史、结核史、疟疾史。否认外伤、输血史，否认食物、药物过敏史，预防接种史不详。其他系统回顾无特殊。

查体

体温：36.5℃，脉搏：78 次/分，呼吸：18 次/分，血压：130/90mmHg，发育正常，营养良好，神志清楚，自主体位，查体合作。右侧眼睑下垂，上抬无力。眼裂正常。双侧呼吸运动对称，双肺呼吸音清，双肺未闻及干湿啰音，心尖搏动正常，未触及震颤，心界不大，心率 78 次/分，心律齐，各瓣膜听诊区未闻及杂音，腹部外形平坦，肝脏未触及，脾脏未触及，肠鸣音正常。

辅助检查

头颅 MRI 平扫＋增强（2016 年 5 月 12 日，我院）：①右侧颞叶多发异常信号，高级别胶质瘤可能性大；②大脑镰下疝，右侧颞叶沟回疝；③副鼻窦炎（图 46 - 1）。

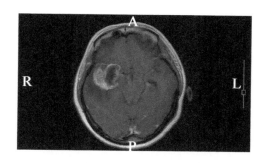

图 46 -1　患者术前 MRI（2016 年 5 月 12 日）

病理（2016 年 5 月 24 日，我院）：（颅内肿物）胶质母细胞瘤（WHO Ⅳ级；大小：碎组织一堆，共直径 4cm）。免疫组化（图 46 -2）：CK（－），Vimentin（＋），GFAP（＋），S -100（＋），CD56（＋），Ki -67（约 40% ＋），Syn（部分＋），CD34（血管＋）。

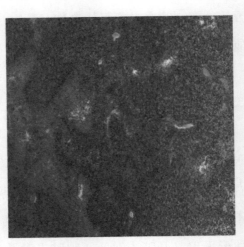

图 46 -2 颅内肿物病理（HE 染色，100 ×）（2016 年 5 月 24 日）

头颅 MRI 平扫＋增强（2016 年 5 月 30 日，我院）：①右侧颞叶及右侧额颞部局部脑膜多发异常强化，右侧额部少量硬膜下积血，右侧额颞部皮下血肿，考虑均系术后改变，请结合临床及随诊复查。②双侧上颌窦炎症，并囊肿，与 2016 年 5 月 12 日片比较未见明显变化（图 46 -3）。

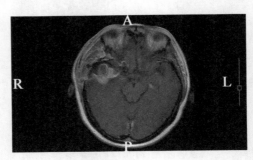

图 46 -3 患者术后两周放疗前 MRI（2016 年 5 月 30 日）

头颅 MR 平扫＋增强（2018 年 1 月 9 日，我院）与 2016 年 5 月 30 日 MRI 比较：①右侧颞叶肿瘤性病变切除术后复查，右侧术区局部 DWI 上稍高信号，考虑肿瘤复发可能，请结合临床；②双侧上颌窦炎症，并囊肿，大致同前（图 46 -4）。

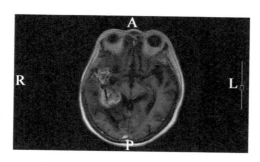

图 46 – 4　患者放疗后 1 年 6 个月 MRI（2018 年 1 月 9 日）

诊断思路

患者 2016 年 5 月初因"头晕、恶心半月，加重 4 天"来我院就诊，行头颅 MRI 检查，提示"右侧颅内占位性病变"，以"颅内占位"收入我院神经外科。入院后行头颅 MRI 示：右侧颞叶多发异常信号，高级别胶质瘤可能性大；于 2016 年 5 月 17 日行颅内占位切除术 + 去骨瓣减压术（右），病理回报：（颅内肿物）胶质母细胞瘤（WHO Ⅳ 级）。术后复查头部 MRI 提示：右侧颞叶及右侧额颞部局部脑膜多发异常强化，右侧额部少量硬膜下积血，右侧额颞部皮下血肿，考虑均系术后改变，请结合临床及随诊复查。于术后行规范放疗，同时口服替莫唑胺至 2017 年 9 月，期间定期复查头颅影像片未见异常。患者于 2017 年 12 月复查头颅 MR 提示：右侧颞岛叶、海马旁回异常信号：考虑胶质瘤术后、放疗后改变（与老片相比，颞叶、海马旁回病灶范围稍扩大）。后于 2018 年 1 月至外院行 PET – CT 提示：$^{18}F – FDG + ^{11}C – MET$ 脑显像示：右侧颞叶术后改变，右侧颞枕叶深部、术区边缘多发混杂低密度区，葡萄糖代谢及蛋氨酸代谢均异常增高，考虑为肿瘤复发可能性大。我院复查头颅 MR 与 2016 年 5 月 30 日 MRI 比较：右侧颞叶肿瘤性病变切除术后复查，右侧术区局部 DWI 上稍高信号，考虑肿瘤复发可能，请结合临床。神经外科考虑患者无再次手术机会。

诊断思路流程图（图46-5）

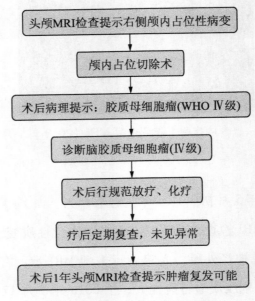

图46-5 诊断思路流程图

诊断

脑胶质母细胞瘤（Ⅳ级）。颅内占位切除术后。颅内局部复发。右侧动眼神经麻痹。高血压病。

诊疗经过

患者确诊为脑胶质瘤术后放疗后复发，经我院神经外科评估认为患者无再次手术机会，故转我科拟行放疗。在我科进行疑难病例讨论，结合患者此次就诊情况及既往放疗病史，考虑患者拟行两次放疗间隔时间，正常组织放射耐受量等因素，经全科讨论后决定行二程放疗，照射肿瘤复发病灶区，DT 30Gy/15F，同时口服替莫唑胺 75mg/(m² · 天)。放疗全程顺利，患者放疗结束后回当地随诊。

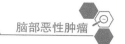

病例分析

治疗难点及注意事项：患者中年女性，脑胶质母细胞瘤术后放疗后复发无手术机会，需行二程放疗。胶质母细胞瘤（Ⅳ期）由于其侵袭特性，即便经过标准方案治疗（替莫唑胺同步放疗、化疗和辅助化疗），患者无进展生存期仍为 6.9 个月，患者初治后常有复发。对脑胶质瘤治疗后随诊患者需定期复查影像，多选择 MRI 和 PET－CT 检查。胶质瘤复发影像学表现为明显肿瘤增大和（或）出现新的肿瘤病灶。对于影像学诊断肿瘤状况需区分肿瘤假性进展、假性反应、放射性坏死。如无法判断影像增强病灶为假进展还是真正的肿瘤进展／复发，患者可间隔 4 周后复查 MRI 增强。由于复发胶质瘤治疗较为复杂，需要多学科参与，建议采用 MDT 诊疗模式，包括神经外科、放疗和化疗、影像、病理等专科进行诊治讨论，确定个体化治疗方案。胶质瘤复发首选再次手术，如有可能，尽量选择再次手术切除，即使为减瘤术式，亦可降低患者体内肿瘤负荷，延长患者生存期。手术后再考虑安排放化疗，对于患者既往无放疗史，可考虑术后进行放疗、化疗。如患者无手术机会，则考虑接受放疗、化疗。对于患者既往有放疗史，建议谨慎选择再程放疗，一般可考虑选择放疗结束 1 年以上的复发患者。再放疗病例选择：①新病灶在原靶区范围之外；②复发病灶较小；③复发病灶的几何位置更有优势。对于再程放疗的实施有一定限制，患者应尽可能避免再程放疗或降低再程放疗剂量。再程放疗计划设计一定要参考既往放疗计划，尽量避免脑正常组织再次照射损伤，建议最好在接受首程放疗的医疗单位进行再程放疗。本例患者为脑胶质母细胞瘤术后复发，首次手术病理回报：（颅内肿物）胶质母细胞瘤

（WHOⅣ级）。术后放疗后 1 年 6 个月再次复发，预示患者预后极差。因患者经神经外科评估无再次手术机会，考虑患者距离上次放疗间隔时间超过 1 年，故选择再程放疗，考虑患者既往有放疗史，放疗所致脑内正常组织损伤问题，再次放疗无法给予肿瘤根治足量，再次放疗目的为姑息治疗，放疗同时建议患者口服替莫唑胺。

🔟 病例点评

此患者疑难病例讨论依据

此患者为脑胶质瘤术后放疗后复发，涉及二程放疗，对二程放疗计划的设计不同于首程放疗，需考虑首程放疗部位、剂量，正常组织受量、放疗间隔时间等诸多因素，按照患者复发情况再设计二程放疗计划，强调个体化治疗。

诊治疑难理由及亮点

①胶质母细胞瘤的标准治疗方案为手术切除后行替莫唑胺（TMZ）同步放疗联合辅助化疗，文献报道，采用规范化治疗后胶质母细胞瘤患者的无进展生存期为 6.9 个月，本例患者为治疗后 1 年 6 个月肿瘤复发，高于文献报道，说明此患者接受规范化治疗后获益极大。②对于胶质母细胞瘤初治后复发的治疗方案选择，建议采用 MDT 诊疗模式，进行诊治方案讨论，确定个体化治疗方案。我科经讨论后决定行二程放疗，照射影像显示残存肿瘤区，DT 30Gy/15F，放疗执行过程较顺利。

（李文竹　整理）

047 Ⅲ级脑胶质瘤单纯放疗一例

病历摘要

现病史

患者男性，71 岁，2017 年 6 月因"恶心呕吐 1 月余，双下肢无力 2 周余"，就诊于当地医院行止吐等对症治疗，未见明显好转。后至北京天坛医院查头颅 MR 示：脑内多发占位病变，淋巴瘤？转移瘤？左颞极蛛网膜囊肿；脑内多发梗死灶及缺血性脑白质病变。PET - CT 示：双侧颞叶、右侧顶叶及胼胝体压部多发代谢增高等密度灶，考虑为淋巴瘤可能性大。为行进一步诊治于 2017 年 7 月 7 日收住我院神经外科，入院后完善各项检查，于 2017 年 7 月 12 日行立体定向颅内病灶活检术，术中取 2 块病变组织送检。术后病理回报：（左额占位）考虑为间变型星形细胞瘤（Ⅲ级）。因考虑患者颅内肿块病理恶性，预后较差，且多灶，手术难以彻底切除，故未行手术切除，转我科行放疗。现患者一般情况可，精神食纳可，二便可，睡眠可。

既往史

高血压病史 5 年余，目前口服络活喜治疗，血压控制可。2 周余前体检发现肝囊肿，双眼白内障，前列腺炎。牛皮癣病史 2 年余。否认心脏病史，否认糖尿病、脑血管病、精神疾病病史。否认肝炎史、结核史、疟疾史。否认手术、外伤、输血史，否认食物、药物过敏史，预防接种史不详。其他系统回顾无特殊。

笔记

查体

体温：36.6℃，呼吸：18次/分，脉搏：80次/分，血压：119/71mmHg。发育正常，营养良好，神志清楚，自主体位，查体合作。双肺呼吸音清，未闻及干湿性啰音及胸膜摩擦音。心率80次/分，律齐，各瓣膜听诊区未闻及心脏杂音。腹部平坦，腹壁柔软，无压痛、反跳痛、肌紧张，未触及包块。肝脾未触及，双下肢无水肿。

辅助检查

头颅MR平扫+增强（2017年7月10日，我院）：①脑内多发占位性病变，考虑淋巴瘤可能，请结合临床检查除外其他；②脑内多发腔隙性梗死灶及缺血性脑白质病变；③左颞极蛛网膜囊肿（图47-1）。

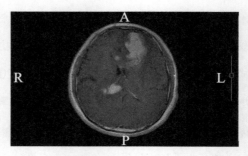

图47-1　患者活检术前MRI（2017年7月7日）

病理（2017年7月21日，我院）：（左额占位）送检组织（粟粒大，3块）细胞核较密集，部分核增大，可见核分裂，结合免疫组化结果考虑为间变型星形细胞瘤（Ⅲ级）。免疫组化：GFAP（+），S-100（+），Syn（-），CK（-），Vimentin（+），PR（-），EMA（灶性弱+），Ki-67小于10%（图47-2）。

头颅MR平扫+增强（2017年7月24日，我院）：①颅内多发团块样异常信号，考虑恶性病变可能；②左侧额骨局部骨质不连续，请结合临床（图47-3）。

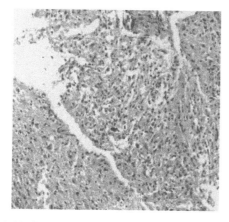

图 47 -2　左额占位肿物病理（HE 染色，100 ×）（2017 年 7 月 21 日）

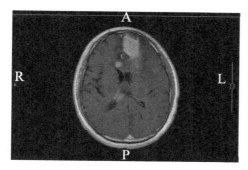

图 47 -3　患者活检术后 MRI（2017 年 7 月 24 日）

诊断思路

　　患者 2017 年 6 月出现恶心呕吐，双下肢无力，后至外院查头颅 MR 示：脑内多发占位病变，淋巴瘤？转移瘤？左颞极蛛网膜囊肿；脑内多发梗死灶及缺血性脑白质病变。PET - CT 示：双侧颞叶、右侧顶叶及胼胝体压部多发代谢增高等密度灶，考虑为淋巴瘤可能性大。于 2017 年 7 月 7 日收住我院神经外科，于 2017 年 7 月 12 日行立体定向颅内病灶活检术，术中取 2 块病变组织送检。术后病理回报：（左额占位）考虑为间变型星形细胞瘤（Ⅲ级）。因考虑患者颅内肿块病理恶性，预后较差，且多灶，手术难以彻底切除，故未行手术切除。

诊断思路流程图（图47－4）

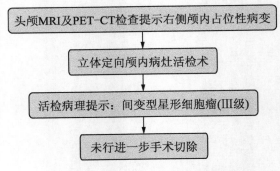

图47－4 诊断思路流程图

诊断

脑胶质瘤（间变型星形细胞瘤，WHO Ⅲ级）。立体定向颅内病灶活检术后。高血压病。牛皮癣。肝囊肿。前列腺炎。白内障。

诊疗经过

患者入院查体：四肢肌力5级，双上肢体肌张力增强。入院后予脱水降颅压治疗，并行立体定向颅内病灶活检术，手术过程：患者取坐位，在局麻下安装头架，行CT薄扫定位，计算靶点坐标，入手术室，取仰卧位，常规消毒铺巾，取左额纵切口约4cm切开头皮、皮下，达颅骨，电钻一孔开颅、电凝硬膜，尖刀切开硬膜，电凝脑组织表面，根据靶点坐标进穿刺针，在靶点取2块病变组织送检术中冰冻，在靶点1处及靶点2处及靶点2下方0.5cm分别取两块病变组织送检术后病理。术中出血约20ml。术后患者诉略头痛、神清语利，四肢活动同术前。活检术后病理回报：结合免疫组化结果考虑为间变型星形细胞瘤（Ⅲ级）。Ki－67小于10%。因考虑患者颅内肿块病理恶性，预后较差，且多灶，手术难以彻底切除，故未行手术切除，转放疗科行放疗，照射颅内多个占位性病灶，DT 64.2Gy/30F。放疗过程中患者无特殊不适，放疗全程顺利。

放疗结束后两周复查头颅 MRI 平扫 + 增强（2017 年 9 月 23 日，我院）：颅内占位术后复查，脑内多发团块状异常信号，较 2017 年 7 月 24 日 MR，左额叶病灶内囊变区较前增大，颅内诸病灶周围水肿较前减轻，余大致同前。左侧颞极蛛网膜囊肿可能，同前（图 47 - 5）。

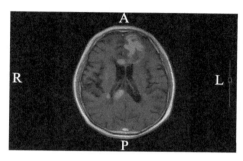

图 47 - 5　患者放疗结束两周后 MRI（2017 年 9 月 23 日）

病例分析

治疗难点及注意事项：患者老年男性，脑胶质瘤活检术后行单纯放疗。因患者行肿瘤活检术后病理回报为高级别胶质瘤，神外科考虑患者病理恶性，预后较差，且多个病灶，手术操作难以彻底切除脑内多个病灶，故患者未行进一步手术切除肿瘤，而转行放疗。由于患者未行肿瘤手术切除，代表患者肿瘤负荷大，且活检病理提示高级别胶质瘤，表明肿瘤细胞增殖速度快，患者预后极差，放疗剂量需在考虑正常脑内组织（脑干、视交叉、耳蜗、眼球、晶体、视神经、垂体、海马）保护的基础上尽量提高，达到 DT 60Gy 以上，才有治疗效果。本例患者经精

笔记

心的靶区勾画和放疗计划设计，照射颅内多个占位性病灶，最终放疗总剂量达到64.2Gy/30F。放疗结束后两周复查头颅MRI提示：颅内占位术后复查，脑内多发团块状异常信号，较2017年7月24日MR，左额叶病灶内囊变区较前增大，颅内诸病灶周围水肿较前减轻，余大致同前。左侧颞极蛛网膜囊肿可能，同前。

胶质瘤是最常见的原发性颅内肿瘤，治疗原则是以手术切除肿瘤为主，结合放疗、化疗等综合治疗方法。其中手术切除肿瘤的原则是采取尽量全切肿瘤。手术的目的是获得颅内肿瘤的精确病理诊断，缓解由颅压升高和肿瘤压迫引起的症状，降低肿瘤细胞负荷，为辅助放疗、化疗创造条件，同时可降低类固醇药物使用，维持患者较好的生存状态，延长生存期。如患者颅内肿瘤位于脑功能区、肿瘤过大或过脑中线、肿瘤部位深且切除困难者则可考虑行减瘤术。有时，临床也会选择活检术。一般来讲，胶质瘤活检术的推荐适应证：①老年患者或患有严重合并疾病；②术前神经功能状况较差（KPS＜70）；③优势半球浸润性生长广泛或侵及双侧半球；④位于功能区皮质、白质深部或脑干部位，临床无法满意切除的病灶；⑤脑胶质瘤病。活检主要包括立体定向（或导航下）活检和开颅手术活检。立体定向（或导航下）活检适用于位置更加深在的病灶，而开颅活检适用于位置浅表或接近功能区皮质的病灶。开颅活检比立体定向活检可以获得更多的肿瘤组织，满足精确诊断需要。

胶质瘤的放疗剂量依肿瘤级别高低而定，一般低级别脑胶质瘤，肿瘤区予DT（55.64～59.92）Gy/（26～28）F；高级别脑胶质瘤，肿瘤区予DT 64.2Gy/30F。放疗计划设计时要考虑正常脑内组织（脑干、视交叉、耳蜗、眼球、晶体、视神经、垂体、海马等）保护。

病例点评

此患者疑难病例讨论依据

此患者颅内多发病灶，因高龄，行活检手术病理提示恶性，预后较差，且影像检查提示颅内肿瘤多灶，手术难以彻底切除，故患者未行进一步手术切除，而转行单纯放疗。

诊治疑难理由及亮点

采用 CT 薄扫定位立体定向颅内病灶活检术，此手术操作便利，病理取材精准，患者损伤小，对于明确肿块病理类型，制定适宜治疗方案非常必要。像本例患者，影像检查显示颅内多个病灶，如无病理提示，临床上会有淋巴瘤或转移瘤的猜测，此二者的治疗方案会有不同，只有病理明确才可以制定下一步的治疗方案，明确病理非常必要，所以立体定向病灶活检术非常实用，尤其适用于高龄、手术风险大或不宜手术的患者。Ⅲ级脑胶质瘤活检术后单纯放疗病例较少见，且患者影像显示颅内多个病灶，预示此患者肿瘤治愈难度大。放疗执行过程较顺利，放疗总剂量达到 64.2Gy/30F，较为满意，且放疗后两周复查头颅影像可见肿瘤有缩小趋势，放疗效果佳。

（李文竹　整理）

048　肺癌脑转移的综合治疗一例

病历摘要

现病史

患者，男，64 岁，于我院 2013 年 11 月体检胸片示"左肺占位病变"；肿瘤标志物检查显示"CEA 323 ng/ml"；胸部 CT 示"左上肺门占位病变，恶性可能，双肺多发结节，转移不除外，双肺门区及纵隔淋巴结肿大，转移不除外"，胸部 CT 引导下左肺穿刺病理检查结果非小细胞癌；于 2013 年 11 月 13 日、2013 年 12 月 4 日、2013 年 12 月 25 日、2014 年 1 月 16 日、2014 年 2 月 10 日、2014 年 3 月 3 日在我院行紫杉醇 290mg d1、顺铂 40mg d1 ~ d3，3 周方案化疗 6 个周期，治疗后评估为 SD。后于 2014 年 3 月 27 日、2014 年 4 月 18 日、2014 年 5 月 13 日、2014 年 6 月 6 日、2014 年 6 月 27 日、2014 年 7 月 19 日、2014 年 8 月 9 日给予吉西他滨 1600mg d1、d8 维持化疗 7 个周期。复查胸部 CT：左上肺占位，较前增大，双肺内多发结节，较前部分增大，疗效评价 PD。于 2014 年 9 月 2 日、2014 年 9 月 24 日、给予吉西他滨 1600mg d1、d8 + 顺铂 40mg d1 ~ d3，3 周方案化疗 2 个周期。后评估病情 CT 可见左上肺占位，较前增大，考虑为进展，后于 2014 年 10 月 27 日行多西他赛（泰索帝）120mg d1 + 卡铂 300mg d1 化疗 1 个周期，于 2014 年 11 月 19 日开始行多西他赛（泰索帝）100mg d1 + 卡铂 500mg d1 化疗 4 个周期，4 个周期后评估疾病进展，于 2015 年 2 月 17 日、2015 年 3 月 13 日给予长春瑞滨 40mg iv. gtt d1，d8 + 卡铂 500mg iv. gtt d1 化疗 2 个周期。后因出现骨髓抑制，于 2015 年 4 月 1 日、2015 年 4 月 17 日、2015 年 5 月 6 日、2015 年 5 月 22 日给予长春瑞滨 40mg d1 iv. gtt 化疗 4 个疗程，其后疾病进展。患者于 2015 年 6 月 18 日于我科自愿签署"盐酸安罗替尼胶囊治疗晚期非小细胞肺癌随机、双盲、安慰剂对照、多中心 ⅡB 期临床试验"知情同意书，于 2015 年 7 月 6 日随机入组，期间估患者病情为疾病稳定。2016 年 3 月患者突发抽搐，查头核磁可见脑转移灶形成，后患者于外院进一步行头部 γ 刀治疗，术后患者恢复好。2016 年 8 月 2 日患者复查病情进展，换用口服阿帕替尼。病情稳定。

既往史

发现血压偏高 [（130～150）/（90～95）mmHg] 4 年余，现服用厄贝沙坦降压治疗；发现腔隙性脑梗死病史 2 年；反流性食管炎病史 1 年余，口服奥美拉唑、吉法酯等治疗；发现 2 型糖尿病 1 年余，现口服拜糖平、二甲双胍降糖治疗；1 年前发现血脂增高，目前口服立普妥降脂治疗；干眼症 6 个月，未规律诊治。否认冠心病、慢性支气管炎及慢性肾脏病史。否认肝炎、结核等传染病史。否认食物、药物过敏史。否认重大外伤及输血史。预防接种史具体不详。

查体

体温：36.3℃，脉搏：90 次/分，呼吸：18 次/分，血压：100/60mmHg。神清状可，听诊右肺呼吸音未闻及，左肺可闻及干湿性啰音。心率 90 次/分，律齐，心音有力，P2＜A2，各瓣膜区未闻及额外心音及杂音，未闻及心包摩擦音。腹平坦，未见腹壁静脉曲张，未见胃肠型及蠕动波，腹软，无压痛、反跳痛及肌紧张，Murphy's 氏征（－），肝脾肋下未触及，双下肢略水肿。

笔记

辅助检查

影像学检查

2013 年 10 月 29 日我院胸部 CT 提示左上肺门占位病变，恶性可能。双肺多发结节，性质待定，转移不除外双侧肺门区及纵隔内增大淋巴结，转移不除外（图 48 - 1）。2015 年 5 月 20 日我院复查胸部 CT 提示左肺上叶肿块，比前略增大，双肺内多发结节，部分较前增大（图 48 - 2）。脑 MRI 未见转移病灶（图 48 - 3）。2016 年 6 月 10 复查脑 MRI 提示左侧顶叶脑转移（图 48 - 4）。2013 年 11 月 11 日我院肺 CT 引导下穿刺病理提示非小细胞癌（图 48 - 5）。

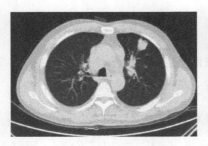 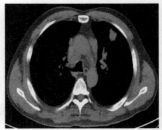

图 48 - 1　左上肺门占位病变，恶性可能，双肺多发结节，
考虑恶性（2013 年 10 月 29 日）

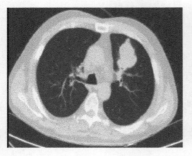 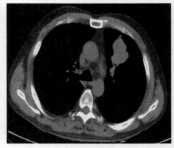

图 48 - 2　多线化疗后左肺上叶肿块较前增大，
考虑病情进展（2015 年 5 月 20 日）

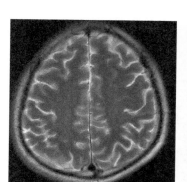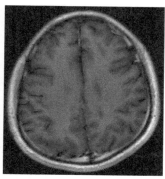

图 48 - 3　化疗前未见明确脑转移病灶

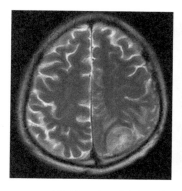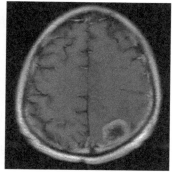

图 48 - 4　左侧顶叶异常信号影，考虑转移瘤
（我院，2016 年 6 月 10 日）

病理检查

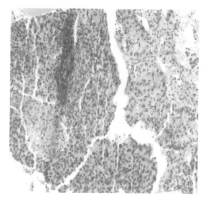

图 48 - 5　肺 CT 引导下穿刺病理（2013 年 11 月 11 日，
我院，HE 染色，100 × ）：非小细胞癌

诊断过程：根据患者病史、查体及实验室、病理检查，考虑患者诊断思路如下（图48-6）：

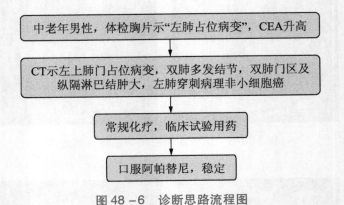

图48-6　诊断思路流程图

诊断

恶性肿瘤维持性化疗。

左肺恶性肿瘤（cT4N3M1，Ⅳ期）。

肺内继发恶性肿瘤。

右侧胸腔积液。

纵隔、肺门淋巴结继发恶性肿瘤。

脑继发恶性肿瘤。

头部γ刀术后。

冠状动脉粥样硬化性心脏病。

高血压病1级（中危组）。

2型糖尿病。

诊疗经过

患者自2013年11月确诊肺非小细胞癌后，经过多线化疗（一线：紫杉醇+顺铂；二线：吉西他滨；三线：吉西他滨+顺铂；四线：多西他赛+卡铂；五线：长春瑞滨+卡铂）后，病情持续进展。患者于2015年6月18日自愿签署"盐酸安罗替尼胶囊治疗晚期非小细胞肺癌随机、双盲、安慰剂对照、多中心ⅡB期临床试验"知情同意书,于2015年7月6日随机入组,期间评估患者病情为疾病稳定。2016年3月查头核磁可见脑转移灶形成,于外院行头部γ刀治疗。2016年8月2日患者复查病情进展,换用口服阿帕替尼。病情稳定。

病例分析

患者起病无任何症状及体征,仅体检发现肺部结节,并双肺多发小结节,确诊时已属晚期。在临床应用了规范化化疗药物,如铂类药物(顺铂、卡铂)、紫杉类(紫杉醇、白蛋白结合型紫杉醇、多西他赛)、吉西他滨、长春瑞滨等治疗后病情仍然进展,后续治疗没有可选择的标准化疗方案。盐酸安罗替尼胶囊治疗晚期非小细胞肺癌临床试验为该患者提供了新的选择,经过临床试验后后安罗替尼在中国上市,明确其单药适用于既往至少接受过2种系统化疗后出现进展或复发的局部晚期或转移性非小细胞肺癌患者的治疗。在患者服用该药物8个月后出现脑转移,病情进展,后续可以考虑阿帕替尼抗血管治疗。

(王婧 郑希希 整理)

多原发恶性肿瘤

049 原发乳腺癌合并原发肺腺癌的综合治疗一例

📋 病历摘要

现病史

患者女性，68岁。患者于2009年8月体检发现左侧乳腺肿物，质硬，偶有溢乳，无压痛，双乳皮肤无红肿、破溃、酒窝征及橘皮样变，双乳头无偏斜、内线改变。乳腺钼靶示肿物影伴泥沙样钙化；乳腺B-us：原发肿瘤1.5cm×1.4cm，异常区域淋巴结1.6cm×

1.0cm；乳腺 MRI：单一瘤灶 1.6cm×1.6cm。2009 年 8 月 19 日行左乳肿物穿刺，病理：浸润性导管癌 I 级，免疫组化：ER＞75%，PR 25%～50%，Ki－67 25%～50%，Her－2（＋），左腋下淋巴结针吸活检可见腺癌细胞。予新辅助化疗方案 Tq1w 化疗 4 个周期，疗效评价：uPR。后行左侧乳腺癌改良根治术，手术过程顺利，术后病理回报：（左）乳腺浸润性导管癌，大小 1.5cm×1.2cm，伴钙化，未见脉管癌栓，腋窝淋巴结可见癌转移（10/17），乳头、皮肤未见特殊。诊断：乳腺癌（pT1N3M0，Ⅲ期）。术后继续行 4 个周期蒽环类化疗，25 次放疗（具体不详），其后一直口服阿那曲唑片 1mg qd 内分泌治疗 4 年，定期规律随诊，病情稳定。2016 年 12 月 13 日全麻下行 VATS 纵隔肿物切除术＋右肺下叶病灶楔形切除术，术后病理：（右肺下叶）肺高分化腺癌，腺泡型为主，少部分呈乳头状亚型，免疫组化：CK7（＋），TTF－1（＋），NapsinA（＋），Ki－67 约10%（＋）。（纵隔）纤维组织内可见癌巢浸润（1.0cm×0.6cm×0.6cm），免疫组化：雌、孕激素受体阳性，考虑女性生殖系统来源，免疫组化：CK（＋），CK19（＋），ER（＋），PR（＋），EMA（＋），Ki－67 阳性指数约40%，Calretinin（－）。（右侧胸膜结节）纤维组织内见癌巢浸润，免疫组化显示雌、孕激素受体阳性，考虑为女性生殖系统来源，免疫组化：ER（＋），PR（＋），Her－2（2＋）。后就诊于我院，进一步评估病情。

既往史

高血压 15 年余，最高 160/120mmHg，口服拜新同控释片 30mg qd，血压控制在 120/70mmHg。血脂代谢异常多年，规律口服瑞舒伐他汀。1986 年因卵巢囊肿行双侧输卵管切除术。于 2013 年、2014 年及 2015 年行胃镜下胃息肉切除术。个人史：否认吸烟史，

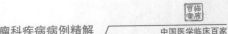

否认饮酒史。家族史：1 个姐姐患有宫颈癌，已去世。

查体

ECOG：0，心脏（－），腹部（－）。胸廓无畸形，左乳缺如，左侧胸部可见术后伤口瘢痕，右侧腋下可见一长约 15cm 术后瘢痕，愈合良好。

辅助检查

2016 年 10 月随诊时外院查胸部 CT 示（2016 年 10 月 26 日）左乳癌术后，两侧胸膜结节状增厚，考虑转移可能性大；胸 2 侧椎弓根高密度结节，胸 10 椎体压缩变扁。2016 年 11 月 28 日胸部 CT 提示双侧胸膜多发结节影，首先须除外转移瘤；左乳术后改变（图 49 － 1）。2017 年 2 月 28 日胸部 CT 提示双侧胸膜及膈肌多发结节影，较前明显增多、增大，考虑乳腺癌胸膜多发转移，左侧少量胸腔积液，评估病情进展（图 49 － 2）。2017 年 4 月 24 日胸部 CT 提示左侧胸膜及膈肌多发结节，较前明显增多、增大，考虑乳腺癌胸膜多发转移，左侧胸腔积液较前片增多，评估病情进展（图 49 － 3）。2017 年 12 月 21 日胸部 CT 提示左侧胸膜及膈肌多发结节，较前缩小（图 49 － 4）。2018 年 4 月 18 日胸部 CT 提示左侧胸膜及膈肌多发结节，较前缩小，病情稳定（图 49 － 5）。

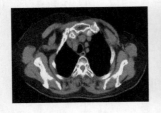 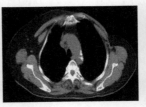 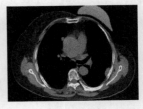

图 49 － 1 双侧胸膜多发结节影（手术、放疗、化疗后病情进展）

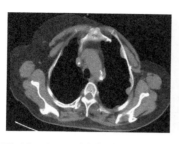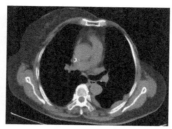

图 49 -2　双侧胸膜及膈肌多发结节影，较前明显增多、增大
（吉西他滨＋顺铂后病情进展）

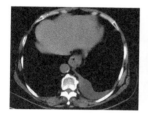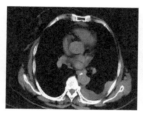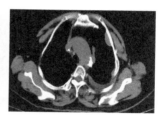

图 49 -3　左侧胸膜及膈肌多发结节，较前明显增多、增大，
左侧胸腔积液较前片增多（多西他赛＋顺铂后病情进展）

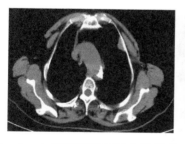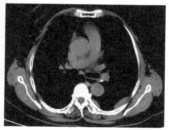

图 49 -4　左侧胸膜及膈肌多发结节，较前缩小（长春瑞滨后病情稳定）

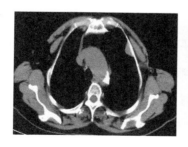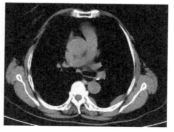

图 49 -5　左侧胸膜及膈肌多发结节，较前缩小
（依西美坦治疗中病情稳定）

诊断思路流程图（图49－6）

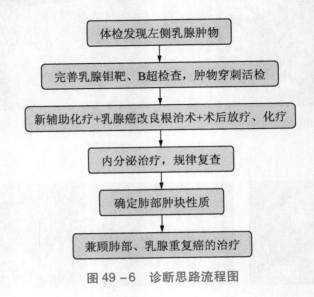

图49－6 诊断思路流程图

诊断

乳腺癌（pT1N3M0，Ⅲ期）。左侧乳腺癌改良根治术后。纵隔继发恶性肿瘤切除术后。胸膜继发恶性肿瘤。肺腺癌（pT1N0M0，Ⅰ期）。右肺下叶切除术后。骨继发恶性肿瘤。高血压3级（很高危）。血脂代谢异常。双侧输卵管切除术后。胃息肉切除术后。

诊疗经过（图49－6）

患者2009年8月体检发现左侧乳腺肿物，予新辅助化疗方案Tq1w化疗4个周期，疗效评价：PR。后行左侧乳腺癌改良根治术，诊断：乳腺癌（pT1N3M0，Ⅲ期）。术后继续行4个周期蒽环类化疗，25次放疗（具体不详），其后一直口服阿那曲唑片1mg qd内分泌治疗4年，定期规律随诊，病情稳定。2016年10月外院发现肺部肿物，后全麻下行VATS纵隔肿物切除术＋右肺下叶病灶楔形切除术，考虑为原发性肺腺癌（pT1N0M0，Ⅰ期）。2017年1月14日开始予吉西他滨＋顺铂×2个周期，评估病情进展。2017年3月6日开始予多西他赛＋顺铂×2个周期，评估病情进展。2017年

4 月 26 日至 2017 年 9 月 29 日予长春瑞滨 d1、d8 × 6 个周期，2017 年 5 月底口服卡培他滨片至 2018 年 1 月，期间评估病情稳定。2018 年 1 月 17 日起规律口服依西美坦片，间断予博宁抑制骨破坏（腰 4 椎体、右侧髂骨）治疗，病情稳定。

病例分析

重复癌是同一患者体内出现多种原发癌。乳腺癌是女性最常见的恶性肿瘤，而肺脏是乳腺癌常见的转移部位，也是乳腺癌常见的第二原发癌受累部位。1889 年 Billroth 开始报告重复癌，目前广泛采用的重复癌标准是 1932 年 Warren 和 Gates 提倡的标准：①各种癌呈现一定的恶性征者。②各种癌的部位互相之间有一定的距离者。③某部位的癌不是其他部位癌的转移者。第一癌与第二癌的治疗间隔未满 1 年的患者为同时性重复癌，间隔 1 年以上的患者为异时性重复癌。一般认为，重复癌的发生可能与下列因素有关：①遗传因素：重复癌患者中有肿瘤家族史者比一般患者要高。②第一原发癌治疗的远期不良反应。放射治疗：由于放射线的直接作用或自由基的间接作用造成细胞 DNA 损伤。化疗药物：如烷化剂、丝裂霉素、阿霉素等有不同程度的促癌作用，如淋巴瘤化疗后的第二肿瘤问题，这种化疗药物本身的致癌性应引起足够重视。③某些具有癌前病变性质的慢性炎性反应及某些不良理化因素的长期刺激，如吸烟、饮酒等。当乳腺癌患者发现肺部占位，临床医师往往首先想到是肺转移，而忽略肺原发癌，没有及时进行必要的病理检查而延误诊断。所以，及时取得病理诊断和免疫组织化学结果，是恰当治疗的前提和关键。另外，此患者以乳腺癌为原发肿瘤，后出现原发性肺癌，故此患者的治疗方案要兼顾，肺部肿物行手术切除，后续

笔记

治疗主要针对乳腺及其转移病灶即可。

⊕ 病例点评

此患者 2009 年确诊乳腺癌，后予新辅助化疗、手术、内分泌、放疗、化疗治疗，随之出现原发性肺癌、骨转移。

1. 首先明确肺部恶性肿瘤是乳腺癌转移灶亦或是原发性肺癌？①乳腺癌肺转移：乳腺癌患者死亡主要归因于远处脏器转移，其中以肺转移发生率最高。在器官累及率方面，肺或骨的转移率可达 60% 以上；②原发性乳腺癌合并原发性肺癌分为同时性重复癌和异时性重复癌。此患者乳腺癌为首发癌，行肺下叶病灶楔形切除术，病理证实为原发性肺腺癌，重复癌的发病原因可能为：a. 临床药物的使用，如化疗；b. 患者免疫水平的改变。乳腺癌和肺癌是女性最常见的两种恶性肿瘤，有资料证实，乳腺癌患者原发肺癌发病率为正常人群的 2 倍以上。有文献报道，大约 3% 乳腺癌患者通过胸部 X 线片可以发现肺部实性结节，其中 1/3 为乳腺转移，而其余 2/3 为其他肿瘤，主要为原发性肺癌。许多国外研究表明，乳腺癌生存者将来发生原发性肺癌的危险增高，发病率各家报道的差别较大，介于 0.1%～47.2%。目前，对于乳腺癌为首发癌，肺癌为第二癌的报道均涉及到放射治疗。乳腺癌术后放射治疗作为综合性治疗的一部分，对乳腺癌复发有着抑制作用，然而，放射治疗野内肺癌的发生率也随之增加。杨莹回顾性研究了乳腺癌放射治疗野出现肺癌的病例，认为中小剂量放射线的致癌率远高于大剂量放射的致癌率。

2. 骨转移是倾向于肺癌还是乳腺癌？有研究报道，乳腺癌的骨转移率为 41.7%（150/360 例），肺癌的骨转移率为 56.1%（258/

460 例），乳腺癌的胸骨、颅骨病灶的分布比例较大，肺癌的肋骨、肩胛骨病灶的分布比例较大，颈椎、胸椎、腰椎、骶尾骨、锁骨、肱骨、股骨和四肢骨中远端的病灶分布比例差异无统计学意义。乳腺癌和肺癌的骨转移病灶在脊椎的分布比例分别为 30.2%（400/1324 个）和 31.3%（714/2279 个），无统计学差异。

（俞静　魏佳　整理）

050　多原发肿瘤的综合治疗一例

病历摘要

现病史

　　患者，老年男性，83 岁，于 2011 年 8 月无明显诱因发现右乳腺 1 硬结，大小约 1cm×1cm，无明显触痛，无伴局部皮肤改变。于 2011 年 9 月 22 日就诊于我院，行乳腺超声检查示：右乳头内上方见 1.3cm×1.2cm 低回声结节。双侧腋窝见数个低回声结节，右侧最大约为 1.0cm×0.5cm，左侧最大约为 2.0cm×0.9cm。诊断：右乳实性结节，BIRADS－US 5 级，双乳腺体层增厚，双侧腋窝多发淋巴结。遂于外院行右乳切除术，术后就诊于我院，口服依西美坦内分泌治疗。2011 年 11 月 13 日复查乳腺超声示：右乳切除术后，左乳未见异常肿块，双侧腋窝未见肿大淋巴结。胸部正位片示：左侧第 5 前肋重叠处见小结节影，对比前片未见明显变化。后每 1 年复查乳腺超声及胸部增强 CT，乳腺超声从 2011 年 11 月至

2016年5月未见乳腺肿块复发，偶可见腋窝肿大淋巴结。2014年5月复查胸部CT提示：两肺小结节较前增多，右肺下叶胸膜增厚钙化较前明显。肺部影像提示较前新发结节，考虑转移不能排除。考虑肿瘤进展，距此PFS为3年，考虑患者高龄，且肿瘤进展缓慢，继续予口服依西美坦治疗。2014年11月，复查胸部CT提示：转移灶增大不明显。继续口服依西美坦治疗。随后半年复查胸部CT，可见可测量转移灶缓慢增长，增长率均<20%，至2017年9月复查胸部CT提示：①右肺下叶实性密度影，较前为新出现，恶性不除外；②双肺小结节，部分较前增大，转移可能；③双肺实变、索条影，部分较前范围略增大。予更换内分泌治疗药物为他莫昔芬，每半年复查胸部CT，可见胸部病灶缓慢增大，但病灶仍相对稳定，至2018年4月最近一次胸部CT提示：①双肺多发实变病灶；②双肺多发结节，略增大，恶性肿瘤可能；③双肺索条影及肺气肿。此患者获得超过7年OS。

患者2012年因排尿不畅，2012年5月24日行盆腔核磁检查提示：前列腺增生改变，少量出血不除外。遂行超声引导下前列腺穿刺，病理提示：前列腺组织腺癌浸润。Gleason分级3+4=7分。免疫组化：P504s（＋），P63（－），34βE12（－），PSA（＋）。遂行前列腺粒子植入术，术后每年复查泌尿系超声，前列腺大小稳定于4.3cm×3.5cm×3.4cm。2015年3月复查盆部CT提示：提示肿瘤未见明显进展。考虑肿瘤治疗稳定。

患者多次行结肠镜检查提示：大肠多发息肉（山田Ⅰ型、Ⅱ型），于2016年2月行活检提示：呈低级别管状腺瘤。2018年2月4日结肠镜活检病理提示：结肠黏膜内低级别瘤变－管状腺瘤（0.7cm×0.4cm×0.4cm），上皮中度异型增生。

既往史

既往体健。

查体

体温：36.8℃，脉搏：80次/分，呼吸：16次/分，血压：126/78mmHg，ECOG：2分，全身浅表淋巴结未触及肿大，双肺呼吸音清，未闻及干湿性啰音，心律齐，各瓣膜听诊区未闻及病理性杂音，腹软，全腹无压痛、反跳痛，双下肢无浮肿。

辅助检查

乳腺超声检查（2011年9月22日，我院）示：双乳腺体增厚，右侧厚约0.8cm，左侧厚约0.9cm，左乳未见占位回声及异常血流信号。右乳头内上方见1.3cm×1.2cm低回声结节，边界尚清，不规则，其内未见血流信号。双侧腋窝见数个低回声结节，右侧最大约1.0cm×0.5cm，左侧最大约2.0cm×0.9cm，形态不规则，内见血流信号，中心回声增强。诊断：右乳实性结节，BIRADS－US 5级，双乳腺体层增厚，双侧腋窝多发淋巴结，左侧肿大（图50－1）。

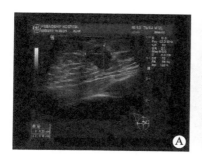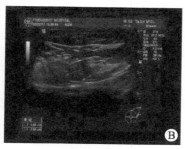

图50－1　2011年乳腺癌超声，右乳结节（手术前）

诊断思路

2011年8月患者主因发现右乳腺1硬结，大小约1cm×1cm，就诊于我院行乳腺超声检查示：双乳腺体增厚，右侧厚约0.8cm，左侧厚约0.9cm，左乳未见占位回声及异常血流信号。右乳头内上方见1.3cm×1.2cm低回声结节，边界尚清，不规则，其内未见血流信号。双侧腋窝见数个低回声结节，右侧最大约 1.0cm×0.5cm，左侧最大约 2.0cm×0.9cm，形态不规则，内见血流信号，中心回声增强。诊断：右乳实性结节，BIRADS - US 5 级，双乳腺体层增厚，双侧腋窝多发淋巴结，左侧肿大。

患者 2012 年因排尿不畅，2012 年 5 月 24 日行盆腔核磁检查提示：前列腺体积增大，边缘呈分叶状，包膜完整，约为 40mm×37mm×50mm（上下径×前后径×左右径）。T2 上前列腺周围叶呈高低混杂信号，受压变薄，交界区边界清楚，中央叶呈高低混杂信号；T1WI 上前列腺其余各叶呈中等信号，内似可见少许稍高信号。DWI 上前列腺局部信号稍高。前列腺增生改变，少量出血不除外（图 50 - 2）。遂行超声引导下前列腺穿刺，病理提示：前列腺组织 24 条，其中 2 条（第 1 条占 20%，第 5 条占 30%）腺癌浸润。Gleason 分级 3 + 4 = 7 分。免疫组化：P504s（＋），P63（－），34βE12（－），PSA（＋）（图 50 - 3）。

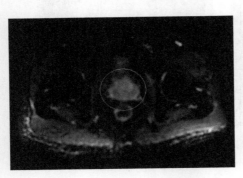

图 50 - 2 2012 年前列腺 MR
（粒子置入前）

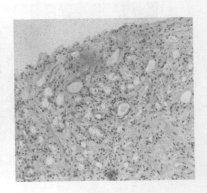

注：SP 染色，100×

图 50 - 3 前列腺癌病理

患者多次行结肠镜检查提示：大肠多发息肉（山田Ⅰ型、Ⅰ型），于 2016 年 2 月行活检提示：（横结肠）粟粒大结肠黏膜组织 1 块，呈低级别管状腺瘤。（降结肠）粟粒大结肠黏膜组织 1 块，呈低级别管状腺瘤（图50-4）。2018年2月4日结肠镜活检病理提示：（升结肠）结肠黏膜内低级别瘤变-管状腺瘤（0.7cm×0.4cm×0.4cm），上皮中度异型增生（图50-5）。

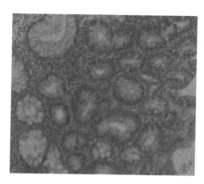

注：H-E染色，100×

图50-4　2016年结肠癌病理

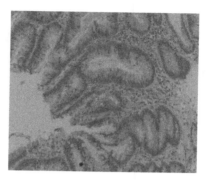

注：H-E染色，100×

图50-5　2018年结肠癌病理
上皮中度异型增生

诊断思路流程图（图50-6）

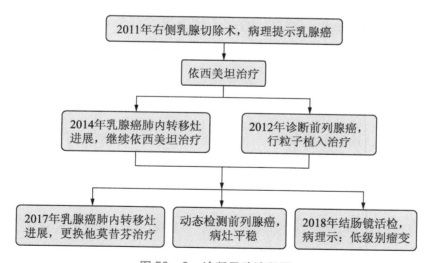

图50-6　诊断思路流程图

诊断

乳腺恶性肿瘤（pT1cN2M1，Ⅳ期）。淋巴结转移。肺转移。前

列腺恶性肿瘤。粒子植入术后。结肠息肉。结肠黏膜内低级别瘤
变－管状腺瘤。

诊疗经过（图 50 - 6）

　　患者因发现右乳腺 1 硬结，于 2011 年 9 月 22 日就诊于我院行
乳腺超声检查示：右乳实性结节，BIRADS - US 5 级，双乳腺体层
增厚，双侧腋窝多发淋巴结，左侧肿大。遂于外院行右乳切除术，
术后就诊于我院，口服依西美坦内分泌治疗。2011 年 11 月 13 日复
查乳腺超声示：右乳切除术后，左乳未见异常肿块，双侧腋窝未见
肿大淋巴结。后每年复查乳腺超声及胸部增强 CT，乳腺超声从
2011 年 11 月至 2016 年 5 月未见乳腺肿块复发，偶可见腋窝肿大淋
巴结（图 50 - 7）。2014 年 5 月复查胸部 CT 提示：双肺内可见多发
腺泡结节，左肺舌叶见索条及斑片状磨玻璃密度影。右肺中叶可见
一直径约 0.6cm 的小结节，右肺下叶内后基底段近脊柱旁见条索状
及磨玻璃样密度增高影，边界欠清，该部位胸膜局限性增厚并钙化。
考虑两肺小结节较前增多，右肺下叶胸膜增厚钙化较前明显（图
50 - 8）。肺部影像提示较前新发结节，考虑转移不能排除。考虑肿
瘤进展，距此 PFS 为 3 年，考虑患者高龄，且肿瘤进展缓慢，继续
予口服依西美坦治疗。随后半年复查胸部 CT，可见可测量转移灶
缓慢增长，增长率均 < 20%，至 2017 年 9 月复查胸部 CT 提示：右
肺下叶见一不规则状实性密度影，边缘可见分叶，直径约为
1.8cm，边界欠清，内见充气支气管征；双肺内见多发无壁及薄壁
透亮区；左侧斜裂胸膜见局限增厚；双肺可见散在的斑片状实变、
索条影，部分实变病变内可见钙化密度；左肺上叶、下叶背段、双
肺下叶基底段可见数个小结节，较大者位于左肺下叶基底段，直径
约 1.1cm；左肺舌段可见小钙化灶；双侧胸膜局限性增厚并钙化。
与 2017 年 4 月 5 日胸部 CT 比较：①右肺下叶实性密度影，较前为

新出现，恶性不除外，建议随访复查；②双肺小结节，部分较前增大，转移可能；③双肺实变、索条影，部分较前范围略增大（图50-9）。予更换内分泌治疗药物为他莫昔芬，每半年复查胸部CT，可见胸部病灶缓慢增大，但病灶仍相对稳定，至2018年4月最近一次胸部CT提示：双肺见多发实变病灶，较大者位于左上肺尖后段及左肺下叶背段；双肺见多发结节，位于右肺上叶前段（im26），直径约0.8cm、右肺下叶外基底段（im45），直径约1.4cm、左上叶前段（img21），大小约1.1cm×0.8cm、左下叶外侧基底段（im52），边缘分叶状，直径约为1.6cm；双肺见散在索条影及透亮区，左侧斜裂胸膜局限增厚；双侧胸膜局限性增厚并钙化。与2018年2月26日胸部CT比较：①双肺多发实变病灶；②双肺多发结节，略增大，恶性肿瘤可能；③双肺索条影及肺气肿。距次患者获得超过7年OS（图50-10）。

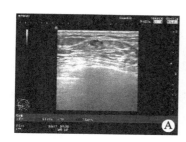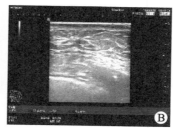

图50-7　2016年乳腺超声（乳腺癌术后，依西美坦治疗5年）

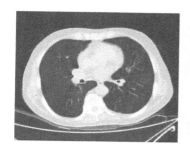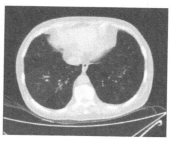

图50-8　2014年肺CT提示新发肺结节

笔记

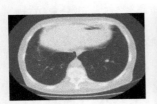
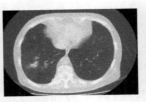
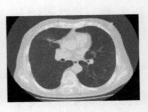

图 50 - 9　2017 年肺 CT 示肺内结节病灶进展并新发

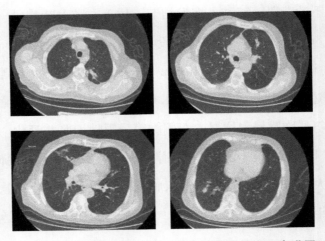

图 50 - 10　2018 年肺 CT 示肺内结节病灶进一步进展

　　患者 2012 年因排尿不畅，2012 年 5 月 24 日行盆腔核磁检查提示：前列腺体积增大，边缘呈分叶状，包膜完整，约为 40mm ×37mm ×50mm （上下径 × 前后径 × 左右径）。前列腺增生改变，少量出血不除外。遂行超声引导下前列腺穿刺，病理提示：遂行前列腺粒子植入术，术后每年复查泌尿系超声，前列腺大小稳定于4.3cm ×3.5cm ×3.4cm。2015 年 3 月复查盆部 CT 提示：前列腺中央带增大，周围带受压变薄，边缘较规整，包膜完整，约为 46mm ×37mm ×51mm （上下径 × 前后径 × 左右径）。T2WI 上前列腺中央叶信号不均，呈高、低混杂信号，周围带信号不均匀减低，左侧周围叶可见一低信号结节，约 0.7cm，DWI 未见异常高信号。T1WI 上前列腺各叶呈中等信号。精囊信号减低。盆腔内未见明确肿大淋

笔记

巴结征象，所示诸骨未见异常信号。①前列腺增生。②前列腺周围带信号不均匀减低，炎症？左侧周围叶可疑低信号结节。③精囊腺信号减低，考虑慢性炎症可能（图50-11）。考虑肿瘤治疗稳定。

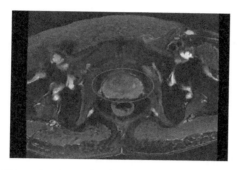

图50-11　2012年前列腺MR（粒子置入后）

患者多次行结肠镜检查提示：大肠多发息肉（山田Ⅰ型、Ⅱ型），于2016年2月行活检提示：（横结肠）粟粒大结肠黏膜组织1块，呈低级别管状腺瘤。（降结肠）粟粒大结肠黏膜组织1块，呈低级别管状腺瘤。2018年2月4日结肠镜活检病理提示：（升结肠）结肠黏膜内低级别瘤变-管状腺瘤（0.7cm×0.4cm×0.4cm），上皮中度异型增生。

病例分析

老年人恶性肿瘤具有5个显著临床特点：①发展相对缓慢：这是因为老年恶性肿瘤的倍增时间随年龄老化而延长的缘故。老年人恶性肿瘤转移发生率随年龄增加有减少倾向。②临床症状相对较轻：老年人常同时合并多种疾病，同一脏器也有不同性质的疾病。因此，临床症状复杂，不典型，肿瘤本身引起的症状并不突出。特别是早期肿瘤本身就很少有明显症状，这就使诊断更为困难，易于漏诊。③隐匿性癌比例高：隐匿性癌是指无相关的临床症状和体征，在特殊检查下偶然发现或生前未怀疑，在尸检中发现的肿瘤。研究证实隐匿性癌随年龄的增加而增多。④"多源发癌"增多：老年人易患多发性恶性肿瘤，即一个人同时或先后患不同组织、器官的原发癌。"多源发癌"增加可能与老年人免疫功能低下、免疫监视紊乱及在致癌物中暴露的积累因素有关。⑤手术、放疗、化疗机会少：老年癌症患者确诊时多属中晚期，大多数人失去了早期手术根治机会，且由于年龄大、体质弱，多伴有心、肺等其他系统疾病，放疗、化疗的毒副作用增大或患者不接受放疗、化疗。结合本例患者情况，患者为老年男性，多原发肿瘤，乳腺癌、前列腺癌、早期结肠癌，肿瘤发展速度相对缓慢。在这种情况下，肿瘤治疗的选择受限，太过激进的治疗，一味追求病灶的缓解，可能由于机体的不耐受换来更差的预后。本例患者选择相对保守、温和的治疗方式，收获了 7 年甚至更长的 OS。

病例点评

此患者疑难病例讨论依据

此患者为老年男性乳腺癌，发病率低，且继发前列腺癌，两个癌种的治疗中均涉及性腺激素的调节，因此在内分泌治疗的选择上，需考虑兼顾两种肿瘤的治疗，避免顾此失彼。

诊治疑难理由及亮点

①患者为男性乳腺癌病人，口服依西美坦内分泌治疗 1 年后，诊断出前列腺癌，依西美坦为第二代芳香化酶抑制剂，雌激素的合成通过芳香化酶将雄激素在脂肪细胞内转化而成。因此依西美坦可导致雄激素堆积，成为前列腺癌的高危因素。而他莫昔芬为雌激素

笔记

类似物，可竞争雌激素受体，因此不导致雄激素聚集。

②2011 年 9 月因确诊乳腺癌，行乳腺癌切除术，术后予内分泌治疗 7 年，分别于 2014、2017、2018 年行肺 CT 检查提示肺上转移病灶缓慢进展，规律复查乳腺超声未见原发病灶进展。考虑患者高龄，肿瘤进展缓慢，未予更换治疗方案，患者生活质量佳，并收获大于 7 年 OS。因此对于高龄肿瘤病人，需根据病人一般情况，患者及家属意愿，选择合适的治疗方案，不可一味追求局部病灶的缓解

（林海珊　王婧　整理）

软组织肉瘤

051　软组织肉瘤的术后化疗一例

病历摘要

现病史

　　患者女性，54 岁。2015 年 7 月间断出现下腹部疼痛，伴有坠胀不适，于当地妇幼保健院查妇科彩超示子宫肌瘤，未予特殊治疗。2015 年 11 月 8 日患者再次出现上述症状，且腹痛较前加重，就诊于当地县医院，查妇科超声示子宫前方低回声包块，子宫肌瘤，于 2015 年 11 月 17 日行全麻下全子宫 + 右侧附件切除术，术后病理示子宫体内膜腺体程增殖期图像，部分区域肌层中较多淋巴节细胞浸润存在，右卵巢巧克力囊肿。术后患者好转出院。2016 年 12 月 18 日患者无诱因再次出现下腹部疼痛，性质同前，就诊于徐州市某医院，查腹部彩超示子宫切除术后，盆腔不均质回声团块，大小约 6.6cm×5.3cm×6.3cm，予以抗炎治疗 2 周后复查腹部彩超示盆腔不均质回声团块较前无明显减小，建议手术，患者拒绝。2017 年 4 月 10 日患者再次出现腹痛，右下腹为主，完善腹部彩超示盆腔不规则回声团块，范围约为 9.0cm×8.1cm×6.2cm，界尚清，内示多处不规则液性暗区，透声差，团块内血流信号不明显，于 2017 年 4 月 21 日于全麻下行"腹腔镜下陈旧性血肿清除术 + 盆腔粘连松解术 + 经腹结肠腹壁造瘘术"，术后病理示：（盆腔）高级别软组织肉瘤伴出血坏死，另见脂肪组织未见肿瘤累及。2017 年 5 月 5 日术后行腹盆腔 CT（图 51 - 1），CT 示①腹部术后，左下腹肠管造瘘术后；②腹盆部、腹壁多发肿物，累及周围腹壁、肠管，输尿管受累不除外，复发及转移？请对比老片；③胆囊结石可能；④子宫未见显示，请结合病史。表柔比星 + 异环磷酰胺化疗 6 个周期后评估病情，2017 年 11 月 3 日完善腹盆腔 CT（图 51 - 2）。CT 示左侧腰大肌前方及乙状结肠旁肿物较前增大，实性成分增多；余所示较前无显著变化。（表柔比星 + 异环磷酰胺化疗 6 个周期后评估）健择 + 顺铂化疗 6 个周期后评估，2018 年 4 月 11 日腹盆腔 CT（图 51 - 3）。CT 示①腹部术后，左下腹肠管造瘘术后，同前；②乙状结肠旁病灶较前减小，建议随诊复查；③子宫术后改变。（健择 + 顺铂化疗 6 个周期后评估）为进一步诊治入院。

辅助检查

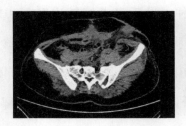
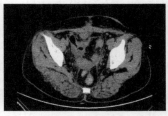

图 51 - 1　2017 年 5 月 5 日，腹盆腔 CT（术后）

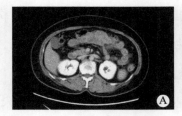
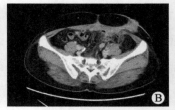

图 51 - 2　2017 年 11 月 3 日腹盆腔 CT A
与 2017 年 9 月 19 日 CT 片比较 B

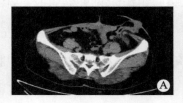
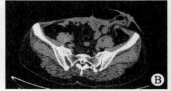

图 51 - 3　2018 年 4 月 11 日腹盆腔 CT A，
与 2018 年 1 月 31 日 CT 片比较 B

既往史

1 年余前车祸外伤，行左侧"肩袖手术"，具体不详。5 个月前行腹腔手术过程中输注悬浮红细胞 4U 对症治疗，输血过程顺利，无过敏反应。反流性食管炎多年，间断口服耐信治疗。否认高血压、心脏病史，否认糖尿病、脑血管病、精神疾病病史。否认肝炎史、结核史、疟疾史。否认食物、药物过敏史，预防接种史不详。其他系统回顾无特殊。

查体

T：36.5℃，P：75 次/分，R：18 次/分，BP：120/60mmHg，

身高：155cm，体重：58kg，体表面积：1.56m²，ECOG：0，神清，精神可，浅表淋巴结未触及肿大，双肺呼吸音粗，未闻及明显干湿性啰音，无胸膜摩擦音。心率 75 次／分，律齐，各瓣膜听诊区未闻及病理性杂音，无额外心音。腹软，左下腹可见结肠造瘘，无压痛、反跳痛及肌紧张，听诊肠鸣音 3 次／分。移动性浊音阴性，双下肢无水肿。病理征未引出。

诊断思路流程图（图 51 - 4）

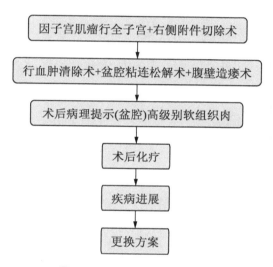

图 51 - 4　诊断思路流程图

诊断

软组织肉瘤，子宫全切术后，右侧附件切除术后，左下腹肠管造瘘术后，反流性食管炎。

诊疗经过

入院后完善相关检查，2017 年 5 月 9 日、2017 年 6 月 1 日、2017 年 6 月 30 日于我科行化疗，具体方案为表柔比星 60mg（d1）+ 异环磷酰胺 2g d1，2g d2，2g d3，2017 年 6 月 28 日腹盆腔 CT 示：对比 2017 年 5 月 5 日腹盆腔 CT：左下腹异常密度影及异常强化结节，较前明显缩小；腹壁肿物较前明显缩小，并异常强化消失。2017 年

7 月 25 日于我科行化疗，具体方案为表柔比星 60mg d1，10mg d2 + 异环磷酰胺 2g d1，2g d2，2g d3，2017 年 8 月 23 日、2017 年 9 月 22 日于我科行化疗，具体方案为表柔比星 70mg d1 + 异环磷酰胺 2g d1，2g d2，2g d3，化疗过程顺利，2017 年 11 月 3 日于我院评估病情，完善腹部增强 CT 检查提示左侧腰大肌前方及乙状结肠旁肿物较前增大，考虑疾病进展，于 2017 年 11 月 8 日开始予顺铂 50mg d1、d2 + 健择 1400mg d1、d8 方案化疗，2017 年 12 月 2 日开始予健择 1400mg + 顺铂 40mg d1、30mg d2、30mg d3 方案化疗，后就诊于当地医院行同方案化疗共 6 个周期，2018 年 4 月 11 日复查腹盆 CT 示与 2018 年 1 与我 31 日 CT 片比较，乙状结肠旁病灶较前减小。

病例分析

软组织肉瘤是源于间叶组织的恶性肿瘤，约占成人恶性肿瘤的 1%，以蒽环类和/或异环磷酰胺为基础的方案仍然是软组织肉瘤的一线标准化疗方案，但有效率仅在 10%~25%，多项 Meta 分析和随机对照临床试验证实以蒽环类为基础的术后化疗可以提高肢体软组织肉瘤的无复发生存期，一项意大利的 III 期临床研究提示对于病理组织类型为高级别或复发的肢体软组织肉瘤术后接受异环磷酰胺和蒽环类方案化疗可以显著提高患者的 DFS 和 OS。吉西他滨、多西他赛、长春瑞滨、脂质体阿霉素、曲贝替定和替莫唑胺等药物用于软组织肉瘤的二线治疗显示出了一定的疗效。近年来，随着人们对肿瘤生物学行为认识的不断加深，涌现出一些新型靶向药物并已经取得了不错的疗效，如帕唑帕尼、伊马替尼、贝伐单抗、索拉菲尼等。免疫治疗是软组织肉瘤治疗的新希望，PD-1 抗体在之前的试验结果显示，多形性未分化肉瘤（UPS）、脂肪肉瘤（LS）有着较好的疗效，一些联合用药的临床试验正在进行之中。

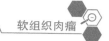

病例点评

患者术后应用表柔比星联合异环磷酰胺方案化疗 3 次后评估病情进展，后更换化疗方案为健择联合顺铂 6 个周期，复查腹盆 CT 提示乙状结肠旁病灶较前减小，考虑化疗方案选取准确有效。

（马妮娜　化怡纯　整理）

052 放疗后肉瘤综合治疗一例

病历摘要

现病史

患者女性，57 岁，主因"食道癌术后 19 年，诊断软组织恶性肿瘤 1 年余。"入院。患者 19 年前因食管癌于我院行左侧开胸食管癌根治术，手术顺利，术后定期行放疗、化疗，定期复查。1 个月前因外伤致右胸锁关节处肿胀，大小约 4cm×4cm，伴疼痛，肿胀及大小未随时间减小，疼痛放射至脖子、肩膀，现患者无进食哽咽，偶感反酸、烧心，无恶心、呕吐，无腹痛、腹胀、腹泻，大便 2 天/次，为黄青色成形便，无黏液、脓血及黑便，无发热、胸闷、憋气，遂就诊于我院，行胸部 CT：胸骨柄近右侧胸锁关节可见软组织团块，局部可见骨质破坏，左侧锁骨头局部骨皮质不连续，骨髓腔可见不规则高密度。考虑骨转移可能；左侧锁骨头骨质异常，性质待定（图52 – 1）。进一步行骨扫描检查：全身骨显像示胸骨上段及左侧骶髂关节处骨代谢异常浓聚，考虑为骨转移可能性大。右侧第4后肋处骨代谢轻度增高。考虑食管癌骨转移（图52 – 2），患者于2016年4月7日于我院胸科行右胸锁关节肿物穿刺检查，结果回报食管癌骨转移，考虑患者多处转移可能（图52 – 3），予患者博宁45mg 两次治疗，门诊以"食管癌术后远处转移"收入我科。

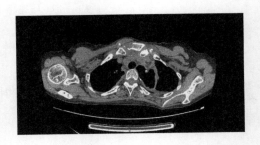

图52 –1 部CT（胸骨柄近右侧胸锁关节可见软组织团块）

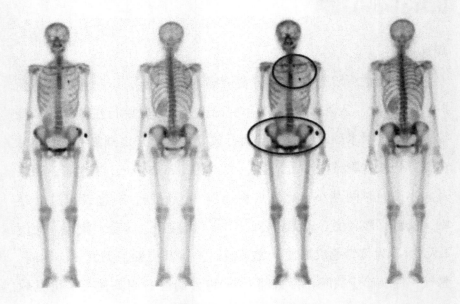

图52 –2 骨扫描结果

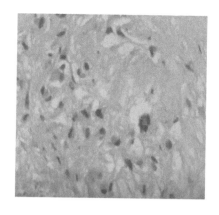

图 52 -3　节肿物穿刺病理（HE 染色，100X）

既往史

否认高血压、心脏病史，否认糖尿病、脑血管病、精神疾病病史。否认肝炎史、结核史、疟疾史。19 年前因食管癌于我院行左侧开胸食管癌根治术，存在输血史，否认外伤史，否认食物、药物过敏史，预防接种史不详。其他系统回顾无特殊。

查体

体温：36.2℃，脉搏：60次/分，呼吸：18次/分，血压：110/70mmHg，口唇无发绀，右侧胸锁关节处见一肿物，大小约为4cm × 4cm，有压痛。双肺呼吸音清，未闻及明显干湿啰音。心界不大，律齐，心率60 次/分，各瓣膜听诊区未闻及病理性杂音。腹部外形舟状腹，触诊柔软，无压痛，无液波震颤，无振水声，腹部未触及包块，肝脏未触及，肠鸣音正常，双下肢无水肿。

辅助检查

胸部 CT（2016 年 3 月 25 日，我院）：胸骨柄近右侧胸锁关节可见软组织团块，局部可见骨质破坏，左侧锁骨头局部骨皮质不连续，骨髓腔可见不规则高密度。考虑骨转移可能；左侧锁骨头骨质异常，性质待定。左肺下叶膨胀不全可能；余双肺多发病变，首先考虑炎性

345

病变可能；纵隔增大的淋巴结，右肺尖胸膜增厚，左下胸膜增厚。

骨扫描检查（2016 年 4 月 1 日，我院）：全身骨显像示胸骨上段及左侧骶髂关节处骨代谢异常浓聚，考虑为骨转移可能性大。右侧第 4 后肋处骨代谢轻度增高。

细针穿刺结果（2018 年 4 月 11 日，我院）右侧胸骨上结节，大小为 4cm×3cm。患者（监护人）签署知情同意书后取坐位，爱尔碘消毒液常规皮肤消毒后，使用一次性穿刺器 8 号注射针，刺入结节内 1cm，吸出少许细小颗粒状物，拔针后，用消毒棉签压迫穿刺点并覆盖创可贴，操作顺利，患者无意外发生。诊断报告：（右侧胸骨上结节）可查见恶性细胞，结合病史考虑为恶性肿瘤转移。

根据患者的病史、症状、体征、相应的病理检查，诊断思路如下（图 52 - 4）：

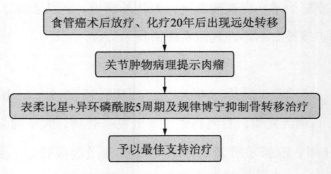

图 52 - 4 患者诊断思路流程图

诊断

食管恶性肿瘤（cT2N2M1，Ⅳ期）。食管癌术后。多发骨转移。纵隔淋巴结转移。反流性食管炎。

诊疗经过

就诊于我科 2016 年 4 月 19 日行 mFOLFOX6 化疗一次（奥沙利铂 125mg + 亚叶酸钙 500mg + 5 - Fu 500mg iv. gtt + 5 - Fu 3000mg 静脉泵入），及博宁 45mg （d1 ~ d2）抑制骨转移治疗。并再次行粗针右

胸锁关节肿物穿刺，粗针穿刺病理回报，细胞病理学诊断：间叶来源肿瘤，细胞轻度异型，可见核分裂象，可见多核巨细胞，考虑为交界性肿瘤/低度恶性，免疫组化结果：CK（－）、Vimentin（3＋）、Ki－67（15%＋）、CK5/6（－）、P63（－）、P40（－）、Actin（灶性＋）、Desmin（灶性＋）、S－100（－）、CD34（－）、CK7（－）。根据病理结果考虑为软组织恶性肿瘤，考虑为食管癌放疗后肉瘤，遂于2016年5月4日，2016年5月26日，2016年6月18日，2016年7月15日，2016年8月7日予以表柔比星60mg d1～d2＋异环磷酰胺2.0g（d1～d2）、2.5g（d3～d4）化疗5个周期及规律博宁45mg（d1～d2）制骨转移治疗评效果为SD。后患者因肺部感染去世。

病例分析

在现代肿瘤的综合治疗中，由于手术、化疗和放射治疗的联合应用大大延长了癌症患者的生存期，所以很多远期并发症包括放射治疗诱发的肿瘤应该引起临床医师足够的重视，放疗后肉瘤是其中严重的并发症之一，占所有肉瘤的0.5%～5.5%。早在1922年首例报道放射诱发肉瘤以来，逐渐引起了人们的重视。放疗是很多恶性肿瘤的主要或辅助治疗手段，但由于放疗是一种非选择性的治疗方法，在放射野内发出的高能量物理射线可对一切活细胞造成损害，因此放疗本身也可以引起一些严重的并发症（如放射性坏死、放射性皮炎、放疗诱发癌变、诱发肉瘤变等）。1948年Cahan等制定了放疗后诱发肉瘤的诊断标准：①有明确的放射治疗史；②放疗后原放疗野内发生肉瘤；③相对较长的潜伏期；④明确的肉瘤组织病理学诊断。临床上放疗后肉瘤的发生率为0.03%～0.20%，潜伏期从

笔记

2年、3年甚至达50年之久。临床表现为局部单发的肿物，浸润性生长，境界不清，伴有不同程度的疼痛和肿胀。X线和CT表现为软组织肿块、骨质破坏。病理组织学类型以恶性纤维组织细胞瘤、纤维肉瘤和骨肉瘤相对多见。这可能与放射野内丰富的纤维结缔组织和骨组织有关。

病例点评

在肿瘤患者放射治疗多年后，在原照射野区内出现的肿物，勿认为是肿瘤复发，尽早完善病理学检查，以便明确诊断。治疗的关键是早期发现、早期治疗、长期随访。一旦发现为放疗后诱发的肉瘤应立即手术，尽可能广泛手术切除，只有这样才能较有效的控制其局部复发和远处转移，并取得最大限度的保存其机体功能的效果，术前术后辅以放疗、化疗。虽然软组织肉瘤对放疗、化疗相对不敏感，但大量资料证实，术前术后放疗、化疗，特别是手术不能完整切除的中晚期患者，放疗、化疗能有效提高生存率，降低复发率和远处转移率。

（李腾　马妮娜　整理）

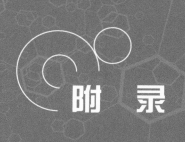

附　录

首都医科大学附属北京友谊医院简介

　　首都医科大学附属北京友谊医院始建于 1952 年，原名为北京苏联红十字医院，是新中国成立后，在苏联政府和苏联红十字会援助下，由党和政府建立的第一所大型医院。1954 年位于西城区的新院址落成时，毛泽东、周恩来、刘少奇、朱德等老一辈革命家为医院亲笔题词。毛泽东主席特别题词"减少人民的疾病，提高人民的健康水平"。

　　1957 年 3 月，苏联政府将医院正式移交我国政府，周恩来总理亲自来院参加了移交仪式。1970 年，周总理亲自为医院命名为"北京友谊医院"。

　　德高望重的老一辈医学专家为北京友谊医院的创建和发展做出

了无私的奉献，包括钟惠澜教授，中国科学院生物学部委员，我国第一位热带病学家；王宝恩教授，第一个在国际上提出并首先证明了早期肝硬化的可逆性；李桓英研究员，著名麻风病防治专家，获国家科技进步一等奖；祝寿河教授，儿科专家，第一个提出654-2可以改善病儿微循环功能障碍；于惠元教授，施行了我国第一例人体亲属肾移植手术。

目前，首都医科大学附属北京友谊医院是集医疗、教学、科研、预防和保健为一体的北京市属三级甲等综合医院，是首都医科大学第二临床医学院。医院设有西城院区和通州院区，其中通州院区位于北京城市副中心。拥有硕士培养点31个、博士培养点27个。研究生导师137名；教授、副教授近140名。近60名教授在中华医学会各专业学会、北京分会及国家级杂志担任副主委以上职务。

医院综合优势明显，专业特色突出，共有临床医技科室54个。胃肠、食管、肝胆、胰腺疾病诊治，肝移植，泌尿系统疾病诊治，肾移植，血液净化，热带病、寄生虫及中西医结合诊治是医院的专业特色。消化内科、临床护理、地方病（热带医学）、普通外科、重症医学科、检验科、病理科、老年医学等临床医学专业获批国家临床重点专科项目，医院设有北京市临床医学研究所、北京热带医学研究所、北京市中西医结合研究所和北京市卫生局泌尿外科研究所，拥有消化疾病癌前病变、热带病防治研究、肝硬化转化医学、移植耐受与器官保护4个北京市重点实验室。

建院以来，医院得到了各级党委和政府的支持鼓励与悉心指导，也牢记着党和政府及人民群众的殷切希望与盈盈嘱托。在"仁爱博精"的院训精神指引下，医院始终坚持"全心全意为患者服务"，服务首都，辐射全国，大力加强人才队伍建设和医院文化建设，努力使病人信任、职工满意、政府放心。

首都医科大学附属北京友谊医院肿瘤中心简介

首都医科大学附属北京友谊医院肿瘤中心成立于 2010 年，历经近十年的发展，目前已建成集医疗、教学、科研于一体，具有一定知名度的现代化肿瘤专科。

在医疗方面，在成立后的迅猛发展过程中，形成了"以个体化精准治疗为主的肿瘤综合治疗"的专业特色治疗模式。目前，肿瘤中心拥有病床 62 张，年出院患者近 4000 人，以国家消化系统疾病临床医学研究中心为依托，逐渐形成了以消化系统肿瘤专科特色诊治为主、涵盖其他各系统恶性肿瘤治疗的综合治疗中心，治疗手段囊括分子靶向治疗、热疗、生物免疫治疗及立体定向放疗，同时具有先进的内镜设备及技术人才，为实现肿瘤疾病的早诊断、早治疗提供可靠保障，有力推进肿瘤中心以消化道恶性肿瘤诊疗为主的特色专业的发展。

在科研方面，科室注重学术能力的建设，近 3 年共获得国家级项目 7 项，省部级项目 13 项，校级项目 11 项，累及发表研究文章 40 余篇，所获基金项目中 16 个项目已结题，15 个项目在研，累及获得项目基金 700 万余，累及投入基金 550 万余。

在教学方面，我中心为住院医师规范化培训基地科室，目前团队成员中有博士研究生导师 2 名、硕士研究生导师 2 名，并且积极开展继续教育项目，2016 年至 2018 年持续开展国家级继续教育项目《恶性肿瘤靶向治疗新进展学习班》，2018 年开展北京市继续教育项目《恶性肿瘤免疫治疗最新研究进展》及《肿瘤放疗中大分割的应用》学习班，参会学员 1000 余人。同时，承担了实习医师、进修医师的教学任务，培养市内外进修医生 50 余人次。

在学科设备方面，中心拥有与当今肿瘤诊疗前沿技术相适合的医疗设备，如瑞典医科达 AXESSE 直线加速器、飞利浦大孔径"魅力 16" CT 模拟定位机、MONACO 计划系统及体外射频热疗机，为实现患者的个体化综合治疗提供了保障。

目前，我科已发展成为技术力量雄厚，设备先进，集肿瘤临床、科研、教学为一体的研究型现代化临床科室。